新编普外科疾病诊断治疗与预防

孟德峰 等 主编

江西科学技术出版社

江西·南昌

图书在版编目（CIP）数据

新编普外科疾病诊断治疗与预防 / 孟德峰等主编
.— 南昌：江西科学技术出版社，2020.8（2024.1 重印）
ISBN 978-7-5390-7495-5

Ⅰ．①新… Ⅱ．①孟… Ⅲ．①外科－疾病－诊疗②外
科－疾病－防治Ⅳ．① R6

中国版本图书馆 CIP 数据核字（2020）第 158778 号

选题序号：ZK2020079

责任编辑：王凯勋

新编普外科疾病诊断治疗与预防

XINBIAN PUWAIKE JIBING ZHENDUAN ZHILIAO YU YUFANG

孟德峰 等 主编

出版发行	江西科学技术出版社	
社　　址	南昌市蓼洲街 2 号附 1 号	
	邮编：330009　电话：（0791）86623491　　86639342（传真）	
经　　销	全国新华书店	
印　　刷	三河市华东印刷有限公司	
开　　本	880mm×1230mm　1/16	
字　　数	287 千字	
印　　张	9.75	
版　　次	2020 年 8 月第 1 版　2024年1月第1版第2次印刷	
书　　号	ISBN 978-7-5390-7495-5	
定　　价	88.00 元	

赣版权登字：-03-2020-301

编 委 会

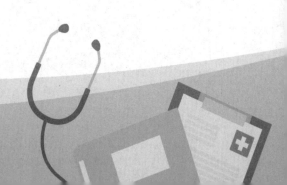

前 言

医学科学技术不断的提高，促进了妇产科学的基础理论研究、诊断和治疗技术的发展。新技术的发展不仅是建立在原有基础上，而且是与之相关交叉学科的发展相互渗透、借鉴、融合等分不开的，所以原有的和新颖的诊疗技术在理论、器械、检测、治疗和应用等方面有了新的发展，这对工作在临床第一线的各级医务人员来说，都面临着知识更新以及临床应用的实际问题。为此我们特组织多名经验丰富的妇产科医生编写了本书，旨在帮助妇产科医生正确诊断及防治妇产科各种疾病，提高诊疗技术，降低疾病的发生率及死亡率，以保障广大妇女的健康水平。

本书开篇介绍了普外科基础和普外科常用检查技术、普外科休克；然后对普外科各个系统疾病作了详细讲解。内容涉及腹部创伤、甲状腺疾病、乳腺疾病、胃和十二指肠疾病、肝脏外科疾病、胆管疾病、胰腺疾病、肾脏疾病等。包括疾病的生理病理、病因、发病机制、临床表现、辅助检查、鉴别诊断、手术适应证与禁忌证、手术治疗的方法与技巧、预后以及并发症的处理与预防等。全书重点放在介绍疾病的诊断方法与手术治疗方法和技巧上，旨在强调本书的临床实用价值，为临床外科医务人员提供参考。

本编委会人员在多年普通外科临床治疗经验基础上，参考诸多文献书籍资料，认真编写了此书，在此表示感谢。望谨以此书为广大医务人员提供微薄帮助，进一步提高普通外科医务人员的临床诊疗水平。

本书在编写过程中参考大量文献，内容新颖，但由于编者编校水平有限，书中难免存在疏漏，希望给予建议与指导，以起到共同进步。

编 者

2020 年 8 月

目 录

第一章　普外科学基础 ··· 1
　　第一节　肝脏的解剖和生理 ·· 1
　　第二节　胆管系统的解剖和生理 ··· 3
　　第三节　胰腺的解剖和生理 ·· 5
第二章　普外科常用检查技术 ··· 9
　　第一节　超声内镜检查 ··· 9
　　第二节　胃镜检查 ··· 11
第三章　普外科休克 ··· 21
　　第一节　概述 ·· 21
　　第二节　失血性休克 ·· 28
　　第三节　创伤性休克 ·· 29
第四章　腹部创伤 ··· 31
　　第一节　概述 ·· 31
　　第二节　腹部闭合性损伤 ··· 35
　　第三节　腹部开放性损伤 ··· 36
　　第四节　腹腔脏器损伤 ··· 37
第五章　甲状腺疾病 ··· 45
　　第一节　甲状腺腺瘤 ·· 45
　　第二节　单纯性甲状腺肿 ··· 46
　　第三节　甲状腺功能亢进症 ·· 48
　　第四节　甲状腺功能减退症 ·· 56
　　第五节　结节性甲状腺肿 ··· 63
　　第六节　胸骨后甲状腺肿 ··· 64
第六章　乳腺疾病 ··· 65
　　第一节　乳房的解剖 ·· 65
　　第二节　乳腺腺病 ··· 77
　　第三节　乳腺囊肿 ··· 77
　　第四节　积乳囊肿 ··· 79
　　第五节　急性乳腺炎 ·· 81
第七章　胃、十二指肠疾病 ··· 84
　　第一节　急性胃扭转 ·· 84
　　第二节　急性胃扩张 ·· 85
　　第三节　溃疡性幽门梗阻 ··· 86
　　第四节　急性胃黏膜病变 ··· 88

第五节　胃、十二指肠憩室 ……………………………………………………………… 89

第八章　肝脏疾病 ………………………………………………………………………………… 95

　　第一节　肝胆外科常用诊疗方法 ………………………………………………………… 95

　　第二节　肝脏移植 ………………………………………………………………………… 100

　　第三节　肝脏外伤 ………………………………………………………………………… 103

　　第四节　肝脓肿 …………………………………………………………………………… 104

　　第五节　肝棘球蚴病 ……………………………………………………………………… 106

第九章　胆管疾病 ………………………………………………………………………………… 107

　　第一节　胆囊结石 ………………………………………………………………………… 107

　　第二节　胆总管结石 ……………………………………………………………………… 112

　　第三节　肝胆管结石 ……………………………………………………………………… 116

第十章　胰腺疾病 ………………………………………………………………………………… 122

　　第一节　胰岛素瘤 ………………………………………………………………………… 122

　　第二节　胰腺囊肿 ………………………………………………………………………… 123

　　第三节　胰腺癌 …………………………………………………………………………… 125

第十一章　肾脏疾病 ……………………………………………………………………………… 129

　　第一节　肾损伤 …………………………………………………………………………… 129

　　第二节　肾结石 …………………………………………………………………………… 136

参考文献 …………………………………………………………………………………………… 145

第一章 普外科学基础

腹腔脏器的主要生理功能包括消化、吸收、代谢、解毒、参与机体免疫以及分泌多种激素调节消化系统和全身生理功能等。因此，腹腔脏器病变必然导致相应的生理功能紊乱。

第一节 肝脏的解剖和生理

一、肝脏的解剖

肝是人体内最大的实质性脏器。在成人约占体重的2%（1 200 ~ 1500 g），在新生儿约占体重的5%。它位于右上腹，膈肌下方，受到右侧肋弓保护。

1. 肝的韧带

肝的韧带有左三角韧带、右三角韧带、圆韧带、镰状韧带、肝胃韧带、肝十二指肠韧带以及后面的腔静脉韧带等。左、右三角韧带为腹膜的返折，分别与左、右膈肌相连，同时也是镰状韧带的延续。镰状韧带位于肝膈面，矢状位走行，一端与肝圆韧带相连，另一端延伸为左、右三角韧带。肝圆韧带是胎儿时脐静脉的残迹，连接于腹前壁和肝。在胎儿时期母体与胎儿之间的营养交换通过脐静脉来进行，胎儿出生后脐静脉逐渐闭锁为韧带。门静脉高压患者此静脉可重新开放，是腹壁静脉曲张发生的解剖基础。肝胃韧带和肝十二指肠韧带又称"小网膜"，内含胃左动脉及肝动脉、门静脉、胆总管等。门静脉、肝动脉和胆总管被包裹于一结缔组织鞘内（称"Glisson 鞘"）一同进入肝内，其入肝处称第一肝门。

2. 肝的分叶

既往是以镰状韧带为界将肝脏分为左、右肝，这种分界法不能适应现代外科学的发展。目前常用的是法国学者 Couinaud 提出的八段（最近又分为九段）肝分叶法和美国的肝分叶法。两者都是以肝静脉的肝内走行方向作为分界平面。肝中静脉走行的方向为胆囊窝与肝上、下腔静脉的左侧缘的连线。在美国的分叶方法中，以肝中静脉为界把肝分成左、右半肝。右半肝又以肝右静脉为界分为右前叶和右后叶；左半叶以肝左静脉分为左内叶和左外叶。Couinaud 的肝段分别是在上述肝分叶的基础上，又以肝裂（即肝内含有门静脉三联的平面）把左外叶分为Ⅱ段、Ⅲ段；右前叶和右后叶分别包括Ⅴ段、Ⅷ段和Ⅵ段、Ⅶ段；左内叶为Ⅳ段；尾状叶为Ⅰ段，共计八段。

3. 肝的血流

肝的血液供应非常丰富，包括入肝和出肝两套血流系统，是唯一有双重血液供应的器官；其一是门静脉，主要接受来自胃肠和脾脏的血液；另一是腹腔动脉的分支之一——肝动脉。门静脉与肝动脉进入肝脏以后，反复分支，在肝小叶周围形成小叶间静脉和小叶间动脉，进入肝血流窦中（肝毛细血管），再经中央静脉，注入肝静脉，最后进入下腔静脉而回心脏。

肝动脉占入肝血流的25%，门静脉占75%，但因为肝动脉血中富含氧，所以两者对肝的供氧各占50%左右。肝动脉大多起源于腹腔干，少数起源于肠系膜上动脉。有时临床上会遇到右肝动脉发自肠系膜上动脉或左肝动脉发自胃左动脉的变异情况。肝动脉在第一肝门处多数分为左、右肝动脉后进入肝实质，少数分为左、中、右三支肝动脉，其中肝中动脉血流供应左内叶。门静脉在胰颈后方接受肠系膜上静脉和脾静脉的血流，行走于肝十二指肠韧带的后方。手术中常把胆总管和肝动脉游离拉起后才能显露门静脉全程。多数门静脉入肝时分为左、右两支，少数分为三支。肝的出肝血流是指肝静脉系统。肝动脉和门静脉血流进入肝窦，经物质交换和代谢后逐渐汇成肝静脉血。三支主肝静脉（肝右、肝中和肝左静脉）汇入肝上、下腔静脉形成第二肝门。80% 的肝左和肝中静脉在肝实质内合成共干再汇入下腔静脉。除三支主肝静脉外，在肝后下腔静脉前壁与肝实质之间有 8～10 支肝短静脉直接汇入下腔静脉，称之为"第三肝门"。

二、肝脏的生理

肝脏是人体最大的腺体器官，有很多生理功能，它参与体内消化、代谢、排泄、解毒和免疫等过程，其中以代谢功能最为重要。

1. 肝脏的胆汁分泌作用

肝脏的胆汁分泌作用在胆汁部分中有详述。

2. 代谢功能

肝脏的代谢功能包括碳水化合物、蛋白质、脂肪三大物质的代谢和各种维生素、多种激素的代谢。肝脏在碳水化合物代谢方面主要起到血糖稳定作用，即餐后将单糖转化为糖原贮存起来，即糖原合成作用；而在饥饿状态下，将糖原分解为葡萄糖，或将非糖物质转化为葡萄糖，即所谓的糖异生作用。所以肝功能障碍时易引起低血糖，糖耐量降低及血中乳酸、丙酮酸增多。

肝脏与机体的蛋白质代谢的关系极为密切，肝主要依赖一些酶发挥合成、脱氧和转氨三个作用。肝是人体合成和分解蛋白质的主要器官，也是血浆蛋白的最重要来源，肝脏合成的蛋白质包括肝的组织蛋白、各种酶蛋白、纤维蛋白原、凝血酶原、凝血因子和大部分血浆蛋白。肝内蛋白质的分解可能主要在溶酶体中进行，分解为氨基酸，大多数必需氨基酸是在肝内代谢，而支链氨基酸主要在肌肉内通过转氨基作用而降解。所以肝功能障碍时易引起低蛋白血症，增加游离药物的浓度，增强药物的作用，并引起血浆氨基酸特别是芳香族氨基酸含量增高，导致肝性脑病而对镇痛镇静药物特别敏感。

肝在脂肪代谢中具有维持体内各种脂质（包括磷脂酰胆碱）恒定的重要作用，也是胆固醇和胆盐代谢的中枢。肝中脂肪的运输与脂蛋白有密切关系，而磷脂酰胆碱是合成脂蛋白的重要原料。因此，当磷脂酰胆碱不足时，可导致肝内脂肪堆积，造成脂肪肝。此外，胆固醇在胆汁中的溶解度取决于胆盐与磷脂酰胆碱的比例组成，若比例失调则产生胆固醇结石。

肝还参与各种维生素代谢。肝内胡萝卜素酶能将胡萝卜素转化为维生素 A，并加以储存；肝脏还能储存维生素 B 族、维生素 C、维生素 D、维生素 E 和维生素 K。

在激素代谢方面，肝可使雌激素、垂体后叶分泌的抗利尿激素灭活；肾上腺皮质醇和醛固酮的中间代谢过程大部分在肝内进行。肝硬化时肝功能减退，体内雌激素增多可引起蜘蛛痣、肝掌及男性乳房发育等现象；抗利尿激素和醛固酮增多，促使体内水钠潴留，引起水肿和腹水。

3. 解毒功能

肝脏是人体内主要的解毒器官，它可保护机体免受损害。外来的或体内代谢产生的有毒物质都要经过肝脏处理，使毒物成为毒性比较小的或溶解度比较大的物质，随胆汁或尿液排出体外。肝脏的解毒作用主要通过以下几种方式进行。①化学作用：有氧化、还原、结合和脱氨等作用，其中结合是非常重要的方式。毒物与葡萄糖醛酸、硫酸、氨基酸等结合后可变为无毒物质，由尿液排出。体内氨基酸脱氨时，以及肠道内细菌分解含氮物质时所产生的氨是一种有毒的代谢产物，氨的解毒主要是通过在肝内合成尿素，随尿排出体外。所以当肝衰竭时血氨含量增高。②分泌作用：一些重金属（如汞），以及来自肠道的细菌可经胆汁分泌排出。③蓄积作用：某些毒物或药物可以蓄积在肝脏，如吗啡，然后小量释放以减轻中毒程度。④吞噬作用：肝静脉窦的内皮层含有大量的 Kupffer 细胞，有很强的吞噬能力，能吞噬血中的异物、细菌、染料及其他颗粒物质。据估计门静脉血中的细菌有 99% 在经过肝静脉窦时被吞噬，由

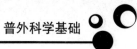

此可见，肝脏的这一滤过作用的重要性。

4. 造血和调节血液循环

肝内有铁、铜、维生素 B_{12} 和叶酸等，可间接参与造血。正常情况下，肝血流量为 1 000 ~ 1 800 mL/min，肝储有大量血液，在急性失血时能输出约 300 mL 血液以维持有效循环血量，而肝功能不受影响。

5. 凝血功能

除上述的纤维蛋白原、凝血酶原的合成外，肝还合成凝血因子Ⅴ、Ⅶ、Ⅷ、Ⅸ、Ⅹ、Ⅺ和Ⅻ。另外，储存在肝内的维生素 K 对凝血酶原和凝血因子Ⅶ、Ⅸ、Ⅹ的合成是不可缺少的。肝病时可引起凝血因子缺乏造成凝血时间延长及发生出血倾向。

6. 热量的产生

机体在安静状态下主要由内脏器官产热，其中肝脏产热居首位。

肝再生能力很强，切除肝右三叶后，余下约 25% 的正常肝组织仍能维持正常的生理需要，并逐渐（约 1 年左右）恢复到原肝重量。肝再生必须有足够的血液供应，其中以门静脉血供尤为重要。肝对缺氧比较敏感，一般认为肝血流阻断时间不超过 20 ~ 30 min 为宜。若肝实质有明显改变，常温下一次阻断入肝血流的时间应严格限制在 10 min 之内。

第二节　胆管系统的解剖和生理

一、胆管系统的解剖

胆管系统包括肝内、外胆管，胆囊及 Oddi's 括约肌等部分。它起于毛细胆管，末端与胰管汇合，开口于十二指肠乳头，外有 Oddi's 括约肌围绕。

（一）肝内胆管

正常的肝内胆管很细，起自毛细胆管，继而汇集成小叶间胆管，肝段、肝叶胆管及肝内部分的左、右肝管。肝内胆管和肝内肝动脉、门静脉及其各级分支的分布和走行大体一致，三者同为一个结缔组织鞘（Glisson 鞘）所包裹，又称为"Glisson 系统"。左、右肝管为一级支，左内叶、左外叶、右前叶、右后叶胆管为二级支，各肝段胆管为三级支。

（二）肝外胆管

肝外胆管包括肝外左、右肝管、肝总管、胆总管和胆囊。

1. 左、右肝管和肝总管

左、右肝管出肝后，在肝门部呈"Y"字形汇合形成肝总管。左肝管较为细长，约 1.6 cm，全程位于肝门横沟内，与肝总管之间形成 90° 夹角；右肝管较粗短，约 0.8 cm，与肝总管间形成 150° 夹角。在肝门处，肝管、门静脉、肝动脉三者关系密切，一般是左、右肝管在前，肝左、右动脉居中，门静脉左、右主干在后；左、右肝管的汇合点位置最高，门静脉分为左、右主支的分叉点稍低，肝固有动脉（分为肝左、右动脉）的分叉点最低。

肝总管直径为 0.4 ~ 0.6 cm，长约 3 ~ 4 cm，位于肝十二指肠韧带中，其下端与胆囊汇合形成胆总管。有时肝总管前方有肝固有动脉发出的肝右动脉或胆囊动脉越过；有时除左、右肝管外，还可有副右肝管（6% ~ 10%）单独从肝门右侧出肝，可开口于肝管、胆囊管或胆总管。

2. 胆总管

肝总管与胆囊管汇合形成胆总管，长约 7 ~ 9 cm，直径 0.6 ~ 0.8 cm。若直径超过 1 cm 应视为异常。根据其行程和毗邻关系，胆总管分为四段。①十二指肠上段：始于肝总管与胆囊管汇合处，止于十二指肠上缘。此段经网膜孔前方，肝十二指肠韧带右缘下行，肝动脉位于其右侧，门静脉位于两者后方。胆总管探查、取石及引流手术多在此段进行。②十二指肠后段：行经十二指肠第一段后方，其后方为下腔静脉，左侧有门静脉和胃十二指肠动脉。③胰腺段：在胰头后方的胆管沟内或实质内下行。④十二指肠壁内段：位于十二指肠降部中段内后侧壁内，斜行走行长约 1.5 ~ 2 cm。约 85% 人的胆总管与主胰管形成共同通路开口于十二指肠乳头；约15%人的胆总管与主胰管分别进入十二指肠或有间隔。胆总管进入十二指肠前扩大成壶腹，称"Vater壶腹"。壶腹癌发生在此处，是胆总管下段梗阻的另一常见部位。胆总管在十二指肠壁内段和壶腹部其外层均有平滑肌纤维包绕，包括胰管括约肌，统称Oddi's括约肌，在控制胆管开口和防止反流方面起重要作用。

胆总管黏膜是单层柱状上皮，有微绒毛和细毛衬于胆管细胞顶膜上，在胆管运动方面有重要作用。中层为较多结缔组织掺杂少量肌肉成分，在其远端肌肉的分布密度增加。外层为浆膜层。

胆总管的血液供应主要来自胃十二指肠动脉的分支。在胆总管周围相互吻合细小的小动脉丛，滋养胆总管。其静脉汇入门静脉，上段直接入肝。

3. 胆囊

胆囊是一个囊样器官，分为底、体、颈、胆囊管四部分。其大小约8 cm×3 cm，容积约40～60 mL。胆囊位于肝的脏面，是左、右半肝分界的标志点。胆囊被脏腹膜覆盖，借疏松结缔组织与肝相连；约10%的胆囊完全被腹膜包盖，其与肝相连部构成胆囊系膜。胆囊底为盲端，易因缺血而坏死穿孔。胆囊体为胆囊的大部分，与肝相连。胆囊颈是位于胆囊体与胆囊管之间的狭窄部分，呈漏斗状，称"Hartmann袋"，胆石可嵌于此处造成胆囊管梗阻。胆囊管与肝总管和胆总管相连接是肝总管和胆总管的分界点。胆囊管内壁有螺旋状黏膜皱襞，称"Heister瓣"。胆囊管是胆汁进入和排出胆囊的重要通道。

胆囊的血供主要来自胆囊动脉。胆囊动脉来自肝右动脉，常有变异。胆囊动脉在胆囊三角内靠近胆囊管，分前后两支供应胆囊血运。胆囊的静脉不与胆囊动脉伴行，流入门静脉右支。胆囊淋巴引流丰富，胆囊淋巴结位于胆囊三角内。胆囊壁富含交感神经和副交感神经纤维的分支，其痛觉经内脏交感神经纤维传递。胆囊的收缩受迷走神经和腹腔神经节调节。胆囊壁由浆膜层肌纤维层和黏膜层构成。胆囊肌层由纵行肌和螺旋状肌纤维组成。胆囊黏膜能分泌黏液，并具有吸收功能。

4. 胆囊三角（Calot三角）

胆囊三角是由胆囊管、肝总管和肝下缘围成的三角区。胆囊动脉和副右肝管在此区经过，是胆管手术，尤其是胆囊切除术极易发生误伤的危险区域。

5. 肝门区的解剖特点

肝门位于肝横沟内，是左、右肝管，肝动脉分支，门静脉分支及神经和淋巴管出、入肝的部位。在此区域内，胆总管、肝固有动脉和门静脉在肝十二指肠韧带内呈倒"品"字排列。左、右肝管汇合点位置最高，肝总管和胆总管位于肝十二指肠韧带的右前方；肝固有动脉位于肝十二指肠韧带的左前方；门静脉分叉居中，位于胆总管和肝固有动脉后方偏左；肝右动脉也可来自肠系膜上动脉，经胆总管右后向上走行入肝。此部位的解剖特点对于胆管手术至关重要。

二、胆管系统的生理功能

胆管系统的主要生理功能是输送、储存和调节肝分泌的胆汁进入十二指肠。

（一）胆汁的生成、成分、作用及分泌

胆汁由肝细胞和毛细胆管分泌，成人肝每日分泌胆汁约800～1 200 mL。胆汁是一种复合溶液，97%是水，其他主要成分有胆汁酸盐、胆固醇、磷脂酰胆碱、胆色素、脂肪酸和无机盐等，比重1.011，pH 6.0～8.0。胆汁中的电解质成分与细胞外液相似。胆汁是等渗液，其蛋白质含量很低。

胆汁中三种主要的脂类物质包括胆汁酸、胆固醇和磷脂。在肝内胆固醇经肝内酶作用转变合成的胆汁酸称为初级胆汁酸，即胆酸（CA）和鹅脱氧胆酸（CDCA）。初级胆汁酸在小肠内被细菌降解而成为次级胆汁酸，即脱氧胆酸和石胆酸。大多数的胆汁酸与甘氨酸或牛磺酸以氨基酰化结合物的形式存在于胆汁中。胆汁酸在胆汁的形成、胆固醇的溶解运输、胆红素的助溶、脂肪消化和脂溶性维生素的吸收、防止胆石形成中均具有重要作用。胆固醇是细胞膜的重要构成成分，也是血浆脂蛋白成分之一，是胆汁酸合成的原料。胆汁是胆固醇被肝清除的重要途径。磷脂也是细胞膜的主要成分。人胆汁中40%的磷脂是磷脂酰胆碱。磷脂在溶解和运输胆固醇的生理过程中起重要作用。

胆汁的作用：各种肝代谢的产物随胆汁排泄；胆汁能乳化脂肪，刺激胰脂肪酶的分泌并使之激活；水解

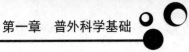

食物中的脂肪，促进胆固醇和各种脂溶性维生素的吸收；中和胃酸，刺激肠蠕动，抑制肠道内致病菌的繁殖等。

胆汁的分泌：受神经内分泌的控制，刺激迷走神经胆汁分泌增加；刺激交感神经使其分泌减少。促胰液素以及脂肪酸和蛋白质分解产物等可使胆汁分泌增加。

（二）胆固醇的溶解和运输

胆固醇在胆汁中是不溶的。研究表明，维持胆固醇溶解的关键是胆汁酸－磷脂酰胆碱－胆固醇构成的微胶粒，胆汁酸是极性两性化合物，在微胶粒中其疏水端向内，亲水端向外，将胆固醇包在中间使其呈被溶解状态。微胶粒不是运输胆固醇的唯一形式，胆固醇与磷脂构成的"泡"是胆汁中运输胆固醇的非"微胶粒"形式。两种运输胆固醇的形式在胆汁中处于复杂的动态平衡：当胆汁中胆盐的浓度较高时，超过微胶粒的溶解限度，过量的胆固醇与磷脂以"泡"的形式存在。而当胆固醇过饱和时，胆固醇则从"泡"中析出结晶，导致胆固醇结石的形成。

（三）胆汁中的胆红素

胆红素是胆汁的重要组成成分。胆红素是衰老红细胞的血红蛋白分解后生成的。与清蛋白结合的胆红素在肝细胞内进行酯化形成葡萄糖醛酸胆红素，水溶性强、无毒，是可溶性的结合性胆红素。它作为代谢产物被肝细胞排泄入胆汁中，并使胆汁呈黄色。

（四）胆囊的功能

1. 胆汁的浓缩和储存

胆囊黏膜具有很强的吸收水和电解质的作用，可使肝胆汁浓缩 5 ~ 10 倍，而使其容积减少 80% ~ 90%。肝每日分泌的胆汁大部分经胆囊浓缩并储存在胆囊内。

2. 胆囊的分泌功能

胆囊能分泌黏液性物质，具有保护胆囊黏膜的作用。每日分泌黏液约 20 mL。当胆囊管阻塞后，胆囊内积存的无色透明黏液被称为"白胆汁"。

3. 胆囊收缩和排空

胆囊的收缩受体液因素和神经系统的调节。一些胃肠道激素，如小肠黏膜释放的胆囊收缩素具有收缩胆囊（CCK）和舒张胆总管下端及 Oddi's 括约肌的作用。脂肪、蛋白、胃酸等均可刺激十二指肠分泌 CCK。血中 CCK 浓度和胆囊收缩和排空程度有关。其他激素如胃泌素、组胺及前列腺素对胆囊收缩也有不同的作用。餐后 90 ~ 120 min 胆囊排空最大（能达到 80% ~ 90%）。胆囊收缩时可产生 2.45 kPa（25 cmH$_2$O）的内压，迫使胆汁排入十二指肠。血管活性肠肽（VIP）和生长抑素等可抑制胆囊收缩。刺激迷走神经可使胆囊收缩，括约肌松弛；刺激交感神经则使胆囊收缩受抑制。迷走神经干切断术后胆囊排空受一定影响。胆囊在非消化期也有节律性地收缩，持续不断地排放胆汁。

（五）胆汁酸的肠肝循环

初级胆汁酸，胆酸和鹅脱氧胆酸，在肝内合成，并与牛磺酸或甘氨酸结合后，被分泌到肝外胆管。80% 以上的结合型胆汁酸在末段回肠被主动吸收。其余未被吸收的部分在回肠或结肠内分解后被动吸收。少量非结合型胆汁酸在结肠中脱羟基转变成次级胆汁酸（脱氧胆酸或石胆酸），部分次级胆酸被吸收，部分随粪便排出体外。可见，从胆汁酸的肠肝循环过程中机体具有再吸收和重复利用胆汁酸的机制。通过肠肝循环，95% 由肝合成的胆汁酸可以再利用。正常人胆汁酸池（每次参与肠肝循环的胆汁酸的含量）大约为 3 g，每天循环 600 余次，仅有 5% 的胆汁酸在粪或尿中排出体外，肝只需合成约 5% 的胆汁酸就能达到完全的补偿。

第三节 胰腺的解剖和生理

一、胰腺的解剖

胰腺位于腹膜后，斜向上方横卧于第 1 ~ 2 腰椎前方，胰头被十二指肠 C 形袢围绕，胰尾至脾门。正常成人胰腺长约 15 ~ 20 cm，重约 75 ~ 125 g，分为头、颈、体、尾四部分。胰头部还包括胰腺的钩状突，它是胰头向肠系膜上静脉后方突出的部分，止于肠系膜上动脉右缘。胰头部宽厚，胰尾部则窄薄。肠系膜上静脉前方的部分为胰颈部。

胰头部与十二指肠第二段紧密相连，两者共同接受来源于胃十二指肠动脉和肠系膜上动脉的胰十二指肠前、后动脉弓的血液供应。胰体尾部血供来自脾动脉的胰背动脉和胰动脉及胃网膜左动脉的短支，通过胰横动脉构成胰腺内动脉网。胰腺的静脉与其动脉伴行，引流胰实质静脉血，最后进入门静脉。胰腺的淋巴也很丰富，多个淋巴结群引流胰腺的淋巴。来自胰头部的淋巴结、胰十二指肠沟的淋巴结与幽门上下、肝门、横结肠系膜及腹主动脉等处淋巴结相连通；胰体尾的淋巴引流到脾门的腹膜后淋巴结或腹腔动脉、腹主动脉、横结肠或肠系膜的淋巴结。胰腺受交感神经和副交感神经的双重支配，交感神经是胰腺疼痛的主要通路，副交感神经传出纤维对胰岛、腺泡和导管起调节作用。

胰管与胰腺长轴平行。主胰管直径约 2 ~ 3 mm，当主胰管近端梗阻时，远侧胰管可扩张至 6 mm 以上。约 85% 的人主胰管与胆总管汇合形成共同通路开口于十二指肠乳头；一部分患者虽有共同开口，但两者之间有分隔；少数患者两者分别开口于十二指肠。这种共同开口或共同通路是胰腺疾病和胆管疾病互相关联的解剖学基础。乳头内有 Oddi's 括约肌。此外还可见副胰管，一般细而短，在主胰管开口的上方，单独开口于十二指肠。

二、胰腺的生理

胰腺具有内分泌和外分泌两种功能。散在于胰腺中的胰岛细胞是胰腺的内分泌细胞，分泌胰岛素、胰高血糖素、生长抑素和胰多肽。胰腺腺泡细胞和小的导管管壁细胞分泌的胰液，是胰腺的外分泌物，含有多种消化酶，具有很强的消化能力，经胰管排入十二指肠，帮助消化和吸收。

（一）胰腺的内分泌

胰腺的内分泌来源于胰岛，胰岛是由多种细胞聚集而成的球形结构。胰腺中约有 100 万个胰岛分布在整个胰腺实质中，在胰体尾部较多。胰岛有多种细胞，其中 β（B）细胞占大多数，分泌胰岛素；α（A）细胞分泌胰高血糖素；δ（D）细胞分泌生长抑素，通过减少胃肠道血流而抑制胰腺的外分泌和胃肠道的内、外分泌；还有少数胰岛细胞分泌胰多肽、促胃液素（胃泌素）、血管活性肠肽等。

1. 胰岛素

胰岛素是一种由 51 个氨基酸组成的双链（A、B 链）蛋白激素，分子量为 5734，等电点为 5.35，A 链含 21 个氨基酸，B 链含 30 个氨基酸，两条肽链之间借两个二硫键联结，A 链的第 6 与第 11 位氨基酸之间也有一个二硫键。

（1）胰岛素的生物合成和分泌：胰岛素是在胰岛的 β 细胞内质网的核蛋白体上合成的。先生成单链多肽，称为胰岛素原，然后被转移至高尔基体，在此被膜包绕形成不成熟颗粒。在未成熟颗粒成熟过程中，胰岛素原不断被分解成为胰岛素，颗粒内的胰岛素与 Zn^{2+} 结合形成含锌胰岛素晶体。成人胰岛内贮存的胰岛素约 200 国际单位。

（2）胰岛素的生理作用：胰岛素是调节机体各种营养物质代谢的重要激素之一，是维持机体正常代谢和生长必不可少的。胰岛素对物质代谢的作用非常广泛，总的效果是促进合成代谢，抑制分解代谢。

糖代谢：①促进糖原合成；②促进葡萄糖的利用；③抑制糖异生；④糖尿病时糖代谢紊乱。

氨基酸和蛋白质代谢：胰岛素主要通过以下四种机制增加体内蛋白质的贮存。①增加组织氨基酸的摄取；②增加蛋白质的合成；③降低蛋白质分解代谢；④降低氨基酸的氧化。

脂肪代谢：胰岛素能激活脂蛋白脂酶促进乳糜微粒及循环甘油三酯的水解，释放出游离脂肪酸为脂肪组织利用；胰岛素能抑制细胞内的脂酶的活性，抑制脂肪分解；在脂肪细胞内，胰岛素促进吸收的葡萄糖用于形成游离脂肪酸酯化的甘油三酯。

（3）调节胰岛素分泌的因素。①葡萄糖：葡萄糖是刺激胰岛素分泌的最重要的因素。当血糖浓度升高时，血浆胰岛素浓度可升高 5 ~ 10 倍；当血糖浓度降低时，胰岛素分泌减少，从而使血糖维持在一定水平上。②氨基酸：蛋白质消化、血浆中单个氨基酸或复合氨基酸浓度增加均刺激胰岛素分泌。氨基

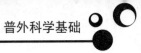

酸除直接刺激胰岛素外，也能通过增加葡萄糖和生长激素的分泌刺激胰岛素释放。③游离脂肪酸：血浆中游离脂肪酸和酮体大量增加时胰岛素分泌增加。④胃肠道激素：胃肠道激素中的胃泌素、促胰液素、胆囊收缩素和抑胃肽等都能促使胰岛素分泌。⑤神经和神经激素：中枢神经系统通过交感神经系统和副交感神经系统调节胰岛素的分泌，交感神经的调节作用是肾上腺髓质儿茶酚胺的作用。儿茶酚胺－肾上腺素和去甲肾上腺素可通过胰岛细胞中的 α－肾上腺素能受体介导的作用抑制葡萄糖刺激的胰岛素释放。⑥生长抑素：生长抑素能抑制胰岛素和胰高血糖素的释放。

2. 胰高血糖素

由胰岛 α 细胞分泌的胰高血糖素是由 29 个氨基酸组成的多肽，分子量为 3 485。胰高血糖素在血液循环中呈游离状态存在，不与载体蛋白结合，半衰期为 5 ~ 10 min，极易被酶分解而失去活性。

（1）调节胰高血糖素分泌的因素。①葡萄糖：血糖浓度是调节胰高血糖素分泌的重要因素。胰高血糖素与血糖浓度之间存在负反馈关系，当血糖降低时，胰高血糖素分泌增加；而当血糖升高时则抑制胰高血糖素分泌。②氨基酸：促进胰高血糖素分泌。③神经：交感神经兴奋可促进 α 细胞分泌的胰高血糖素，刺激迷走神经则可抑制胰高血糖素释放；刺激下丘脑某些部位时，胰高血糖素的分泌有明显改变。④某些激素：胰岛素可间接通过降低血糖刺激胰高血糖素分泌，儿茶酚胺和糖皮质激素可使胰高血糖素分泌增加；促胰液素和生长抑素可抑制胰高血糖素分泌。

（2）胰高血糖素的生理作用。①对糖代谢的作用：胰高血糖素有促进糖原分解和糖异生的作用，主要生理作用是增加血糖。②对蛋白质代谢的作用：可促进氨基酸经细胞膜转运至肝细胞，并加速其脱氨基作用，为糖异生作用提供原料。③对脂肪代谢的作用：主要通过增强脂肪酶的活性，促进甘油三酯的分解，释放出脂肪酸并进行氧化生成酮体。④其他作用：胰高血糖素使胆汁和肠液分泌增加，而对胃泌素及胰液分泌起抑制作用；胰高血糖素能强烈地抑制胃肠蠕动，降低胆囊张力；胰高血糖素还可抑制肠黏膜对水盐的吸收，可增加肾血流量；当激素浓度为正常外周血液中浓度的 10 000 倍时，胰高血糖素对心脏有强心作用，使心率增加，心肌收缩力增强，增加冠状动脉的血流量。

3. 生长抑素

生长抑素是由 14 个氨基酸组成的多肽，由 δ（D）细胞分泌。可抑制生长激素、促甲状腺激素、胃泌素、促胰液素、胆囊收缩素、胰岛素、胰高血糖素等多种激素的分泌。

4. 胰多肽

胰多肽是由 36 个氨基酸组成的多肽，平均分子量约 4 200。胰多肽可抑制胰酶的分泌；增加胆总管和 Oddi's 括约肌的张力；使胆囊松弛，增加胆囊储量。胰多肽的代谢部位主要在肝和肾。

5. 血管活性肠肽（VIP）

VIP 是来自肠黏膜和胰腺 δ（D）细胞的舒血管活性物质，是强有力的肽类激素。其半衰期小于 1 min，主要在肝脏灭活。VIP 作用广泛，包括：①激活腺苷酸环化酶，促进肠液、胰液分泌；②刺激胰岛素和胰高血糖素分泌；③使血管扩张，血流增加；④抑制胃酸分泌；⑤释放肝糖原；⑥对心肌有正性变力作用和舒张冠状血管的作用；⑦抑制消化道平滑肌的收缩等。

（二）胰腺的外分泌

1. 胰液的成分和作用

胰液是 pH 为 7.8 ~ 8.4 的碱性液体，人体每日分泌量约为 1 ~ 2 L。胰液的无机物中碳酸氢盐含量很高，是由胰的小导管细胞分泌的。导管细胞内含有很高浓度的碳酸酐酶，在它的催化下，CO_2 可水化而产生 H_2CO_3，后者解离而产生 HCO_3^- 的最高浓度为 140 mmol/l。其浓度随分泌率的变化而变化。HCO_3^- 的主要作用是中和进入十二指肠的胃酸，使肠黏膜免受强酸的侵蚀，同时 HCO_3^- 也使小肠内 pH 适宜于消化酶活动的需要。除 HCO_3^- 外，占第二位的主要负离子是 Cl^-。胰液中的正离子有 Na^+、K^+、Ca^{2+} 等，它们在胰液中的浓度与血浆中浓度接近，不依赖于分泌速度。

胰液中的有机物主要是各种消化酶。胰酶是由腺泡细胞分泌的，主要有以下几种：胰淀粉酶、胰脂肪酶、胰蛋白酶和糜蛋白酶，此外，还有胆固醇酯酶、磷脂酶、羧基肽酶、核苷酸酶和脱氧核糖核酸酶等多种酶，它们能使相应的物质水解，分子变小。

胰液是所有消化液中最重要的一种,当胰液分泌障碍时,即使其他消化腺的分泌都正常,食物中的脂肪和蛋白质仍不能完全消化,从而也影响吸收,但碳水化合物的消化和吸收一般不受影响。

2. 胰液分泌的调节

在非消化期,胰液几乎不分泌或分泌很少。进食后胰液即开始分泌,所以食物是兴奋胰腺的自然因素,进食时胰液分泌受神经系统和体液因子双重调控,但以体液控制为主。

(1)神经调节:食物的形象、气味,以及食物对口腔、食管、胃和小肠的刺激,都可以通过神经反射(包括条件反射和非条件反射)引起胰液分泌。传出神经主要是迷走神经。迷走神经可通过释放乙酰胆碱直接作用于胰腺,也可引起胃泌素释放,间接地引起胰腺分泌。

内脏大神经对胰液分泌的影响不太明显。

(2)体液调节:调节胰液分泌的体液因素主要有促胰液素和胆囊收缩素(cholecys tokinin,CCK)两种。

促胰液素:当酸性食糜进入小肠后,可刺激小肠黏膜释放促胰液素。胃酸是引起促胰液素释放的最强的刺激因素,蛋白质分解产物和脂酸钠次之,碳水化合物几乎小起作用。促胰液素主要作用于胰腺小导管的上皮细胞上的特异性受体,通过 cAMP 机制引起细胞分泌大量的水和 HCO_3^-,因而使胰液的分泌量大为增加,但酶的含量却很低。

CCK:分泌 CCK 的细胞位于小肠黏膜内。引起释放的因素由强至弱依次为:蛋白质分解产物、脂酸钠、HCl 和脂肪,碳水化合物没有作用。

CCK 的两个主要作用是促进胰液中各种酶的分泌和促进胆囊强烈收缩而排出胆汁。CCK 对胰腺组织还有营养作用,它促进胰组织蛋白质和 DNA 的合成。

影响胰腺分泌的体液因素还有胃泌素和小肠分泌的血管活性肠肽,它们的作用分别与 CCK 和促胰液素相似。促胰液素和 CCK 之间具有协同作用。此外,迷走神经对促胰液素的作用也有加强作用。

微信扫码
◆临床科研
◆医学前沿
◆临床资讯
◆临床笔记

第二章　普外科常用检查技术

第一节　超声内镜检查

目前，软质的纤维内镜和硬质金属内镜以及腹腔镜的顶端连接有超声变频器的超声内镜（endoscopic ultrasonography，EUS）均已有较完善的产品面市。常用的纤维内镜超声的通用工具为直径 13 mm 的 EUM3 型侧视内镜，频率为 7.5 MHz 和 12 MHz，这种高频效能声波变频器能获得对胃肠壁及其邻近器官的高分辨率超声图像。Olympus CF-EUM3 成像单元，内镜长 130 cm，可直达十二指肠远端，此器械单用于 EUS 检查，不能和其他常用的内镜设备配套使用。同时因为 CF-EUM3 超声内镜有一个 4.2 cm 长的固定端，因而临床检查时操作比常规内镜更为困难。此系统深部探头频率为 7.5 MHz，高频器的超声直径范围为 3 cm。

超声内镜一般由内镜医生操作，超声科医生对超声图像进行解读并指导内镜医生把超声变频器调置在适当的扫描位置上，以获得最佳成像，但对内镜及超声检查技术训练有素的医生也能单独完成整个 EUS 的操作。内镜医生用常规内镜插入检查部位做全面观察并尽可能探查出病变部位，再用 EUS 做出准确定位、定性及对肿瘤的 TNM 做出判断。对黏膜下层的微小病变，可在 EUS 下做深层细针穿刺活检确诊；对病变明显，则可用常规内镜完成活检或息肉、腺瘤切除等手术。

一、食管疾病

能对其进行病程诊断，配合活检基本能确诊食管癌、食管炎和息肉等病变。EUS 是目前诊断食管隆起性病灶的最佳方法，它不仅能对平滑肌肿瘤进行准确诊断和分期，还能对肿瘤切除术后进行随访。

食管疾病的 EUS 超声图像特征取决于病灶的病理特性，借以反映病外内部结构的均匀性、纤维性、含液性及钙化等改变。黏膜下囊肿及曲张的食管静脉，其包膜及静脉壁均为致密的纤维结构，故呈完全的强回声带，而其内部的囊液及血液能完全或大部分吸收声波，超声探头基本上接收不到反射波、故其内部呈无回声区。食管平滑肌肿瘤内部的不规则低回声、在平滑肌瘤可能低于肿瘤的不全性坏死或血凝块，在平滑肌肉瘤可能源于恶性肿瘤的浸润坏死与不全液化；。食管疾病病种广泛，各有其不同的图像特征。

（一）壁外脏器压迫

食管壁结构完整，层次清楚，脏器与食管浆膜层间可见清晰的低回声带，呈孤形或圆形向腔内障起，并可见所压脏器的形态，如脾脏和胆囊等。

（二）壁外肿瘤压迫

良性肿瘤压迫时，食管壁结构完整；恶性肿瘤如纵隔肿瘤多侵犯食管壁，导致壁的结构层次完整性消失，由浆膜层到黏膜层可见不规则低回声灶侵犯。如食管隆起物系壁外恶性肿瘤，常见的有肺癌或贲门癌的转移性淋巴结、纵隔恶性肿瘤等。EUS 下可以见到食管壁的外膜层其至全层浸润，隆起物表面不光滑，有时伴糜烂性溃疡，呈无包膜强回声带。尤其是伴中心液性坏死的肿瘤压迫时，易与平滑肌肉瘤相混淆。

（三）黏膜下肿瘤

用直径 3 cm 的充水囊扩张食管腔后，正常时其壁厚 3 mm 且均匀一致，EUS 既能正视病变表面，也可查清病变和食管外纵隔内的、包括主动脉、气管和心脏等器官的相互关系。EUS 能精确地显示食管局部癌灶浸润的深度和范围以及有无区域性淋巴结转移，确定食管癌的准确率高于 CT 50% 以上。其成像特征是食管壁各层的成像紊乱，破裂从黏膜层开始，可侵犯食管壁各层及周围结构。而平滑肌瘤均有完整或基本完整的强回声包膜、内部回声大多呈均匀的低回声，少数病灶的中心欠均匀，极少数病灶内部可探到不规则无回声区。至于黏膜下囊肿则均呈无回声伴完整的强回声包膜。

（四）其他食管疾病

息肉的超声表现呈向腔内隆起的食管黏膜的低回声灶，表面光滑，广基或窄蒂，其实质回声均匀。静脉曲张呈圆形、类圆形及管状，成簇状向腔内隆起。大部分食管隆起性病灶位于食管中、下段，尤其是静脉曲张，而纵隔肿瘤则以中段居多。从总体来看，息肉在胃镜下易于诊断而不需 EUS 确诊，而黏膜下肿瘤的诊断依赖于 EUS 确诊，因此需要 EUS 检查食管隆起病灶的病种顺序依次为：黏膜下肿瘤＞静脉曲张＞息肉＞纵隔肿瘤。

超声内镜（EUS）可对食管癌进行术前 TNM 分期，特别对早期癌中的 T1 期肿瘤的区分极为重要，因为黏膜癌的淋巴结转移相对较少，能进行 EUS 引导下肿瘤的组织学活检和细胞学针吸穿刺活检，同时可行内镜下局部黏膜切除（Endoscopic Mucosal Resection，EMR）治疗。约 25% 食管癌患者 EUS 不能通过狭窄部位，但也可做出确切 TNM 诊断。EUS 对判断食管静脉曲张的程度及栓塞治疗后早期发现静脉曲张复发和再通现象也具有独到的优点。

二、胃癌

超声内镜在胃癌尤其是黏膜下肿瘤的诊断方面具有重要价值，胃黏膜下肿瘤的 EUS 诊断采用水囊直接接触法或水奥法＋脱气水充盈法显示，以两种频率对照超声，图像经多倍放大处理。

EUS 对胃肠壁的超声影像分为 5 层。第 1 层为高回声，表达浅表黏膜层。第 2 层低回声，表达深部黏膜层。第 3 层高回声，表达黏膜下层附加黏膜下层和固有肌层之间的传声界面。第 4 层低回声，表达固有肌层减去黏膜下层和固有肌层之间的传声界面。第 5 层亦系高回声区带，表达浆膜层和浆膜下脂肪。用脱气水充满胃后，EUS 超声显示正常胃壁厚度约 3 mm、其后侧为腹主动脉，其右侧为肝左叶，左侧可看到脾脏；胃体的 EUS 成像，其前右侧为肝左叶，后左侧为腺体部和尾部；胃窦部的 EUS 成像前方为肝左叶，其后为胰腺、脾静脉和门静脉。在胃窦的最远端右侧可看到胆囊、脾脏压迫胃是胃隆起性病灶中最常见的脏器压迫征象，其中少数系脾大所致，大多数为脾上极压迫胃，在胃蠕动时于胃底或胃体上部可见较大的球形隆起。胃内广基型息肉需与黏膜下肿瘤鉴别。在胃窦部常见的壁外性压迫系肝脏肿瘤和胆囊积液，前者以肝左叶囊肿（通常门径＞5 cm）为多，也可见肝癌侵犯胃壁或巨大肝癌膨胀性生长压迫胃壁；后者多为胆囊结石，尤其是胆囊颈嵌顿性结石所致，胆囊积液，胆囊肿大压迫胃壁。

当消化道受壁外脏器（如脾脏、胆囊和血管）压迫时，壁的各层次完整性好，无破坏和变化，或良性病灶如肝囊肿、胰腺囊肿或腺瘤等压迫胃等消化道时，表现为向腔内的半球形隆起，表面光滑，黏膜面无溃疡，与此同时 EUS 可以显示脏器或病灶，明确隆起的性质。如隆起物系消化道壁外恶性肿瘤，常见的有转移性淋巴结、纵隔肿瘤、肝左叶肝癌、胰腺癌和胰腺囊腺瘤等，可见胃壁的浆膜层甚至全层浸润，隆起物表面不光滑。有时伴溃疡和糜烂，也可见无包膜强回声带。但是伴中心液化坏死的肝癌压迫时，易与平滑肌肉瘤相混淆。

虽然 EUS 在鉴别恶性和良性病变的胃壁改变上有时会遇到困难，但对胃癌浸润的深度和范围，近位转移淋巴结和距癌灶边缘 3 cm 以上远处转移淋巴结的诊断，尤其是贲门部的近位癌灶，EUS 具有极大的诊断价值和独到之处。

胃淋巴瘤在胃壁内呈水平方向浸润生长，一般局限于黏膜层（m）至黏膜下层（sm）。Caletti 等

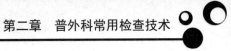

对 82 例原发性胃淋巴瘤进行 EUS 检查，敏感性为 93%，阳性检出率为 91%，浸润深度的诊断符合率为 87%，诊断胃旁淋巴结的敏感性为 56%。对于黏膜相关组织（MALT）淋巴瘤，EUS 同样具有较好的诊断价值，且对预测抗幽门螺旋杆菌（HP）治疗后的反应有指导意义。Sackmann 等曾对 22 例 MALT 淋巴瘤患者于 2 周 HP 根除治疗后行 EUS 随访，结果示 14 例中 12 例患者病灶仅局限于黏膜或黏膜下层，且其余 8 例患者病灶无浸润发展，提示疾病完全缓解（P<0.01）。此外，最新的研究报道提示，尽管 HP 根除后胃壁层次结构恢复正常，但只要存在胃壁全层增厚则仍然提示淋巴瘤的存在。

由于 EUS 对胃癌能做出准确的 TNM 分期诊断，故对临床决定治疗方案具有决定意义，尤其对早期胃癌进行内镜直视下直接治疗（激光、注射药物等）有实用价值，且对术后随访发现残余癌或复发癌有很大意义。在 EUS 引导下做黏膜下层针吸活检，有助于对微小病灶做出正确诊断，目前 EUS 已能发现直径 0.5 cm 的微小胃肿瘤病灶。

三、结直肠癌

结直肠癌肿的 EUS 体现包括两个部分。

（一）内镜表现

可直观地看到肠黏膜病变的形态学改变。

（二）超声表现

结直肠癌肿的 EUS 影像均表现为不规则的低回声或低位回声（低于第 3 层高于第 2、4 层回声）肿块影，伴部分或全层管壁结构层次的破坏。EUS 管壁的 5 层结构中，第 4 层低回声带（固有肌层）是划分早期癌与进展期癌的分界线。早期癌表现为第 2 ～ 3 层管壁融合、增厚或变薄、缺损或模糊不清等。如果第 4 层有病变，则揭示进展期癌，表现为大而积局限性管壁增厚并伴中央凹陷，且第 1 ～ 3 层回声消失（溃疡型），或呈大而不规则突出于腔内的低回声肿块（肿块型），腔外组织受浸表现为管壁第 4 和第 5 层回声带分辨不清，不易分辨低回声的肿瘤组织与外界组织、或低回声肿块突破第 5 层高回声带侵入外周组织。癌周淋巴结转移可表现为圆形、边界清楚的低回声结节。

在直肠癌，EUS 区分 T_1 癌或腺癌与晚期癌（T_2 ～ T_4）的正确率 91%。与 MRI 和 CT 分期比较，EUS 有更高的准确性（83% 比 54% 和 67.8%）；EUS 在结肠癌对 T 分期的正确率达 83%，对 N 分期敏感性和特异性分别为 80.1% 和 72.0%，正确率为 74.4%。细针探头虽为结肠超声提供了方便，但对分期的精确性无明显提高。对肝脏、腹膜等远处部位的转移，由于 EUS 的穿透深度有限，难以做出正确判断，因此必须与 CT、MRI 配合应用。

第二节　胃镜检查

一、胃、十二指肠解剖

（一）胃的解剖

胃位于上腹部，其入口是贲门，与食管相连；出口是幽门，与十二指肠球部相连；前后壁相连处呈弯曲状的称小弯和大弯，小弯侧胃窦与胃体交界处有一切迹称胃角切迹。胃分为 4 个部分，贲门部、胃底部、胃体部、胃窦部。近幽门 2 cm 范围称幽门前区。

（二）十二指肠的解剖

十二指肠起始端与幽门相连，全长 25 ～ 30 cm，呈马蹄形，十二指肠分为 4 段：即十二指肠球部、降部、水平部和升部。十二指肠球部呈球形。胃镜下定位为上壁、下壁（小弯和大弯侧）、前壁和后壁。从球部至降部相连处呈近直角的方向移行，其弯曲称上曲。与弯曲相对的肠壁成角，称上角。降部与水平部又呈近直角方向改变，其弯曲部称下曲，与下曲相对的成角称下角。球部与降部交界处以下统称为球后部。在降部的内侧壁可见到十二指肠乳头、胆总管开口和副乳头。

二、胃、十二指肠的正常胃镜像

（一）贲门部

贲门距门齿约40 cm左右，平时呈闭合状态，镜检充气后张开。在贲门上方可见齿状线，呈犬齿样交错，其上方为被覆鳞状上皮的食管黏膜，呈白色；其下方为被覆柱状上皮的胃黏膜，呈红色。胃镜在胃内用反转法检查时，可见到贲门部黏膜光滑无皱襞。

（二）胃底部

胃底在贲门下方，将胃镜前端反转，可获满意检查，胃底部皱襞较多，且常常充满黏液（为半透明的无色液体）。在左侧卧位或脾大时，胃底挤压脾脏，产生一胃底脾压迹，位于胃底的左后侧，呈半球形，向腔内凸起，表面光滑，色泽与周围黏膜相似，仰卧位时减小或消失。

（三）胃体部

胃体部小弯侧皱襞较小，注气多时呈光滑状。胃体部大弯侧位置较低，有时为黏膜占据，其黏膜皱襞明显，沿胃长轴走行，即使过量充气，其皱襞也不能完全消失。

（四）胃角切迹

胃角切迹是胃内最重要的定位标志，胃镜在体部时见到胃角切迹呈拱门形，在胃窦部行"丁"字形弯曲时见角切迹呈凹面向上的月牙形，角切迹光滑，整齐。

（五）胃窦部

胃窦部黏膜光滑，皱襞不多，在大弯侧偶见皱襞呈丘陵状，充气后可消失。

（六）幽门

正常时幽门呈开放、关闭交替出现，开放时幽门呈圆形成椭圆形空洞，边缘整齐、光滑。

（七）正常胃黏膜

正常胃黏膜呈浅红色。黏膜光滑、柔软，胃黏膜表面附有一层透明的黏液，紧贴胃表面。有黏滞性和弹性。

（八）胃蠕动波

胃蠕动起于胃体中部大弯侧，渐向胃窦推进，消失于幽门。一般每分钟蠕动3～4次。蠕动的强弱因人而异，胃窦部的蠕动收缩较胃体部强，有时使胃窦形似幽门，但蠕动过后即消失，称为"假幽门"。胃体上部及胃底亦有收缩和舒张，但无胃蠕动波出现。

（九）胃内血管

正常胃黏膜见不到血管。仅可在胃底部见到少量血管网。

（十）胃内分泌物

胃镜检查时，可见胃黏膜上覆盖有闪闪发光、透明而稀薄的黏液，它是形成黏液糊的主要成分。当它进入黏液糊后，形成半透明无色液体。

（十一）十二指肠球部

呈球形，黏膜光滑无皱襞，胃镜下见黏膜因由高柱状微绒毛组成而呈现天鹅绒样表现。色较胃黏膜略淡或暗红。

三、胃镜操作方法

插镜前检查器械是否完整，有无故障，并再次检查患者情况。为了插入顺利，胃镜头端弯曲部分可涂以润滑油。

（一）胃镜插入食管

1. 单人法

术者面对患者，左手持胃镜操纵部，右手执镜端约15 cm处，从垫口圈内插入胃镜。当镜前端达舌根部时，左手示指和拇指转动弯角钮，使胃镜前端向前弯曲，并保持在正中线上沿舌根曲度向下推进。此时应在观察下插镜，至环状软骨水平（距镜端约15 cm）时，嘱患者做吞咽动作，可见环咽肌的开放和关闭，此时顺着患者的吞咽动作，轻轻推进镜身，镜端即可顺利通过环咽肌进入食管。有时此处可能有阻力感，多系环咽肌痉挛所致。可让患者休息片刻再插一次，切不可用暴力强行推进，以免造成损伤。

2. 双人法

先将垫口圈套在胃镜上，助手托住胃镜操作部，术者右手执镜前端 15 ~ 20 cm 处呈执笔状，左手示指和中指压住患者舌根，让胃镜前端沿左手示指、中指之间正中插入，不可偏向两侧的梨状窝。当胃镜头端到达食管入口部即环状软骨水平时，嘱患者做吞咽动作，同时术者将胃镜轻轻推进，即能顺利通过环咽肌进入食管。然后将垫口圈送至患者上、下牙齿间，让患者轻轻咬合固定，随后接过助手手中的操纵部，边充气观察，边推进。

（二）胃镜进入胃腔

由于纤维胃镜大多为前视式或斜视式，故在食管内进镜时能观察到管腔，无阻力，当距门齿 40 cm 左右，可看到食管与胃黏膜交界处的齿状线，贲门呈自然开放和关闭。在此处稍充气后贲门开放，胃镜即进入胃腔。此时应立即注气并调节弯角钮寻找胃体腔。可根据胃大弯侧黏膜走向寻找，因胃大弯黏膜纵行、粗大，注气后不消失，为胃腔内重要标志；亦可循黏膜糊上方进入胃体中上部。越过胃体上部后，一边轻轻推进胃镜，一边调节上下弯角钮即可见到桥拱状胃角，此为胃体和胃窦的分界线。继续沿大弯侧推进，胃镜便可进入胃窦并可见到幽门的远望像，而且可观察到胃窦的蠕动情况。

（三）胃镜进入十二指肠

胃镜进入胃窦后循大弯侧轻轻推进以贴近幽门，将幽门调节到视野中央（前视镜），并对准幽门持续吹气，随着幽门的开放，略用些力推镜身，胃镜头端便可进入十二指肠。因十二指肠球腔较小，稍微充气，即可见微绒毛状十二指肠黏膜。此时调节弯角钮，轻推镜身，即可通过球后进入降部，见到呈环形排列的十二指肠降部黏膜。

（四）胃镜检查各部位的观察

胃镜在插入过程中，一般仅作大致观察，直至进入幽门、十二指肠。细致观察是在退镜过程中进行，依次观察十二指肠、幽门、胃窦、胃角、胃体、胃底、贲门及食管。胃镜插入深度以门齿距镜端的距离来计算。病变的定位有深度定位、四壁定位和部位定位，一般用几种方法相结合以准确描述病变所在位置。操作中术者每时每刻对胃镜在胃内所处部位都应有一个明确的概念。

1. 十二指肠的观察

胃镜头端进入十二指肠时呈一片红色，乃因胃镜头端靠近球部黏膜所致。此时，稍退镜并注气后，就可观察到球部及降部上段。降段黏膜皱襞呈环形，注气后亦不消失。十二指肠球部呈穹隆状，黏膜皱襞少，呈微绒毛状。观察球部时应注意其形态，有无憩室、溃疡等。

2. 胃的观察

当胃镜头端退至幽门区，可看到幽门口呈圆形或椭圆形的黑洞。随着胃窦部蠕动，幽门闭合时周围黏膜皱襞呈星状向四周放射，开放时可看到球前壁，还常见到肠液或胆汁反流。必须注意两种假幽门现象：胃窦蠕动而形成收缩轮和胃窦癌环形浸润时形成一小孔或狭窄。

观察幽门区后，将胃镜稍退出 2 ~ 3 cm，便可观察胃窦部。通过调节角度钮和转动镜身，分别观察前壁、小弯、后壁和大弯。胃小弯的观察需在胃窦部做低位反转观察。观察黏膜病变时，注气量应由少到多。

胃角是胃体和胃窦的分界线，是溃疡和肿瘤的好发部位，检查必须认真仔细，从不同的角度和距离立体地观察。具体方法是在胃窦部做低位反转观察，并调节角度钮及注气量，使整个胃角暴露于视野中间。此时胃角呈嵴样结构，并可观察到以胃角为分界的上下两个腔，上腔至胃体及胃底，下腔至胃窦。由于胃镜的位置和观察角度不同，胃角可表现为不同形态，但其轮廓和边缘必须是光滑和规则的。

观察胃体部，应先调整好视野，能够看到整个胃体腔。先观察全貌，在退镜时不断调节弯角钮或左右旋转镜身，分别靠近并仔细观察胃体四壁的情况。

观察完胃体部后，将胃镜退至胃底贲门下，调节角度钮使胃镜头端转动并向左或向右旋转镜身，便可先后观察胃底贲门小弯、前壁、后壁、穹隆部及黏液糊。亦可采用高位反转法，将胃镜退至胃体上部，旋转镜身使镜端对着大弯侧，调节角度钮向上，同时推进镜身并适当注气，使镜身沿大弯反转，这样弯窿部及贲门即暴露于视野中。但需注意反转操作中动作应轻巧，胃底贲门检查完后应尽量抽吸胃内气体，以减轻术后上腹胀痛。

3. 食管的观察

胃底贲门检查完后，胃镜退至食管（距门齿约 40 cm 处）。食管通过膈肌食管裂孔受膈肌夹缩关闭，胃镜所见第三狭窄部呈裂隙状，食管黏膜皱襞呈星状向贲门集中。胃镜继续退出，距门齿 23 ~ 24 cm，为食管第二狭窄部，此处可见食管壁搏动运动，是由主动脉及心脏博功传导而来。胃镜退至距门齿 16 cm 左右，即为环咽狭窄（第一狭窄部），因食管上段黏膜进镜时不易观察，故退镜时应缓慢退出，以便仔细观察。

四、胃镜在外科疾病中的诊断应用

（一）胃、十二指肠溃疡的分期

胃镜下一般把胃、十二指肠溃疡病分为 3 期。

1. 活动期（A 期）

此期溃疡面长有厚苔，又称"厚苔期"。A 期分为 2 个不同阶段。A1 阶段，溃疡面苔厚而污秽，周边黏膜充血肿胀，无皱襞集中。A2 阶段，溃疡面苔厚而清洁，周围黏膜肿胀逐渐消失，开始出现向溃疡集中的黏膜皱襞，此阶段患者必须积极治疗。

2. 愈合期（H 期）

此期因苔薄，又叫"薄苔期"。H 期又分为 H1 和 H2 期。H1 特征为溃疡缩小，周边有上皮再生，形成红晕，黏膜皱壁向溃疡集中。H2 期溃疡明显缩小，接近愈合。

3. 瘢痕期（S 期）

此期已无苔，而形成瘢痕。S 期又分为 S1 期和 S2 期。S1 期为红色瘢痕期，溃疡面消失，中央充血，瘢痕呈红色，属不稳定的可再发时期，仍须巩固治疗。S2 期为白色瘢痕期，有浅小凹陷黏膜皱壁向该处集中，颜色与正常黏膜相似，此凹陷可保留很久，以后亦可完全消失，代表溃疡痊愈并稳定。

（二）胃溃疡的胃镜检查

1. 胃溃疡分型

（1）急性胃溃疡：常因药物、应激、大量饮酒等因素所致。溃疡直径较小，在 1 cm 以内，溃疡的底部平坦，覆有白苔。形状小规则，溃疡一般较浅表。周围黏膜充血、水肿明显，边缘锐利，多发生于胃窦、胃体部，常为多发。

（2）慢性胃溃疡：常为圆形或椭圆形。胃角附近的溃疡常为长圆形，其长轴垂直于胃小弯的长轴，有时呈马鞍状，跨在前后壁之间，愈合后呈线状瘢痕；有的溃疡呈线状或不规则形。线状溃疡一般与胃的纵轴方向垂直，其长度多在 3 cm 以上，引起小弯明显短缩是线状溃疡的特征。

胃溃疡的底部常覆有黄白色、灰白色或灰黄色坏死组织形成的苔，如有陈旧性出血，底面呈褐色；有活动性出血，底部常被鲜血所覆盖；幽门梗阻时，食物嵌入溃疡底部而呈结节状；如溃疡穿透入胰腺，底部可见灰蓝色大小规则的结节，系胰腺小叶。

胃良性溃疡的直径一般小于 2.5 cm。直径大于 3 cm 者称"巨大溃疡"。因受病变的部位、目镜插入的深度、空气注入量及胃的形态等多种因素的影响，胃镜下精确估计溃疡的大小较为困难，可从活检孔道中插入活检钳，使其前端张开接近溃疡并与之比较。能较正确地评估溃疡的大小。

胃溃疡的深度在目镜下难以估计。有时溃疡很浅，可被漏诊；有时溃疡深如洞穴，胃镜下见一"黑洞"，如穿透性溃疡。

胃溃疡常为单发，也有多发，同时有二个以上的溃疡称"多发性溃疡"，同时发生胃和十二指肠的溃疡称"复合性溃疡"。以胃小弯为中心同时发生于胃前、后壁相对位置上的溃疡称对称性溃疡，亦称"对吻溃疡"。

胃溃疡周围黏膜的反应性变化随溃疡的不同时期而呈现不同的征象。在活动期，溃疡周围黏膜充血、水肿明显、有时有糜烂。在愈合期，周围黏膜充血，水肿消失。有时溃疡反复发作，溃疡的底和周围产生明显的纤维化，周围黏膜呈堤状隆起，高而硬，称胼胝样溃疡。

胃溃疡好发部位以胃窦、胃角多见，并以小弯侧为最多见。

溃疡一般在3个月内会瘢痕化，3个月以上未发生瘢痕化的称难治性溃疡。如线状溃疡和胼胝样溃疡。

2. 几种特殊类型的胃溃疡

（1）幽门管溃疡：幽门管溃疡多见于50～60岁的男性，有时与十二指肠球部溃疡或胃窦部小弯侧溃疡同时存在，胃镜下的表现与一般的消化性溃疡相同，但由于溃疡周围黏膜充血水肿，导致幽门狭窄，使镜身难以通过。幽门管溃疡愈合后由于瘢痕收缩，常导致幽门器质性幽门梗阻。幽门管溃疡很少是恶性溃疡。

（2）吻合口溃疡：胃、十二指肠或空肠吻合术后发生的吻合口溃疡多发生于吻合口的肠侧。吻合口溃疡容易反复发作，并容易引起出血。吻合口溃疡胃镜下的表现同一般的消化性溃疡分期。由于残胃癌常发生于吻合口的小弯侧，并常于黏膜下浸润扩展，因此，胃镜下见到呈结节状的皱襞应注意活检，以防漏掉病变。

（3）老年性溃疡：胃镜下溃疡与一般消化溃疡分期相同，但高位胃溃疡常见，巨大溃疡、复合性溃疡多见，愈合缓慢，且并发出血、穿孔、幽门梗阻及胃癌的发生率较高。

由于老年人常伴有心、肺、脑、肾等病变，所以胃镜检查前应做好有关的检查，如心电图等。检查时应准备急救药品与仪器。操作时手法应轻巧，熟练，时间不宜过长。

（4）应激性溃疡（急性胃黏膜病变）：常因严重烧伤、颅脑外伤、大手术后和某些严重的内科疾病而引起。严重烧伤后引起的应激性溃疡又叫Curling溃疡。应激性溃疡可发生于上消化道的任何部位，但以胃黏膜多见，根据其发生发展，胃镜下分为以下5型；①缺血苍白型，黏膜缺血、色泽淡或苍白。见于应激性溃疡发生前期。②充血水肿型，黏膜呈弥漫广泛或散在片状充血、水肿、反光增强，以胃体大弯、壁及胃底为重，见于发生的早期。③出血糜烂型，黏膜除充血、水肿明显外，可见有弥漫或散在的点、片状或线状糜烂、出血，见于发生的中期。④急性溃疡型，溃疡表浅，可呈圆形、椭圆形、线形及不规则形。常为多发，散在分布，溃疡表面常附有血痂或黏液。好发于胃体大弯侧、后壁及贲门下方。⑤坏死脱落型，胃黏膜呈大片状坏死脱落，并见不规则溃疡和出血创面。

以上各型病变可同时存在，但由于患者的应激状态不同，往往是以某型损害为主的表现。

3. 胃良性、恶性溃疡的鉴别

晚期胃癌在胃镜下的表现较典型，一般诊断不难。胃良性溃疡，尤其是胃巨大溃疡的活动期，由于周围黏膜充血、肿胀较明显等，使之与Borrmann Ⅱ型进展期胃癌不易区别，而愈合期溃疡有时与早期胃癌不易区别。区别的要点总结如下。

（1）良性胃溃疡（活动期）与Borrmann Ⅱ型进展期胃癌的鉴别见表2-1。

（2）良性胃溃疡（愈合期）与Ⅱc型早期胃癌的鉴别，见表2-2。

表2-1　良性胃溃疡（活动期）与Borrmann Ⅱ型进展期胃癌的鉴别

鉴别点	胃溃疡（活动期）	Borrmann Ⅱ期型胃癌
形状	圆形、椭圆形或线性	不规则形多见
溃疡底部	底低于黏膜面，光滑，白苔清洁，均匀一致	底隆起于黏膜面，不光滑，底凹凸不平，常有黏膜岛形成，苔污秽，不均匀一致
溃疡边缘	清晰、光滑、组织软，与周围组织分界清楚	边缘呈不规则堤状隆起，组织硬、脆、易出血，与周围组织分界不清
周围黏膜	充血、水肿，黏膜光滑，均匀发红，可有向溃疡中心集中的皱襞移行至溃疡的边缘	呈结节状隆起。黏膜呈不均匀性发红，硬，有黏膜皱襞中断现象
胃蠕动	正常	减弱或消失

表 2-2 　良性胃溃疡（愈合期）与 Ⅱc 型早期胃癌的鉴别

鉴别点	胃溃疡（愈合期）	Ⅱc 型早期胃癌
溃疡底部	底呈大小一致、排列规则的细颗粒，呈斑点状发红，色泽与周围黏膜一致	底呈大小不一致，排列不规则的颗粒状，常有岛状黏膜隆起
溃疡边缘	边缘境界鲜明、光滑、柔软	边缘呈不规则的锯齿状，界限不鲜明
周围黏膜	黏膜皱襞细小柔软，连续且平滑地向溃疡集中	黏膜皱襞中断，急速变细，融合或呈虫蚀样

（三）十二指肠溃疡的胃镜检查

十二指肠溃疡以球部多见，球后部少见。十二指肠溃疡可呈单发性，亦可呈多发性。十二指肠溃疡胃镜下可见其形状，大小变异较大，可呈圆形、椭圆形、线形、不规则形及霜降样。溃疡的直径一般小于 2 cm，但亦有占据一个侧壁或整个球腔的巨大溃疡。溃疡周围黏膜可有充血、水肿、糜烂或出血，球部溃疡时，幽门常见变形，呈多角型或菱形，球部变形亦常见。十二指肠球部溃疡，尤其是巨大溃疡常可有出血、穿孔、梗阻等并发症。发生于球部后壁的巨大溃疡常深侵入胰腺，形成穿透性溃疡。

（四）胃良性、恶性肿瘤的胃镜检查

1. 胃良性肿瘤

胃良性肿瘤占胃镜检查患者的 1.5% ~ 3%，根据其组织来源，可分为：来源于胃黏膜上皮组织的胃息肉、腺瘤和来源于胃壁间叶组织的基质瘤、平滑肌瘤、脂肪瘤、嗜酸性粒细胞肉芽肿、血管瘤等两大类。前者临床上较为多见，而后者间质瘤相对少见，仅占良性肿瘤的 25% 左右。

（1）胃息肉：胃息肉是由胃黏膜上皮在胃腔内形成的肿瘤样突出物，多数胃息肉患者无明显的临床症状，常于钡餐或胃镜检查时发现。胃息肉多见于胃窦部，胃镜下呈圆形或球形、半球形隆起，少数呈乳头状、蕈伞状隆起，边界清楚，表面光滑或呈细颗粒状，部分可呈分叶状，红色或橘红色，可有充血、出血、糜烂等改变，息肉直径大小从 0.1 ~ 6.0 cm 不等，多在 0.5 ~ 1.0 cm 之间，可以是单发，也可以是多发，以前者多见。根据息肉基底部形态的不同又分为无蒂、亚蒂和有蒂息肉三种。胃镜所见的息肉需经病理学检查才能确定其组织学类型，通常分为：①炎性息肉：又称假性息肉，它并非由上皮细胞增生所致，而是由黏膜炎症引起的局限性水肿、炎性细胞浸润，使黏膜隆起而形成，常为多发、半球形隆起。②增生性或再生性息肉：是由黏膜细胞过度增生或腺体再生所致，两者形态学上表现一致，多见于胃窦部、体部，有蒂或无蒂，边界不清，表面可有充血、小结节。③腺瘤性息肉：在萎缩性胃炎患者较正常人发病明显增高，多发于胃窦部，有蒂或无蒂，界限清楚，表面光滑或颗粒状。有统计表明，炎性息肉与增生性息肉约占 94%，而腺瘤性息肉约占 4.3%。

一般认为炎性息肉多呈良性经过，增生性息肉均伴有不同程度的不典型增生，Ⅱ、Ⅲ 级不典型增生属于癌前病变，可发生恶变，而腺瘤性息肉恶变率高。有报道，癌变率达 1/3 以上。因此，对于胃息肉不仅要进行细致的观察，而且要对息肉顶部、底部进行多方位的活检。由于胃镜下胃黏膜活检取材的局限性，即使是活检阴性，仍有必要将电烙圈套切除的息肉送组织学检查，以免漏诊。

胃镜下所见的胃息肉形态学特点与胃癌的发生具有一定的关系，通常直径小于 2.0 cm 的息肉多为良性，而大于 2.0 cm，特别是 3.0 cm，表面呈疣状、结节、颗粒状、有糜烂、色泽改变、边界不清等情况者，要高度考虑恶变的可能。Hughers 报道，直径大于 2.0 cm 的腺瘤性息肉，其恶变率高达 43% ~ 59%，无蒂息肉或亚蒂息肉恶变率远高于有蒂息肉。

对胃息肉患者，特别是多发息肉，要注意是否有 Canada-Cronkbite 综合征、Peutz-Jepher 综合征、家族性息肉病、Gardner 综合征等息肉病的存在。此外胃息肉应注意与疣状胃炎、小平滑肌瘤、异位胰腺等情况相鉴别。

（2）黏膜下肿瘤：黏膜下肿瘤是指生长于黏膜下层并被黏膜覆盖的所有肿瘤。它们多来源于胃的间叶组织，此外有异位的胰腺组织、囊肿等。胃镜下所见黏膜下肿瘤通常表现为球形或半球形，广基的隆起、肿瘤大小差异较大，大的直径可达 10 cm 以上，与周围分界明确，表面黏膜与周围黏膜色泽一致，具有平滑、

光亮的外观，少数可见隆起部黏膜糜烂、溃疡或出血改变。由于正常胃黏膜皱襞被黏膜下肿瘤顶起而形成一个或多个黏膜皱襞，从四周黏膜向肿瘤表面延伸，呈放射状，走向肿瘤时逐渐变细，形似拱桥，被称之为"桥形皱襞"，是黏膜下肿瘤的特征之一，可与胃外肿瘤压迫形成的平行皱襞区别。

由于黏膜下肿瘤被胃黏膜覆盖，胃镜下往往难以准确判断肿瘤的种类及良性、恶性的区别，活检阳性率低，在溃疡的底部或采用探挖活检，可使阳性率提高。常见黏膜下肿瘤有：基质瘤及平滑肌瘤：在黏膜下良性肿瘤中最为常见，约占60%。根据其与胃壁的关系，可分为胃内型、胃壁型、胃外型和混合型，其中胃内型最多见，胃底及前壁为其多发部位。胃镜下平滑肌瘤呈球形、卵圆形或分叶状，无蒂，通常是单发，也可为多发，表面可有溃疡、脐样凹陷、出血等改变。胃镜下难以与恶性基质瘤和平滑肌肉瘤相区别，恶性基质瘤和平滑肌肉瘤多较大，表面更易形成糜烂、溃疡、出血。脂肪瘤：脂肪瘤较少见，多发生于胃窦部，常为多发性。胃镜下表现为黏膜呈球形或半球形隆起，亦可形成有蒂息肉样改变，表面显黄色，光滑，少数呈分叶状，顶部可有糜烂或溃疡形成，组织软，取活检后可有黄色物质渗出。嗜酸性肉芽肿：临床上较少见，病变多见于胃窦部，呈息肉样的圆形隆起。多无蒂，表面颗粒状，可有糜烂，也可呈蕈伞状，肿块突入胃腔，表面结节状，可有溃疡形成；或呈卵石状隆起，环形侵袭胃壁，使胃腔狭窄。胃异位胰腺组织：胃镜下常呈球形、半球形或盘状隆起，可分叶，表面黏膜正常，大小一般1～2cm，中央可见胰管开口而形成的凹陷，活检阳性率低，取中央凹陷部冲洗液测定胰淀粉酶活性，其活性显著高于胃液中活性，达数倍以上。

2. 胃恶性肿瘤

（1）胃癌：胃癌是我国最常见的恶性肿瘤，胃镜不仅可以直接观察病变的形态、范围，同时还可进行活检、刷检等，可提供病理学诊断依据，是鉴别良性、恶性病变，诊断早期胃癌的主要方法之一。

早期胃癌：早期胃癌又称表浅性胃癌，日本内镜学会于1962年提出的诊断标准是：癌肿浸润仅限于黏膜层或黏膜下层而不管有无淋巴结转移。这一标准已被世界多数国家所接受，其中病灶最大直径小于5mm者称为"微小胃癌"，小于10mm者称为"小胃癌"。有少数患者胃镜检查发现并活检证实为胃癌，但手术标本中未见癌灶，这一情况可能是由于癌灶局限、微小，胃镜下活检时已被切除，此情况被称之为"一点癌"，临床上将具有2个以上癌灶者称之为"多发"，大多数多发癌为2个癌灶，多者可有10个以上的癌灶，检查时应当注意，以免遗漏病变。

早期胃癌的好发部位与累及范围：早期胃癌以胃窦、胃角以及胃体下部的小弯侧最多见，是胃镜检查重点观察部位，而高位胃体、贲门部的早期胃癌往往易于漏诊，应当予以注意，如发现可疑的病变，应多方位进行活检。有人统计发现早期胃癌的浸润深度，2/3的仅累及黏膜层，1/3的达黏膜下层，而微小胃癌90%仅累及黏膜层。

早期胃癌的形态学分型：日本内镜学会根据早期胃癌肉眼形态学改变将之分为3型：突起型（Ⅰ型）、表浅型（Ⅱ型）、凹陷型（Ⅲ型），其中Ⅱ型又分为：表浅隆起型（Ⅱa）、表浅平坦型（Ⅱb）、表浅凹陷型（Ⅱc）3个亚型。

Ⅰ型早期胃癌：胃镜下见病变黏膜明显隆起，高于周围黏膜0.5cm以上，表面凸凹不平，发红或苍白、可有出血，糜烂，或白色覆盖物。或呈息肉样隆起，广基，少数可有蒂、其直径常大于2.0cm。

Ⅱ型早期胃癌：Ⅱa型早期胃癌，胃镜下癌灶隆起不高于5mm，病变范围较大，表面不规则，凹凸不平，发红或苍白，可有出血，糜烂或溃疡形成，常需结合组织学活检或（和）细胞学检查才能做出正确诊断。Ⅱb型早期胃癌，该型胃癌诊断较为困难，病变部位无明显的隆起凹陷可见，与周围组织分界不清，病变黏膜主要表现为黏膜不规整，发红或苍白等。Mori认为局部黏膜苍白是其重要的胃镜表现，对此进行多点活检有助诊断，该型胃癌常病变范围小，浸润深度浅，属小胃癌范畴。病检发现癌细胞是确诊的依据。Ⅱc型早期胃癌，胃镜下见病变黏膜表现为浅表溃疡或糜烂，溃疡底部常有白苔附着，或呈细小颗粒，或小结节状，或出现黏膜的岛状残留，可伴有出血，溃疡边缘可有糜烂，不规则，虫咬状或锯齿状。可见皱襞中断现象，也可见溃疡周围黏膜皱襞集中，但其中常可见皱襞突然中断、尖端变细、或膨大、或融合等情况。

Ⅲ型早期胃癌：病变区黏膜呈明显的凹陷或溃疡形成，表面有白苔或黄色、灰褐色的坏死性渗出物覆盖,边缘不整,结节状,可有出血、糜烂,病变区黏膜有僵直感。该型胃癌作病理活检阳性率较高。

混合型早期胃癌:上述各型早期胃癌的改变常可同时存在,如糜烂性病变中出现凹陷性溃疡(Ⅱc+Ⅲ),低平隆起的病变区中出现浅表溃疡(Ⅱa+Ⅲc)、或深凹溃疡(Ⅱa+Ⅲ)等。

早期胃癌的分型诊断常受到胃腔内注气量、胃蠕动等因素的影响,随着病变的发展,其分型可发生改变,如Ⅱc型转变成Ⅲ型,还有少数患者胃镜下病变广泛,诊断为进展期胃癌,术后病理检查仍为早期胃癌。

早期胃癌的诊断包括隆起型早期胃癌Ⅰ型、Ⅱa型,约占早期胃癌检出率的8.2%,该项早期胃癌的诊断首先要注意与胃息肉、胃黏膜下肿瘤、胃巨大皱襞症等相鉴别。一般良性病变的表面光滑或呈均匀的细颗粒状,边缘整齐,颜色与周围一致,或有充血改变,病变较小,直径多在2 cm以下;而恶性病变则多为表面不平、大小不等的颗粒、结节状,边缘不规整,呈颜色色调不均的充血发红,或苍白,病变较大,直径常达3 cm以上。日本学者山田将胃隆起型病变划分为4型:Ⅰ型(丘状隆起),病变轻度隆起,周边边界不清。Ⅱ型(半球状隆起),起始部有明显界限的隆起,但基底部无变细现象。Ⅲ型(亚蒂状隆起),黏膜隆起明显,基底部有变细。Ⅳ型(有蒂隆起),呈有蒂息肉状。早期胃癌以Ⅱ,Ⅲ型隆起多见。

凹陷型早期胃癌:包括Ⅱc、Ⅲ型。该型最多见,约占早期胃癌检出率的61.6%,凹陷型病变要注意与良性溃疡及黏膜糜烂相鉴别,检查中要注意病变的边缘与病变底部的改变,如黏膜皱襞中断、棒状增粗、鸟嘴状变细、溃疡底部粗糙不平、黏膜上皮呈岛状残存等特征性改变均有助于与良性凹陷性病变相区别,胃镜活检是确诊的重要手段。

以往认为恶性溃疡药物治疗不能愈合,随着质子泵抑制药等强制酸药及新的黏膜保护剂的应用,这一观点已不再作为良性、恶性溃疡的鉴别方法,日本学者早已提出过溃疡型胃癌经治疗后也可以缩小、愈合,形成瘢痕,但随后可出现溃疡复发。有学者在临床上也多次发现"胃溃疡"患者经内科治疗,溃疡在短期内(2周)愈合。但在胃镜复查时也同时发现病变区黏膜有明显发红,皱襞紊乱,中断,僵硬感,活检发现癌细胞。

平坦型早期胃癌:指Ⅱb型,约占早期胃癌检出率的15%,该型早期胃癌病变表浅,缺乏特征性,临床上Ⅱb型早期胃癌中心区常伴有Ⅱc或Ⅱa型改变,仔细观察有助于诊断,主要依靠活检发现癌细胞确诊。

(2)进展期胃癌诊断:进展期胃癌的肿瘤浸润已达固有肌层或浆膜层,病变范围大,形态改变明显,预后较差。目前临床上广泛使用Borrmann分型法将进展期胃癌分为4型。

Ⅰ型(隆起型)主要表现为局限性的半球状或蕈伞状肿块,凸入胃腔,直径3 cm以上,表面凸凹不平,结节状,或菜花状,有充血、糜烂或溃疡形成,呈深红色,覆盖有分泌物、血迹或污秽苔,组织脆,易出血,活检阳性率高。

Ⅱ型(局限溃疡型):病变表现为溃疡形成,溃疡周围明显结节状隆起,呈环堤状,溃疡一般较大,溃疡底凸凹不平,表面覆盖污秽及坏死组织。组织硬、脆、易出血,少数患者溃疡底部光滑,覆盖白苔。

Ⅲ型(浸润溃疡型):病变表现类似于Ⅱ型,但有巨大溃疡形成,溃疡周围组织受累更严重而广泛,与周围黏膜分界不清,呈结节状隆起、僵硬、胃腔变形等。

Ⅳ型(弥漫浸润型):癌组织呈弥漫浸润生长,胃壁广泛受累。胃壁变厚,僵硬,狭窄,扩展受限,胃蠕动消失,病变区黏膜可发生不规则的糜烂、溃疡、大小不等的结节、隆起,该型胃癌最多见。

(3)活检与刷检:正确选择活检部位,对于活检的准确性极为关键。一般情况下,隆起性病变应首先在其隆起顶部取活检,凹陷性病变则应首先选择其隆起、结节的内侧边缘取活检,要特别注意首块活检标本取材的准确,特别是病变范围小的情况下,以免活检后的出血影响随后的活检定位。对有蒂息肉样病变可使用带针型活检钳,先将息肉固定,再取活检。活检次数、标本大小、取材深浅与阳性率有一定关系,一般须取材4~6块,直径0.5 cm以上,避免夹取坏死组织。进展期胃癌黏膜活检阳性率较高,Ⅲ型早期胃癌阳性率约85.6%,Ⅰ、Ⅱ型次之。对某些特殊部位,如贲门、胃角体侧等往往活检困难,阳性率低,应用刷检细胞学检查可使诊断率提高。

（4）黏膜色素染色法胃镜检查：近年来国外较广泛地应用黏膜色素染色胃镜检查，诊断消化道表浅癌，特别是早期胃癌。该法不仅有助于早期胃癌的诊断，同时也是胃镜肉眼判断胃癌浸润深度的参考指标，还对胃镜治疗早期胃癌设计黏膜切除范围极有帮助。主要有以下几种方法。

染色对照法：利用色素在胃小窝或凸凹面的积聚，使色素与正常的橘红色黏膜形成对照，从而有利于观察病变凸凹形态学改变，常用的染料有 1.5% 靛胭脂 20 mL 口服，0.2% 靛胭脂或 0.3% 偶氮蓝（伊文思蓝）胃镜下直接喷洒后观察。

化学反应法：利用上皮细胞分泌的糖原或酸性液体同染色剂发生化学显色反应而鉴别正常胃黏膜与异常黏膜，常用方法有 0.3% 刚果红，5% 碘溶液或 10% 碘化钾胃镜下喷洒，后二者主要适用于食管黏膜的染色。

生物染色法：通过染色剂进入细胞，与细胞内物质结合显色，有利于发现病变，了解肿瘤浸润范围。常用方法是：先用蛋白酶、碳酸氢钠、稀释的祛泡沫剂口服，然后转动体位，以除去黏膜表面的黏液，再口服亚甲蓝（美蓝）100 mg 或甲苯胺蓝 500 mg，数小时后行胃镜检查，或胃镜检时经胃镜将 0.2% 亚甲蓝或 2% 甲苯胺蓝直接喷洒在胃黏膜上，数分钟后冲洗观察。

此外有许多复合染色法，以加强正常与异常黏膜的对照，如靛胭脂 - 亚甲蓝染色法，刚果红 - 亚甲蓝染色法等。

（五）胃癌的超声胃镜检查

超声胃镜可以比较客观地判断肿瘤的浸润深度，对术前进行 TMN 分期有很好的参考价值。

1. 胃淋巴瘤

胃淋巴瘤占胃恶性肿瘤的 3% ~ 5%，是除胃癌以外最常见的胃恶性肿瘤。胃淋巴瘤主要是非霍奇金病，霍奇金淋巴瘤少见，发病年龄平均为 50 岁。胃淋巴瘤的分型方法复杂，简单地可概括为低度恶性、中度恶性、高度恶性三大类。临床上根据其生长方式分为胃内生长型、胃壁浸润型及胃外生长型。胃淋巴瘤无论是原发灶还是继发灶，无论是何种组织学类型，在胃镜下其表现大致可分为如下 4 型。

（1）隆起型：肿瘤可呈结节状、息肉状隆起，常为多发，也可单发，结节大者直径可达 10 cm，表面覆盖正常充血黏膜，大结节顶部常可发现糜烂或溃疡，邻近可有巨大皱襞样黏膜隆起。

（2）溃疡型：常在胃腔内隆起性病变的中央形成深大溃疡，形态不规则，单发或多发，边缘锐利、增厚、隆起，似火山口状，与周围组织分界清楚，可行皱襞中断，与进展期胃癌的 Borrmann Ⅱ 型相似，但淋巴瘤病变可沿淋巴组织扩展而累及十二指肠球部，出现溃疡，或在结节，隆起的基础上发生溃疡或糜烂，而有别于胃癌的病变。

（3）浸润型：又分为表浅浸润型与弥漫浸润型二种。表浅浸润主要表现为受累黏膜出现形态不规则的多发糜烂或浅表溃疡，可覆污秽苔，形似早期胃肠Ⅱ c 型，但后者多为单发溃疡，弥漫浸润则主要是由于病变沿黏膜下广泛浸润生长所致，胃壁广泛受累，增厚，形成皮革样胃，与胃癌 Borrmann Ⅳ 型相似。

（4）巨大皱襞型：黏膜皱襞巨大，不规则，似脑回样外观，与肥厚性胃炎相似，但其组织尚软，充气后胃腔可以扩张，有别于癌性黏膜浸润而形成的粗大、坚硬皱襞。

胃淋巴瘤由于病变部位较深，被黏膜覆盖，常规活检阳性率不高，为 50% ~ 60%，大块、深挖活检可使阳性率提高。

2. 胃平滑肌肉瘤

胃平滑肌肉瘤临床上少见，约占胃恶性肿瘤的 1%，好发年龄在 50 ~ 70 岁。临床上根据其生长方式分为向胃腔内生长的局限型，沿胃壁浸润生长的浸润型和向腔外生长的腔外型。内镜下，局限型主要表现为胃腔内无蒂或亚蒂的肿块，可呈分叶状，直径常在 5 cm 以上，被覆扩张黏膜，中央可有溃疡形成，少数患者可出现有蒂肿块，浸润型则表现为多发结节状隆起，皱襞消失，表面可出现糜烂，溃疡，组织稍硬，胃镜下活检阳性率约为 40%。

3. 胃类癌

少见，约占胃肿瘤的 0.3%，病变多见于胃体、胃底部的黏膜深层或黏膜下层，胃镜下病变表现为单发或多发的广基息肉样隆起，直径多在 1 ~ 2 cm，大者可达数厘米不等、覆盖正常黏膜，表面光滑，或充血发红，有的顶部有凹陷或糜烂，溃疡形成，质地较硬。

4. 胃转移癌

常见的胃转移癌有如下几种：恶性黑色素瘤、绒毛膜细胞瘤、胃多发骨髓瘤、乳腺癌、结肠癌、肺癌、肝癌转移或浸润至胃等。胃镜下主要表现为胃黏膜圆形的结节状隆起，顶部可出现溃疡、胃壁增厚、皱襞粗大、织织脆等，临床上要注意与巨大肥厚皱襞相鉴别。恶性黑色素瘤胃转移灶呈黑色的结节状隆起为其特点。

第三章 普外科休克

第一节 概述

休克（shock）是一种综合病征，患者存在有效循环血量减少和组织灌注不足，并伴随细胞缺氧和功能受损。休克的病因很多，无论哪一种休克，有效循环血量锐减是其共同特点。有效循环血量是指单位时间内通过心血管系统的血量，不包括停滞于毛细血管床以及储存在肝、脾等血窦中的血量。有效循环血量的维持与三个要素有密切关系，即充足的血容量、足够的心排出量和适宜的外周血管张力。每个要素都极为重要，任何一个要素的严重异常，都可能导致有效循环血量减少而发生休克。休克时存在不同程度的组织缺氧，可能是由于血流灌注不足所致，也可能是由于细胞器的直接受损（如脓毒症时），使组织无法摄取和利用氧气。对于前者，提供组织以充分氧供后则能获得显著疗效，但对于后者则必须同时采取措施恢复其细胞器的功能，否则休克不会好转。

休克的分类尚无一致意见。通常是把休克分为低血容量性、感染性、心源性、神经性和过敏性休克五类。创伤和失血引起的休克可划入低血容量性休克。在外科领域，最常见的是低血容量性休克和感染性休克。

一、病理生理

休克共同的病理生理基础是有效循环血量锐减及组织灌注不足。所涉及的内容包括微循环改变、代谢变化和内脏器官继发性损害等病理生理过程。

（一）微循环改变

组织摄氧和排出代谢产物的场所主要是在微循环。在休克发生、发展的过程中，微循环的变化起重要作用。微循环的血量很大，约占总循环血量的20%。休克时，全身的循环状态（包括总循环血量、血管张力和血压等）发生了一系列变化。受其影响，微循环的状态也出现了明显变化，并出现功能障碍。

关于休克时微循环的变化已有了比较明确的认识。在休克早期，由于总循环血量降低和动脉血压的下降，有效循环血量随之显著减少。此时机体通过一系列代偿机制，包括主动脉弓和颈动脉窦压力感受器产生的加压反射，以及交感－肾上腺轴兴奋后释放大量儿茶酚胺、肾素－血管紧张素分泌增加等环节，选择性地收缩外周和内脏的小血管使循环血量重新分布，以达到保证心、脑等重要器官有效灌注的目的。此时，骨骼肌和内脏微循环发生相应变化为：小动、静脉血管平滑肌及毛细血管前括约肌受儿茶酚胺等激素的影响而发生强烈收缩，同时动静脉间的短路开放。这些变化使外周血管阻力升高和回心血量增加。毛细血管前括约肌收缩和后括约肌相对开放的状态虽有助于组织液回吸收，使血容量得到部分补偿，但对于组织而言，这些变化实际上使它已处于低灌注、缺氧的状态。微循环的这种代偿在保证生命器官功能方面发挥了重要作用。由于此时组织缺氧尚不严重，经过积极的治疗常能逆转休克状态。

在休克中期，微循环内动静脉短路和直捷通道进一步开放，组织的灌注更为不足，细胞严重缺氧。在无氧代谢状况下，乳酸等酸性产物蓄积，组胺、缓激肽等释放增加。这些物质使毛细血管前括约肌舒张，但后括约肌则由于敏感性低而仍然处于收缩状态。这样，微循环内则出现广泛血管扩张、血液滞留、毛细血管网内静水压升高、通透性增加等现象。由于血浆外渗、血液浓缩和血液黏稠度增加，进一步使回心血量降低，心排出量减少，以致心、脑器官灌注不足，休克加重。

在休克后期，病情继续发展且呈不可逆性。微循环内瘀滞的黏稠血液在酸性环境中处于高凝状态，红细胞和血小板容易发生聚集并在血管内形成微血栓，甚至引起弥散性血管内凝血（DIC）。由于组织得不到有效的血液灌注，细胞严重缺氧后溶酶体膜发生破裂，溢出多种酸性水解酶，后者则引起细胞自溶并损害周围其他细胞。以致组织及器官乃至多个器官受损，功能衰竭。

（二）代谢变化

休克时的代谢变化非常明显，反映在许多方面：首先是能量代谢异常。由于组织灌注不足和细胞缺氧，体内的无氧糖酵解过程成为获得能量的主要途径。葡萄糖经由无氧糖酵解所能获得的能量很少，1 mol 葡萄糖仅产生 2 mol ATP 和 197 J 的能量。而有氧代谢时能分别获得 38 mol ATP 和 2 870 J 的热量。显而易见，休克时机体的能量呈极度缺乏状态。随着无氧代谢的加重，乳酸盐不断增加，丙酮酸盐下降，乳酸盐 / 丙酮酸盐（L/P）比值升高（>20）。

代谢性酸中毒是休克时代谢变化的另一特点。此时因微循环障碍而不能及时清除酸性代谢产物，肝脏对乳酸的代谢能力也下降，使乳酸盐不断堆积。重度酸中毒（pH<7.2）对机体影响极大，生命器官的功能均受累，可致心率减慢、血管扩张和心排出量降低，呼吸加深、加快，以及意识障碍等。

代谢性酸中毒与能量不足对细胞各种膜的功能有明显影响。除了前面提到的溶酶体膜外，细胞膜、核膜、线粒体膜、内质网膜、高尔基体膜等质膜的稳定，以及跨膜传导与运输、细胞吞饮及吞噬等功能都会受到相当程度的损害。细胞膜受损后除通透性增加外，还出现细胞膜上离子泵的功能障碍，如 Na^+-K^+ 泵和钙泵。表现为细胞内外离子及体液分布异常，如钠、钙离子进入细胞内，而钾离子从细胞内向细胞外逸出，导致血钠降低和血钾升高。细胞外液随钠离子进入细胞内，引起细胞外液减少和细胞肿胀、死亡。大量钙离子进入细胞之后除了激活溶酶体之外，还使线粒体内钙离子升高，损害线粒体功能。溶酶体膜破裂后，释放很多毒性因子，如水解酶可引起细胞自溶和组织损伤，血栓素、白三烯等可引起血管收缩，还有心肌抑制因子（MDF）、缓激肽等也对组织产生伤害。线粒体的破裂还使依赖二磷酸腺苷（ADP）的细胞呼吸受抑制，三磷酸腺苷（ATP）生成减少也对细胞代谢及其功能有严重影响。

（三）内脏器官的继发性损害

1. 肺

休克时，在低灌注和缺氧状态下，肺毛细血管的内皮细胞和肺泡上皮细胞均受到损害。毛细血管内皮细胞受损后，血管壁通透性增加，导致肺间质水肿。肺泡上皮细胞受损后，肺泡表面活性物质生成减少，肺泡表面张力升高，可继发肺泡萎陷，出现局限性肺不张。正常肺功能需要有充足的血液灌注和良好的肺泡通气的保证，即通气 / 灌流比值保持正常（正常值为 0.8）。休克时，该比值发生异常（升高或降低）。在灌流不足的情况下，通气尚好的肺泡难以获得良好的气体交换，出现"死腔通气"现象。肺泡萎陷又使肺毛细血管内的血液得不到更新，产生"肺内分流"现象。无论哪一种变化，都会使患者的肺动脉血得不到充分的气体交换，加重缺氧状态。临床上则表现为进行性呼吸困难，即急性呼吸窘迫综合征（ARDS），常发生于休克期内或稳定后 48～72 h 内。一旦发生 ARDS，后果极为严重，死亡率很高。

2. 肾

休克时由于肾血管收缩、血流量减少，使肾小球滤过率锐减，尿量减少。生理情况下，85% 血流是供应肾皮质的肾单位。休克时肾内血流重新分布，近髓循环的短路大量开放，使血流主要转向髓质。以致滤过尿量减少，肾皮质肾小管发生缺血坏死，引起急性肾衰竭。临床表现为少尿（每日尿量 <400 mL）或无尿（每日尿量 <100 mL）。

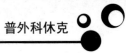

3. 心

除心源性休克之外，其他类型的休克在早期一般无心功能异常。因冠状动脉的平滑肌以 β−受体占优势，所以在有大量儿茶酚胺分泌的情况下，冠状动脉并没有明显收缩，心脏的血供尚能基本保证。但在休克加重之后，心率过快可使舒张期缩短，舒张期压力也常有下降。由于冠脉灌流量的 80% 发生于舒张期，上述变化则直接导致冠状动脉血流量明显减少。由此引起的缺氧和酸中毒可导致心肌损害。当心肌微循环内血栓形成时，还可引起心肌局灶性坏死。此外，心肌含有黄嘌呤氧化酶系统，易遭受缺血−再灌注损伤。

4. 脑

儿茶酚胺的增加对脑血管作用甚小，故对脑血流的影响不大。但当休克进展并使动脉血压进行性下降之后，最终也会使脑灌注压和血流量下降，导致脑缺氧。缺氧和酸中毒会引起血管通透性增加，可继发脑水肿，并出现颅内压增高的表现。

5. 胃肠道

休克时胃肠道的变化对病情的发展有重要影响。当有效循环血量不足和血压降低时，胃肠等内脏和皮肤、骨骼肌等外周的血管首先收缩，以保证心、脑等重要生命器官的灌注。此时腹腔动脉阻力较休克前明显增高，比全身外周血管阻力的增高更为显著。这种代偿机制如果没能及时解除，胃肠道可因严重缺血和缺氧而有黏膜细胞受损的严重后果，使黏膜糜烂、出血，肠屏障功能严重受损。正常的肠道屏障功能遭到破坏之后，肠道内的细菌或其毒素可发生易位。另外，受损细胞可释放具有细胞毒性的蛋白酶以及多种细胞因子，促使休克恶化。这是使休克继续发展，并发生多器官功能不全综合征的重要因素。

6. 肝

在缺血、缺氧和血流瘀滞的情况下，肝细胞受损明显。肝血窦和中央静脉内可有微血栓形成，致肝小叶中心坏死。肝脏的解毒和代谢能力均下降，可发生内毒素血症。各种代谢紊乱和酸中毒经常发生。

二、临床表现

按照休克的病程演变，其临床表现可分为两个阶段，即休克代偿期和休克抑制期，或称休克早期及休克期。

（一）休克代偿期

在此阶段内，有效循环血量减少促使机体启动代偿机制。中枢神经系统兴奋性提高，交感−肾上腺轴兴奋。表现为精神紧张、兴奋或烦躁不安。周围血管收缩使皮肤苍白、四肢厥冷。有心率加速、呼吸变快和尿量减少等。血压正常或稍高，但因小动脉收缩使舒张压升高，脉压变小。此时若能及时做出诊断并予以积极治疗，休克常能被较快纠正，病情转危为安。否则病情继续发展，则进入休克抑制期。

（二）休克抑制期

患者的意识改变十分明显，有神情淡漠、反应迟钝，甚至出现意识模糊或昏迷。可有出冷汗、口唇肢端发绀、脉搏细速及血压进行性下降。严重时全身皮肤、黏膜明显发绀，四肢厥冷，脉搏摸不清，血压测不出，尿少甚至无尿。若皮肤、黏膜出现瘀斑或消化道出血，提示病情已发展至 DIC 阶段。若出现进行性呼吸困难、烦躁、发绀，给予吸氧治疗不能改善呼吸状态，应考虑已发生呼吸窘迫综合征。各期休克的临床表现要点见表 3−1。

三、诊断

有典型临床表现时，休克的诊断并不难，关键在于能否早期发现并及时处理。首先应重视病史，凡遇到严重损伤、大量出血、重度感染、过敏患者和有心功能不全病史者，应警惕并发休克的可能。若发现患者有出汗、兴奋、心率加快、脉压变小或尿少等症状，应认为休克已经存在，必须作积极的处理。若患者出现神志淡漠、反应迟钝、皮肤苍白、呼吸浅快、收缩压降至 90 mmHg 以下及尿少者，则提示患者已进入休克抑制期。

表 3-1　休克各期的临床表现要点

分期	程度	临床表现								估计失血量占全身血容量的 %(成人)
		神志	口渴	皮肤黏膜		脉搏	血压	周围循环	尿量	
				色泽	温度					
休克代偿期	轻度	神志清楚，伴有痛苦表情，精神紧张	口渴	开始苍白	正常，发凉	100 次以下，尚有力	收缩压正常或稍升高，舒张压增高，脉压缩小	正常	正常	20% 以下 (800 mL，以下）
休克抑制期	中度	神志尚清楚，表情淡漠	很口渴	苍白	发冷	100~120 次	收缩压为 12~9.33 kPa 以下 (90~70 mmHg) 脉压小	表浅静脉塌陷，毛细血管充盈遇缓	尿少	20%~40% (800~1 600 mL)
	重度	意识模糊，甚至昏迷	非常口渴，可能无主诉	显著苍白，肢端青紫	厥冷（肢端更明显）	速而细弱，或摸不清	收缩压在 9.33 kPa 以下或测不到	毛细血管充盈非常迟缓，表浅静脉塌陷	尿少或无尿	40% 以上 (1 600 mL，以上）

四、休克的监测

对休克的监测极为重要，既有助于了解病情程度，利于确立治疗方案，同时也能反映治疗的效果。

（一）一般监测

1. 精神状态

患者的意识情况是反映休克的一项敏感指标。一旦脑组织血流灌流不足，就会出现意识改变。此时可能心率、血压等都还正常。在治疗中，若患者神志清楚，对外界的刺激能正常反应，则提示患者循环血量已基本足够。相反，若患者表情淡漠、不安、谵妄或嗜睡、昏迷，则提示脑组织血循环不足，存在不同程度休克。

2. 皮肤温度、色泽

皮肤温度、色泽是体表血管灌流情况的标志。如患者的四肢温暖，皮肤干燥，轻压指甲或口唇时，局部暂时缺血呈苍白，松压后色泽迅速转为正常，表明末梢循环已恢复、休克好转；反之则说明休克情况仍存在。脓毒性休克者，有时会表现为四肢温暖，即所谓"暖休克"，对此要有足够的认识，不要因此而疏漏诊断。

3. 脉率

脉率增快多出现在血压下降之前，是休克的早期诊断指标。休克患者治疗后，尽管血压仍然偏低，但若脉率已下降至接近正常且肢体温暖者，常表示休克已趋向好转。常用脉率 / 收缩压（mmHg）计算休克指数，帮助判定休克的有无及轻重程度。指数为 0.5 多表示无休克；1.0 ~ 1.5 提示有休克；>2.0 为严重休克。但也要注意到心率变化的个体差异，有时心率变化与病情并不并行。例如创伤性休克者可表现为心动过缓，而出血量不大的创伤患者却有心动过速等。

4. 血压

血压是机体维持稳定循环状态的三要素之一，与其他两个要素（心排出量和外周阻力）相比，血压值的获得要容易得多。因此血压是休克治疗中最常用的监测指标。但是，休克时血压的变化并不十分敏感，这是由于机体的代偿机制在起作用。例如心排出量已有明显下降时，血压的下降却可能滞后发生；当心排出量尚未完全恢复时，血压可已趋向正常。因此，在判断病情时，还应兼顾其他的参数进行综合分析。动

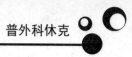

态地观察血压的变化，显然比单个测定值更有临床意义。通常认为，收缩压 <90 mmHg、脉压 <20 mmHg 是休克存在的表现，血压回升、脉压增大则是休克好转的征象。

5. 尿量

尿量是反映肾脏血流灌注情况的很有价值的指标。尿量同样也能反映其他生命器官的血流灌注情况。少尿通常是早期休克或休克复苏不全的表现。对休克者，应留置导尿管并连续监测其每小时尿量。尿量 <25 mL/h 且比重增加者表明仍然存在肾血管收缩和血容量不足。血压正常但尿量仍少且比重偏低者，提示有急性肾衰竭可能。若尿量稳定维持在 30 mL/h 以上，则提示休克已被纠正。

（二）特殊监测

1. 中心静脉压

中心静脉压（CVP）代表右心房或胸段腔静脉内的压力变化，在反映全身血容量心功能状态方面早于动脉压。CVP 的正常值为 0.49 ~ 0.98 kPa（5 ~ 10 cmH$_2$O）。CVP<0.49 kPa（5 cmH$_2$O）表示血容量不足；>1.47 kPa（15 cmH$_2$O）提示心功能不全、静脉血管床过度收缩或肺循环阻力增高；若 CVP 超过 1.96 kPa（20 cmH$_2$O），则表示存在充血性心力衰竭。临床上强调对 CVP 进行连续测定，动态观察其变化趋势，较单次测定的价值大。另外，无心脏器质性病史者的 CVP 宜控制在偏高水平（约 12 ~ 15 cmH$_2$O），将有利于提高心排出量。

2. 肺毛细血管楔压

经上臂静脉将 Swan-Ganz 飘浮导管置入至肺动脉及其分支，可分别测得肺动脉压（PAP）和肺毛细血管楔压（PCWP）。与 CVP 相比，PCWP 所反映的左心房压更为确切。PAP 的正常值为 1.3 ~ 2.9 kPa（10 ~ 22 mmHg），PCWP 的正常值为 0.8 ~ 2 kPa（6 ~ 15 mmHg）。若 PCWP 低于正常值，则提示有血容量不足（较 CVP 敏感）。PCWP 增高常见于肺循环阻力增高时，例如肺水肿。从临床角度，若发现有 PCWP 增高，即使此时 CVP 值尚属正常，也应限制输液量，以免发生肺水肿。另外，通过 Swan-Ganz 导管还可获得混合静脉血标本进行血气分析，不仅可了解肺内动静脉分流和通气/灌流比值的变化情况，而且混合静脉血氧分压（PvO$_2$）是重症患者重要的预后指标，PvO$_2$ 值明显降低，提示严重缺氧，预后极差。为便于连续监测，可采用带有血氧光度计的肺动脉导管，测得的混合静脉血氧饱和度（SvO$_2$）与 PvO$_2$ 具有相同意义。SvO$_2$ 降低反映氧供不足，影响因素有心排出量、血红蛋白浓度和动脉血氧分压等。若 SvO$_2$ 值低于 75%，提示有严重缺氧，预后不良。虽然 PCWP 的临床价值很大，但由于肺动脉导管技术属有创性，且有发生严重并发症的可能（发生率约 3% ~ 5%），故仍应严格掌握适应证。

3. 心排出量和心脏指数

心排出量（CO）是每搏排出量与心率的乘积，用 Swan-Ganz 导管由热稀释法测出，成人 CO 正常值为 4 ~ 6 L/min。单位体表面积的心排出量称"心脏指数（CI）"，正常值为 2.5 ~ 3.5 L/（min·m^2）。

根据上述的 CO 值，可按下列公式计算出总外周血管阻力（SVR）：

$$SVR = \frac{平均动脉压 - 中心静脉压 \times 80}{心排出量}$$

正常值为 100 ~ 130 kPa·s/L

休克时，CO 值均有不同程度降低，但有些感染性休克者 CO 值却可能正常或增加。SvO$_2$ 值降低则反映氧供应不足，可因心排出量降低、血红蛋白浓度或动脉氧饱和度降低所致。

4. 氧输送及氧消耗

最近，关于休克时氧输送（DO$_2$）和氧消耗（VO$_2$）的变化及其相互关系很受重视。DO$_2$ 是指单位时间内机体组织所能获得的氧量，VO$_2$ 是指单位时间内组织所消耗的氧量。DO$_2$ 和 VO$_2$ 可通过公式计算而得：

DO$_2$=1.34×SaO$_2$（动脉血氧饱和度）×Hb（血红蛋白）×CO×10

VO$_2$ = [CaO$_2$（动脉血氧含量）- CVO$_2$（静脉血氧含量）]×CO×10

CaO$_2$=1.34×SaO$_2$×Hb

CVO$_2$=1.34×SvO$_2$（混合静脉血氧饱和度）×Hb

正常值：DO$_2$=400 ~ 600 mL/（min·m^2）

VO_2=150 ～ 200 mL/（min·m²）氧输送和氧消耗在休克监测中的意义在于：当 VO_2 随 DO_2 而相应提高时，提示此时的 DO_2 还不能满足机体代谢需要，应该继续努力提高 DO_2，直至 VO_2 不再随 DO_2 升高而增加为止。只要达到这种状态，即使此时 CO 值仍低于正常值，也表明 DO_2 已满足机体代谢需要。

5. 动脉血气分析

动脉血气分析是休克时不可缺少的监测项目。动脉血氧分压（PaO_2）正常值为 10.7 ～ 13 kPa（80 ～ 100 mmHg），反映血液携氧状态。在急性呼吸窘迫综合征时，PaO_2 降至 60 mmHg 以下，而且靠鼻导管吸氧不能得到改善。二氧化碳分压（$PaCO_2$）正常值为 4.8 ～ 5.8 kPa（36 ～ 44 mmHg），是通气和换气功能的指标，可作为呼吸性酸中毒或碱中毒的诊断依据。过度通气可使 $PaCO_2$ 降低，也可能是代谢性酸中毒代偿的结果。碱剩余（BE）正常值为 −3 ～ +3，可反映代谢性酸中毒或碱中毒。BE 值过低和过高，则提示存在代谢性酸中毒和碱中毒。血酸碱度（pH）则是反映总体的酸碱平衡状态，正常值为 7.35 ～ 7.45。在酸中毒或碱中毒的早期，通过代偿机制，pH 可在正常范围之内。

6. 动脉血乳酸盐测定

无氧代谢是休克患者的特点。无氧代谢必然导致高乳酸血症的发生，监测其变化有助于估计休克程度及复苏趋势。正常值为 1 ～ 1.5 mmol/L，危重患者可达到 2 mmol/L。乳酸盐值越高，预后越差。若血乳酸值超过 8 mmol/L，几乎无生存可能。

7. 弥散性血管内凝血的检测

对疑有弥散性血管内凝血（DIC）的患者，应测定血小板的数量和质量、凝血因子的消耗程度及反映纤溶活性的多项指标，包括：①血小板计数低于 $80×10^9$/L；②凝血酶原时间比对照组延长 3 s 以上；③血浆纤维蛋白原低于 1.5 g/L 或呈进行性降低；④ 3P（血浆鱼精蛋白副凝）试验阳性；⑤血涂片中破碎红细胞超过 2%。在上述五项检查中若有三项以上出现异常，临床上又有休克及微血管栓塞症状和出血倾向时，便可诊断 DIC。

8. 胃肠黏膜内 pH 监测

休克时的缺血和缺氧可很早在胃肠道黏膜的酸碱度变化上反映出来。测量胃肠黏膜内 pH（intramucosal pH，pHi）能反映组织局部的灌注和氧供情况，休克时 pH i 值有不同程度降低。pHi 也有判断预后的作用，有研究报道称 pHi<7.32 者预后不良。由于该方法需特殊检测设备，测定过程还有些影响因素，因此目前在临床上应用尚少。

五、治疗

虽然引起休克的原因不同，但其病理生理改变及其临床表现基本相同，因此对各类休克的治疗也有共同的原则。

（一）一般紧急治疗

包括对创伤的制动、控制活动性大出血、保证呼吸道通畅等。采取头和躯干抬高 20° ～ 30° 并下肢抬高 15° ～ 20° 的体位，以增加回心血量。及早建立静脉通路，并用药（见后）维持或提高血压。早期予以鼻管或面罩吸氧。注意保温。酌情给予镇痛剂。

（二）补充血容量

为纠正休克，积极补充血容量是扭转组织低灌注和缺氧的关键。特别是低血容量性休克，快速补充血容量可起到立竿见影的效果。可在连续监测动脉血压、尿量和 CVP 的基础上，结合患者皮肤温度、末梢循环、脉率及毛细血管充盈时间等情况，判断所需补充的液体量。一般而言，休克程度越重，需补充的血容量也就越多。由于不仅要补充所丢失的血容量，还要充填扩大的毛细血管床。因此实际需要量比估计量要大得多（可能高达体重的 10%）。补充血容量所选用的液体应是晶、胶体并重。通常可先采用晶体液（平衡盐溶液）。因晶体液维持扩容作用的时间很短（仅 1 h 左右），可加用血浆代用品（羟乙基淀粉）。更新换代的血浆代用品的安全性已大为提高，最大用量可超过 2 000 mL/d，高分子量（分子量为 10 ～ 20 万）的产品可维持扩容效果达 6 h 以上，是紧急补充血容量的最佳选择。当血细胞比容低于 30% 时，应给予浓缩红细胞。大量出血时可快速输注全血。人体清蛋白可用于纠正

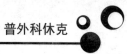

低清蛋白血症。高渗盐溶液（3%～7.5%）也可用于休克复苏治疗，利用其高渗作用将组织间隙和肿胀细胞内的水分吸收进入血管内，从而起到扩容的效果。较多的钠摄入还有助于增加碱储备和纠正酸中毒。

（三）积极处理原发病

积极处理原发病与改善有效循环血量具有同等的重要性。外科疾病引起的休克，大多存在需手术处理的原发病灶，例如内脏大出血、存在坏死肠袢、有消化道穿孔或腹内脓肿等。治疗原则应该是：在尽快恢复有效循环血量后，及时对原发病灶手术处理，显然是纠正休克的关键措施。

（四）纠正酸碱平衡失调

患者在休克状态下，由于组织灌注不足和细胞缺氧而存在不同程度的代谢性酸中毒。这种酸性环境对心肌、血管平滑肌和肾功能都有抑制作用，应予以纠正。但并不主张对休克患者盲目地输注碱性药物，因按照血红蛋白氧离曲线的规律，碱中毒环境不利于氧从血红蛋白释出，会使组织缺氧加重。另外，不很严重的酸性环境对氧从血红蛋白解离是有利的，并不需要去积极纠正。而且，机体在获得充足血容量和微循环得到改善之后，轻度酸中毒常可缓解，而不需再用碱性药物。对于重度休克经扩容治疗后仍有严重的代谢性酸中毒，则需使用碱性药物，常用药物是 5% 碳酸氢钠。用药后 30～60 min 应复查动脉血血气，了解治疗效果，并据此决定随后的治疗措施。

（五）血管活性药物的应用

血管活性药物可分为血管收缩剂和血管扩张剂两大类。休克患者应该选用哪一类药物，经历了相当长的认识过程。早先，治疗休克时普遍使用血管收缩剂，由于血管强烈收缩后使组织更加缺血、缺氧，以致休克加重而疗效甚差。近几十年来，更多地主张在积极补充血容量的同时选用一些扩张血管的药物，使原来微小动脉处于收缩状态的区域重新得到血流灌注，使组织缺氧得以缓解，从而提高疗效。这种观点已经是目前的普遍共识。但最近的研究又重新评价了血管收缩剂在休克治疗中的作用，认识到恰当地提高血管张力对维持足够的血压仍具有重要意义。认为当扩容并应用扩血管药物仍无效时，加用适当剂量的血管收缩剂，可望得到较好的抗休克效果。

用于抗休克的血管活性药物种类繁多，常用的有下列几种。

（1）多巴胺：是最常用的血管收缩剂。多巴胺具有多种作用，包括兴奋 α、β - 受体和兴奋多巴胺受体的作用。其药理作用与剂量有关，小剂量 $[<10\mu g/(min \cdot kg)]$ 时，主要是 β_1 和多巴胺受体作用，可增强心肌收缩力和增加心排出量，并扩张肾和胃肠道等内脏器官血管；大剂量 $[>15\mu g/(min \cdot kg)]$ 时则为 α 受体作用，使血管收缩，外周阻力增加。抗休克时主要取其强心和扩张内脏血管的作用，故宜采取小剂量。

（2）多巴酚丁胺：多巴酚丁胺对心肌的正性肌力作用较多巴胺强，能增加心排出量，降低肺毛细血管楔压，改善心泵功能。小剂量有轻度缩血管作用。常用量为 2.5～10$\mu g/(kg \cdot min)$。

（3）去甲肾上腺素：去甲肾上腺素是主要兴奋 α - 受体、轻度兴奋 β - 受体的血管收缩剂，能兴奋心肌、收缩血管、升高血压及增加冠状动脉血流量，作用时间短。由于其很强的 α - 受体兴奋作用和非常短暂的作用时间，因此是最常用的血管收缩剂之一。常用量为 0.5$\mu g/(kg \cdot min)$。

（4）垂体后叶素（加压素）：其收缩血管作用早已明确，只是在最近几年才被用于脓毒性休克的治疗。少数研究发现脓毒性休克患者血中的加压素（vasopressin）水平异常降低，外源性加压素的补充能调整其血中水平，这是使用此药的理论依据。通常，当应用多巴胺及去甲肾上腺素无效时，可考虑加用小剂量的垂体后叶素（0.04 U/mim），以达到提高血压的效果。

用于休克治疗的血管活性药物还很多，包括血管收缩剂如间羟胺（阿拉明）、去氧肾上腺素（新福林）；血管扩张剂素如异丙肾上腺素、酚妥拉明、酚苄明、硝普钠；抗胆碱能药物如阿托品、山莨菪碱和东莨菪碱等。这些药物均有其各自的药理作用，可根据病情及临床医师的实践经验而酌情选用。

最主要的强心药是强心苷，如毛花苷 C，有增强心肌收缩力、减慢心率的作用。当扩容治疗已相当充分、但动脉压仍低，而且中心静脉压显示已超过 15 cmH$_2$O 时，提示同时存在心功能不全。可经静脉注射西地兰，首次剂量为 0.4 mg 缓慢静脉注射，有效时可再给维持量，使达到快速洋地黄化（0.8 mg/d）。此外，

上述兴奋 α 和 β 肾上腺素能受体的药物（如多巴胺和多巴酚丁胺等）也兼有强心功能。

血管活性药物的应用应该是在扩容治疗的基础之上，不宜单独使用。只有当血容量得到了充分的补充之时，血管活性药物才能发挥其作用。扩容尚未完成的患者，使用血管活性药要谨慎，以小剂量、短时间为宜。

有时，血管收缩剂和血管扩张剂可联合应用，目的是把强心与改善微循环放在同一重要地位，以望提高重要脏器的灌注水平。例如：去甲肾上腺素 $0.1 \sim 0.5 \mu g/(kg \cdot min)$ 和多巴胺 $5 \sim 10 \mu g/(kg \cdot min)$ 联合静脉滴注。联合用药可望增加心脏指数约 30%，减少外周阻力约 45%。从而使平均动脉压提高到 70 mmHg 以上，尿量维持在 40 mL/h 以上。此法的实施有一定难度，处理不当会出现血压忽高忽低，病情反而不稳定。因此常需在有经验的医师的指导下进行。

（六）弥散性血管内凝血的治疗

弥散性血管内凝血（DIC）是休克终末期的表现。一旦发生，可用肝素抗凝治疗，一般剂量为 1.0 mg/kg，6 h 一次，成人首次可用 10 000 U（1 mg 已相当于 125 U 左右）。有时还可使用抗纤溶药，如氨甲苯酸、氨基己酸以及抗血小板粘附和聚集的药物，如阿司匹林、双嘧达莫和低分子右旋糖酐等。

（七）皮质类固醇

皮质类固醇用于休克的作用主要有：①阻断 α－受体兴奋作用，使血管扩张，降低外周血管阻力，改善微循环；②保护细胞内溶酶体，防止溶酶体破裂；③增强心肌收缩力，增加心排出量；④增进线粒体功能和防止白细胞凝集；⑤促进糖异生，使乳酸转化为葡萄糖，减轻酸中毒。一般主张应用大剂量，如地塞米松 1 ~ 3 mg/kg，静脉滴注。通常情况下，为了防止多用皮质类固醇后可能产生的不良反应，一般只用 1 ~ 2 次。但最近研究认为，对于重症休克者，也可持续应用 2 ~ 3 d 甚至更长时间，将有利于抢救工作。

（八）其他药物

其他类药物包括：①钙通道阻滞剂如维拉帕米、硝苯地平和地尔硫草等，具有防止钙离子内流、保护细胞结构与功能的作用；②吗啡类拮抗剂纳络酮，可改善组织血液灌流和防止细胞功能失常；③氧自由基清除剂，如超氧化物歧化酶（SOD），能减轻缺血再灌注损伤中氧自由基对组织的破坏作用；④调节体内前列腺素（PGS），如前列环素（PGI_2）以改善微循环；⑤三磷酸腺苷－氯化镁（$ATP-MgCl_2$）具有增加细胞内能量、恢复细胞膜钠－钾泵的作用，可防治细胞肿胀和恢复细胞的功能。

第二节　失血性休克

失血性休克（hemorrhagic shock）在外科休克中很常见。多见于大血管破裂、腹部损伤引起的肝、脾破裂，胃、十二指肠出血、门静脉高压症所致的食管、胃底曲张静脉破裂出血等。通常在迅速失血超过全身总血量的 15% ~ 20% 时，即出现休克。主要表现为 CVP 降低、回心血量减少和 CO 下降所造成的低血压。在神经－内分泌机制作用下可引起外周血管收缩、血管阻力增加和心率加快。最终因微循环障碍而造成各组织器官功能不全和衰竭。及时补充血容量、治疗其病因并制止其继续失血是治疗失血性休克的关键。

补充血容量和积极制止出血是治疗的关键。两者不能偏废，否则病情将无法控制。

一、补充血容量

失血性休克者所丢失的血量并非都是可见血，可根据血压和脉率的变化来估计失血量（表3-1）。虽然失血性休克时，丧失的主要是血液，但补充血容量时，并不需要全部补充血液。关键是应抓紧时机及时增加静脉回流量。临床处理时，可先经静脉快速（30 ~ 45 min 内）滴注等渗盐水或平衡盐溶液 1 000 ~ 2 000 mL。若患者血压可恢复正常并维持，表明失血量较小且已不再继续出血。此时如果患者的血细胞比容超过 25%，表明能够满足患者的生理需要（携氧能力），可不必输血。如上述治疗仍不能维持循环容量、血压仍很低时，表明其失血量很大，或有继续失血。则应输入血浆代用品（羟

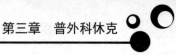

乙基淀粉）500 ~ 1 000 mL 以快速补充循环血量。若急性出血量 > 总血容量的 15%（约 750 mL），Hb<70 g/L，则应同时输注适量血制品，包括全血或浓缩红细胞等，以保证携氧功能，防止组织缺氧。失血性休克时补给适量等渗盐水或平衡盐溶液具有重要意义，可补充因钠和水进入细胞内所引起的功能性细胞外液减少，降低血细胞比容和纤维蛋白原浓度，降低毛细血管内血液黏度和改善微循环的灌流。临床上，可根据动脉血压和中心静脉压两个参数作综合分析，判断其异常现象的原因，并做出相应的处理（表 3-2）。

表 3-2　中心静脉压与补液的关系

中心静脉压	血压	原因	处理原则
低	低	血容量严重不足	充分补液
低	正常	血容量不足	适当补液
高	低	心功能不全或血容量相对过多	给强心药物，纠正酸中毒，舒张血管
高	正常	容量血管过度收缩	舒张血管
正常	低	心功能不全或血容量不足	补液试验

* 补液试验：取等渗盐水 250 mL，于 5 ~ 10 min 内经静脉注入。如血压升高而中心静脉压不变，提示血容量不足；如血压不变而中心静脉压升高 0.29 ~ 0.49 kPa（3 ~ 5 cmH$_2$O），则提示心功能不全

二、止血

对失血性休克者作积极的止血处理显然极为重要。否则，尽管补充了晶、胶体液，仍难以保持循环的稳定，休克不可能被纠正。能见效的临时止血措施有重要的临床意义。例如用指压法控制体表动脉大出血、用三腔双气囊管压迫控制门脉高压食管静脉曲张破裂大出血等，可为进行彻底的手术治疗赢得宝贵的时间。对于多数内脏出血（例如肝、脾破裂出血），手术才是根本性的处理。休克状态下进行手术固然有其危险性，但如果犹豫不决则可能因此而丧失手术时机。对于急性活动性出血病例，应在积极补充血容量的同时作好手术准备，及早施行手术止血。即使血压还不稳定，仍有手术指征。

第三节　创伤性休克

创伤性休克（traumatic shock）见于严重的外伤，如复杂性骨折、挤压伤或大手术等。虽然创伤性休克与失血性休克同属低血容量性休克，但病理生理过程有其特殊性。此时可有血液或血浆的丧失，损伤处又有炎性肿胀和体液渗出，这些体液不再参与循环。另外，受损组织产生的组胺、蛋白酶等血管活性物质可引起微血管扩张和通透性增高，又使有效循环血量进一步降低。损伤还可刺激神经系统，引起疼痛和神经 - 内分泌系统反应，影响心血管功能。有的创伤本身可使内环境紊乱，如胸部伤可直接影响心肺功能，截瘫可使回心血量暂时减少，颅脑伤可使血压下降等。

创伤性休克的治疗原则与失血性休克基本相同，但也有些特殊性。

一、补充血容量

判断创伤性休克者的低血容量程度有的一定难度，除可见的外出血之外，创伤区域的组织内出血、水肿和渗出等都是导致血容量降低的原因。因此，对实际失液量的估计往往不足。为此，应强调对补充血容量后的结果进行认真的监测和分析，然后修正治疗方案，以免因补液不足而使休克不能及时被纠正。至于补充血容量的具体方法和成分，与失血性休克基本相同，可参见本章第二节。

二、纠正酸碱失调

创伤后早期因患者疼痛所致的过度换气以及神经 - 内分泌反应所致的留钠排钾，常会发生碱中毒。但在后期，由于组织缺氧和继发感染，产生大量酸性代谢产物，代谢性酸中毒转而替代了早期的碱中毒。由此可见，创伤患者早期应用碱性药物的做法是不恰当的，因为当时实际上很可能并不存在酸中毒。有

一个原则必须强调：应用碱性药物都必须具有动脉血气分析的依据。

三、手术治疗

对危及生命的创伤，如开放性或张力性气胸、连枷胸等，应作紧急处理。创伤的其他手术治疗一般都是在休克被纠正之后进行。

第四章　腹部创伤

第一节　概述

腹部创伤是创伤中的常见问题，占全身各部位创伤的 4% ~ 8%。有生命威胁的腹部创伤需早期发现，尽快处理。如果没有组织积极的创伤救治，20% ~ 35% 送到医院活着的患者会不必要地死亡。腹部创伤的复杂性是众所周知的。首先造成腹部创伤的原因是多种多样的，锐器伤、钝性伤和枪伤、爆炸伤等不同原因造成的腹部创伤各有特点。其次，腹部创伤常是多发伤、复合伤的一部分，创伤本身的复杂性，不仅给处理腹部创伤带来许多困难，而且常常掩盖腹部创伤的症状和体征，使腹部创伤在诊断处理上延误。再次，在结构上，腹腔内脏种类多，有实质脏器，也有空腔脏器，有消化系统、泌尿系统，还有血液循环系统。在外伤中，单一脏器损伤、多处内脏损伤在诊断和处理上都是非常复杂的问题。

一、腹部创伤的原因和分类

（一）按照造成腹部创伤的原因分类

1. 穿透性腹部创伤

穿透性腹部创伤常为刀刺伤，各种锐器伤及枪弹伤引起。

2. 闭合性腹部创伤

闭合性腹部创伤常为坠落、碰撞、冲击、挤压、拳打脚踢等钝性暴力引起。

（二）按照内脏损伤的性质分类

1. 空腔脏器损伤

空腔脏器损伤包括胃、十二指肠、小肠、大肠、肝外胆管、胆囊和膀胱损伤。外伤后漏出的消化液（含胃液、胰液，胆汁及肠液）和尿液对腹膜产生了强烈的化学刺激，引起化学性腹膜炎。而后细菌繁殖，发生危及生命的细菌性腹膜炎。在临床上表现为空腔脏器穿孔和腹膜炎的症状及体征。

2. 实质脏器损伤

实质脏器损伤包括肝、脾、肾和胰腺等损伤。外伤后表现为以腹腔内出血、低血容量休克为主。

3. 腹腔内大血管损伤

腹腔大血管主要有腹腔动脉及其分支、下腔静脉及其主要分支和门静脉系统等。由于这些血管口径大，循环量大，损伤后出血严重，不及时处理死亡率极高。

二、危险因素及急诊室评估

（一）危险因素——判断患者有腹部创伤的指征

（1）不能解释的血流动力学不稳。

（2）不能解释的低血容量性休克。

（3）合并严重的胸外伤。

（4）骨盆骨折。

（5）意识障碍。

（6）血尿。

（7）客观体征，如压痛等。

（8）主要的损伤机制。

（二）急诊室评估

1. 目的

（1）腹部是否受到损伤？

（2）是否需要外科手术治疗？

2. 评估

（1）循环稳定且没有腹部疼痛者可观察。

（2）创伤过程很重要，可由患者、家属、警察或现场急救者提供。

（3）对于穿透性腹部创伤患者，相关病史包括：时间、武器、伤口数目、弹道伤的方向（入口、出口等）、数目，如果可能还应包括腹痛的部位、程度、是否放射至肩部。

（4）不用麻醉剂是不可取的，正确的静脉内使用阿片制剂，可减轻患者的疼痛，以便获取准确病史和临床资料，不会引起抑制呼吸和大脑功能或降低血压。

三、诊断程序

穿透性腹部创伤诊断一般不困难，但对于闭合性腹部创伤，即使是经验丰富的创伤专家，通过体检做出腹腔内损伤的准确率也只有65%。有很多因素导致体检困难，如其他损伤部位的疼痛（尤其是腹部上、下部都有损伤时）、饮酒、用药、头部受损所致意识不清。应借助一些辅助检查，对患者进行一些更客观的评估。

（一）X线检查

（1）脊柱侧位片、前后位胸片和骨盆片。

（2）直立位胸片比直立位腹部平片更易发现膈下游离气体。

（3）可获得子弹路径信息及是否存在其他碎片。

（二）造影检查

1. 尿路造影

怀疑尿路损伤，不需紧急尿路造影，应行耻骨上膀胱切开术。

2. 膀胱造影

可诊断膀胱破裂，基本检查包括排尿前后的正位，侧位和斜位片。

3. 静脉注射泌尿系造影

可观察肾功能和解剖部位。

4. 胃肠道造影

对孤立性单个内脏损伤或腹膜后损伤有用。

（三）诊断性腹腔穿刺冲洗术（DPL）

1. 优点

（1）操作方便，并发症少，价格便宜。

（2）对腹腔内出血有高度敏感性和特异性（>90%）。

2. 缺点

（1）介入性操作。

（2）不能确定何种脏器损伤。

（3）遗漏腹膜后损伤。

（4）骨盆骨折可能导致 DPL 假阳性。

（5）敏感性太高，会减少非手术治疗患者数。

（四）CT 检查

1. 优点

（1）可观察何种器官受损，判断损伤严重程度。

（2）腹膜内及腹膜后脏器均可用 CT 观察，可估计腹腔内出血量。

（3）系列扫描可跟踪判断损伤的转归或进展。

2. 缺点

（1）患者情况必须稳定，价格昂贵。

（2）漏检胰腺早期损伤。

（3）对膈、系膜和空腔脏器损伤的诊断正确率不高。

3. 评估

CT 查检仍是怀疑腹腔内脏器损伤、病情稳定患者的一种客观评估方法。

（五）B 超检查

1. 优点

（1）非介入性、快速、相对便宜。

（2）腹部闭合性损伤致腹腔内游离液体敏感性为 81% ~ 99%。

2. 缺点

（1）对无腹腔积液的损伤敏感性差。

（2）对实质脏器检查帮助少。

（3）操作者经验因素影响大。

（4）对穿透性腹部损伤的检查仍有争议。

3. 评估

（1）外科医生可以学会快速、准确地操作和解释超声检查。

（2）超声检查已取代 DPL 来评估闭合性损伤后病情不稳定的患者。

（六）诊断性腹腔镜检

1. 优点

（1）只能用于病情相对稳定的患者。

（2）检查膈肌区域损伤优于其他检查，包括膈肌和脾脏。

2. 缺点

（1）价格昂贵，需要麻醉，充气时有产生张力性气胸或气栓的潜在危险。

（2）检查肠损伤有局限性，不能检查腹膜后器官。

3. 评估能确定临床上未料到的膈肌损伤和被其他检查"漏诊"的损伤。

（七）急诊开腹术

（1）对有明显腹部损伤的不稳定患者，最好的诊断措施是开腹检查。

（2）对病情评估越不确定，评估者越缺乏经验，对开腹的态度应越积极。

四、治疗

（一）非手术治疗

1. 适应证

（1）不能确定有无内腔损伤、病情稳定患者。

（2）诊断明确，仅为轻度的单纯实质脏器损伤病情稳定，如肝、脾破裂的患者。

2. 观察

（1）动态监测神志、生命体征（呼吸、脉搏、血压、血氧饱和度）和尿量变化，注意有无低血容量性休克发生。

（2）腹部体征动态检查，注意有无腹膜炎体征及程度和范围的改变。

（3）动态监测血红蛋白、红细胞压积、白细胞计数、血气分析的变化。

（4）必要时可重复进行诊断性腹腔穿刺术或冲洗术（DPL）或进行 B 超、CT、血管造影等检查。

3. 治疗

（1）保持呼吸道通畅。

（2）吸氧，必要时呼吸机辅助呼吸。

（3）循环支持，建立有效静脉通道。

（4）禁食，必要时胃肠减压。

（5）给予广谱抗生素及甲硝唑。

（6）腹部穿透性损伤患者，应注射破伤风抗毒素。

（二）手术治疗

1. 适应证

（1）已确定腹腔内脏器破裂者。

（2）不能排除腹内脏器损伤，但出现弥漫性腹膜炎、膈下游离气体、低血容量性休克、胃肠出血不易控制，需急诊手术探查。

2. 术前准备

（1）建立通畅静脉通道，交叉配血、放置鼻胃管和尿管。

（2）快速输入平衡液，如有休克，给予 7.5% 氯化钠（4 mL/kg）。

（3）除手术室常规设备外，还应准备快速输液装置、暖血设备、患者用电热毯、自动输液装置。

3. 切口

腹正中切口。

（1）优点：切口向上或向下均可延伸。

（2）要求："宁大勿小"，应从剑突下延伸至耻骨联合。

4. 出血控制

（1）若出血汹涌，用大纱布填塞左膈下、左结肠旁沟、盆腔和右结肠旁沟，以孤立出血区域。

（2）闭合性损伤时，最可能的出血来源是肝、脾和肠系膜，实质脏器出血用填塞法，系膜出血用钳夹法。

（3）穿透性损伤时，肝、腹膜后结构、血管和系膜均应检查。

（4）若填塞法无法控制出血，应控制此器官的供血动脉（如肝破裂行肝门阻断法），若效果仍差，可在主动脉裂孔处压迫腹主动脉。

5. 生理学控制

（1）麻醉不平稳，不要进一步手术操作。

（2）患者病情稳定，逐步移去纱布垫，最可能的受损部位的纱布垫，应最后移去。

（3）任何出血部位要钳夹、缝扎或再填塞。

6. 污染控制

从胃肠道漏出的污染，可用缝合或吻合器快速控制。

7. 损伤的全面检查

包括：肝，脾，胃的前、后壁，大、小肠（包含十二指肠），膈，肝胃韧带，胰头、体、尾，腹膜后。必要时翻开十二指肠降部、左右结肠旁沟。

（三）损伤控制性关腹

在术中生理状态脆弱的情况下，为减少额外的手术应激而暂时性关腹。凝血机制障碍是终止手术或简化预定手术最重要的因素。

1. 适应证

出现下列情况，考虑损伤控制手术。

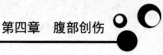

（1）血流动力学无法稳定。

（2）无法处理的静脉出血（如肝后静脉）。

（3）预计手术时间较长。

（4）对其他损伤（如骨盆骨折）需要非手术治疗。

（5）切口无法合拢。

（6）希望再次检查腹腔内容物。

2. 手术技术及最终目标

（1）控制出血，终止凝血状态恶化：①修复或结扎可及血管。②阻塞出血器官的流入血管。③纱布垫压迫。④术中或术后栓塞。⑤血管内分流。

（2）控制污染和继发损害：①结扎或钉闭肠管。②切除损伤部分。

（3）关腹：①减少热量、水分丧失，保护内脏。②若无法关腹，可行"三升袋"暂时性关腹。

3. 在IUC病房中恢复正常生理状态

（1）恢复体温：①被动：电热毯、热水袋。②主动：胸腹腔灌洗。

（2）成分输血，纠正凝血象。

（3）最大限度地提高氧的输送：①足够高的前负荷（输液）。②血红蛋白达到120 g/L。③肺动脉压和肺毛细血管楔压的监测。④纠正酸中毒。⑤测量、纠正乳酸中毒。⑥必要时强心支持。

（4）监测腹内压（IAP），避免腹腔室隔综合征（ACS）的发生：①Foley's尿管。②胃管。

4. 再返回手术室结束手术

通过各项措施，使所有患者在24 h内（最多48 h）回到手术室。时间过久会产生成人呼吸窘迫综合征（ARDS）、全身炎症反应综合征（SIRS）、Sepsis等问题。

（四）多系统损伤的开腹时机

1. 腹腔内出血不稳定的患者

（1）需要立即手术。

（2）如合并严重的脑损伤或骨盆出血，应简化剖腹术，以便其他致命性损伤得到及时治疗。

（3）剖腹术期间，无论时间多短，若最初Glasgow昏迷指数<8，推荐进行颅内压监测。

2. 具有头、胸、腹复合伤、病情稳定的患者

（1）CT+造影可快速确定需要手术治疗的损伤。

（2）脑损伤和稳定的肝/脾损伤患者接受非手术治疗。

3. 腹部损伤和肢体骨折患者

（1）除骨盆多发骨折或脱位外，剖腹术中大多数骨折可夹板固定。

（2）开放性骨折应在6 h内清创，给予抗生素。

第二节 腹部闭合性损伤

一、诊断依据

（一）临床表现

（1）腹部有直接或间接暴力外伤史。

（2）常有明显的腹痛、恶心、呕吐等症状。

（3）腹部压痛、腹肌紧张、反跳痛等腹膜刺激症状。伴有肝浊音界缩小或消失，肠鸣音减弱或消失，可考虑有腹部空腔脏器损伤。

（4）脉搏增快、血压低等休克症状。腹部出现移动性浊音，可考虑有实质脏器或腹部血管、系膜损伤。

（二）辅助检查

（1）诊断性腹腔穿刺或腹腔灌洗获得阳性结果。

（2）实验室检查：①红细胞计数和血红蛋白的测定：腹腔内实质性脏器破裂或内出血时红细胞计数

和血红蛋白逐渐下降。但损伤的早期变化可能不明显，必须做连续的反复性检查。②白细胞计数和分类的测定：无论是实质性脏器或空腔脏器的损伤，多数病例在伤后 6 h 内白细胞计数升高。

（3）X 线检查，膈下可有游离气体。

（4）B 型超声波、CT 或 MRI 检查，对实质性脏器伤可确诊。

（5）腹腔动脉或肠系膜动脉造影，腹腔内出血有阳性结果。

（6）开腹探查确定诊断。

二、治疗方法

（一）治疗原则

1. 防治休克。

2. 抗生素治疗。

3. 纠正水、电解质紊乱。

4. 腹腔内脏器损伤诊断明确或有探查指征，应尽快开腹探查，根据各脏器伤情，做确定性处理。

5. 注意清洗腹腔，并根据情况放置引流。

6. 术后营养维持及对症治疗。

（二）治疗方法

腹部损伤为合并伤之一，遇此情况不应把腹部损伤作为孤立的、局部的病变来处理。急救处理要抓住重点，心肺复苏是第一需要，首先要排除呼吸道梗阻，保证有效呼吸；其次是处理大出血，尽快恢复血容量，防治休克。在上述紧急处理的同时，为腹部伤进一步诊治创造条件。

1. 如能排除腹内脏器伤，可行保守疗法。腹直肌断裂或血肿继续增大时，可清除血肿，缝合断裂，结扎血管。

2. 若不能排除腹内脏器伤，可做腹腔穿刺或灌洗帮助鉴别，必要时开腹探查，同时清除血肿，结扎出血点及缝合断裂的腹直肌。

闭合性腹部损伤剖腹探查适应证：约 10% 的病例早期无明确的体征，应在严密观察下，掌握好开腹探查的适应证，一旦出现探查指征即应果断进行开腹手术。一般情况下，下列情况可作为探查指征：①有明显的腹膜刺激征。②腹腔有游离气体，或 X 线显示肝脾阴影增大者。③持续性低血压，难以用腹部以外的原因解释。④实验室检查有进行性贫血。⑤腹腔穿刺或腹腔灌洗阳性。

三、好转及治愈标准

（一）治愈

经手术治疗后，症状体征消失，伤口愈合，无并发症。

（二）好转

经手术处理后，一般情况好转，伤口感染或窦道形成。

（三）未愈

遗留有暂时性空腔脏器瘘等，需 2 期手术处理。

第三节　腹部开放性损伤

一、诊断依据

（一）临床表现

（1）腹部有锐器或火器穿入伤史。

（2）腹部有开放性伤口，如贯通伤有入口和出口；而盲管伤只有入口。

（3）有内脏伤时，除有腹痛、腹部压痛、腹肌紧张等腹膜刺激症状外，可从伤口流出胃肠道内容物、

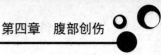

胆汁、血液等，如伤口较大者可有大网膜或小肠脱出，甚至可看到有内脏的损伤。

（4）损伤严重者常合并休克症状。

（二）辅助检查

（1）X线检查协助诊断。

（2）血白细胞计数与中性粒细胞明显增高。

（3）B型超声波、CT或MRI检查，对实质性脏器损伤可确诊。

（4）开腹探查确诊。

二、治疗方法

（一）治疗原则

1. 防治休克。

2. 抗生素治疗。

3. 纠正水、电解质紊乱。

4. 腹腔内脏器损伤诊断明确或有探查指征，所有可能进入腹腔之枪伤，均应尽快开腹探查，根据各脏器伤情，采用适当式式，做确定性处理。

5. 彻底消除腹腔内积血和异物，冲洗腹腔，酌情放置引流。

6. 术后营养维持及对症治疗。

（二）治疗方法

关键在于判断腹壁伤口是否与腹腔相通，有无合并内脏损伤及确定可否采用手术治疗。伤道的检查可采用示指或探条在局部麻醉下进行，必要时扩大伤道、以指尖进行确切的核实，若患者病情允许，可在局部麻醉下将导管插入伤道，周围用油纱条填塞，经导管注入30%～38%泛影葡胺溶液60～80 mL，拍片确诊。下列情况下可行开腹探查：①伴失血性休克。②伴有内脏器官（包括大网膜）脱出或消化道液、胆液、胰液、不凝血液溢出。③伴腹膜炎。对伤口小、就诊早、腹膜刺激征不明显者，原则上要行手术探查，以防漏掉脏器血管损伤而致严重后果。

（1）非穿透性腹壁开放伤，应行清创术，然后做1期缝合或延期缝合，必要时可放引流。

（2）穿透性腹壁伤，需另做切口探查腹腔，处理脏器伤后再对腹壁伤进行清创缝合。不应利用原伤口做腹腔引流，因伤道周围组织已受到不同程度的损伤和污染，容易发生感染及窦道形成。创伤引起腹壁缺损，清创后不能直接缝合者，可用转移皮瓣覆盖。若缺损过大无法覆盖，可用网膜或人造网状织物覆盖腹内脏器，缝合固定于缺损的边缘，待长出肉芽后再做植皮（去除或不去除织物）。若形成腹壁疝，日后可行整形修补。

三、好转及治愈标准

1. 治愈经手术治疗后，症状体征消失，伤口愈合，无并发症。

2. 好转手术处理后一般情况好转，伤口感染或窦道形成。

3. 未愈形成空腔脏器瘘，需2期手术处理。

第四节　腹腔脏器损伤

一、肝破裂

肝破裂在各种腹部损伤中占15%～20%。肝位于右季肋部，有肋弓保护，但因体积较大，组织脆弱，受暴力后，特别是合并肋骨骨折的情况下，可发生肝破裂。导致肝组织破坏及肝内管道系统断裂。肝破裂可分为中心型、被膜下和真性肝破裂三种。浅表的肝破裂出血后可自行凝止，包膜内或中心型的肝破裂形成局部血肿，临床表现常不严重。较大的肝裂伤出血多，并可伴发胆管、胆囊损伤，引起胆汁漏出，腹膜炎表现较严重。中心型易继发感染转变为肝脓肿，或含有胆汁、血液、肝坏死组织的胆血腔。

（一）临床表现

1. 被膜下肝破裂

被膜下肝破裂仅有右上腹痛，可向右肩背部放射，肝浊音界扩大。

2. 完全性肝破裂

完全性肝破裂表现为出血性休克，因血液、胆汁流入腹腔，腹膜刺激征较明显，有腹痛、腹肌紧张、压痛、反跳痛；有移动性浊音，肠鸣音消失，腹穿可抽出混有胆汁的血液。

3. 可有呕血或柏油便

因偶尔血液经胆管进入消化道所致。

（二）诊断要点

右下胸、右上腹、右腰部外伤史，以及出血性休克和腹膜刺激征，诊断肝破裂的可能性很大，但应做下列辅助检查，以明确诊断。

1. B 超检查

B 超检查对中心型或包膜下肝破裂意义很大。

2. X 线检查

X 线检查可见右膈肌升高，活动受限。

3. CT 检查

CT 检查有助于肝破裂的诊断。

（三）治疗

肝破裂的手术原则是彻底清创，妥善止血，通畅引流，如必须切肝时，应采用非典型性肝切除，尽可能多保留正常肝组织。

1. 中心型或被膜下肝破裂

严密观察 3 周，绝对卧床休息，酌情给补液、输血纠正血容量不足，并应用止血药和抗生素等治疗。

2. 真性肝破裂

争取在 3 h 内开腹探查，分别根据破裂程度做清创术及修补术。

3. 外伤性血胆症

外伤性血胆症是外伤，尤其是单纯性肝损伤后引起的血管胆管瘘，肝实质内有一含胆汁、血液、坏死肝组织的胆血腔。除轻者可自愈外，多需手术切开肝内无效腔，清除腔内容物，结扎腔内破损的血管及胆管，并通畅引流。如出血多，可行非规范性的受累肝切除术。

（四）注意事项

（1）肝破裂因出血多，并有胆汁外漏，出血性休克和腹膜炎表现明显。所以应在积极抗休克，补充血容量的同时，做好开腹探查准备。

（2）不论采用何种手术，外伤性肝破裂手术后，在创面或肝周均应置引流物以引流渗出的血液和胆汁。常用烟卷引流，最好用多孔橡胶管行负压吸引。

（3）因出血较多，恢复期患者应多补充营养物质。

二、肝外胆管损伤

（一）诊断

1. 病因

外伤史：多由穿透伤引起，常伴邻近脏器损伤，如十二指肠、胰腺、大血管等损伤；医源性胆管损伤：有腹腔镜胆囊切除术、胃大部切除术、经内镜行十二指肠乳头切开术等手术史。

2. 临床表现

（1）右上腹持续性绞痛：随时间推移，疼痛程度、范围逐渐扩展，甚至达全腹。

（2）黄疸：胆管部分断裂或误扎时，表现梗阻性黄疸。

（3）右上腹为甚的弥漫性腹膜炎或右上腹局限性腹膜炎。

（4）严重胆管损伤可伴休克。

3. 实验室检查

白细胞明显增多，血清胆红素升高，尿胆红素阳性和血清酶水平升高。

4. 辅助检查

（1）腹腔穿刺和腹腔灌洗：抽出胆汁样液体或血性胆汁。

（2）腹部 B 超：见肝外胆管扩张或连续破坏，腹腔积液。

（3）ERCP 或 MRCP 可确定诊断胆管破裂部位和程度。

（二）鉴别诊断

（1）肝损伤及上腹部多脏器损伤可有内出血，失血性休克。

（2）腹膜后十二指肠和胰腺损伤早期病情可隐匿，诊断有一定的困难，手术探查应仔细，防止漏诊。

（3）胃和十二指肠前壁损伤可有膈下游离气体，严重的腹膜炎体征。

（三）治疗原则

1. 胆总管破裂

在裂口上方和下方分别另开口，"T"形管引流，将短臂放过裂口为支撑，进行修补。"T"形管应留置至少半年。

2. 胆总管完全断裂

以"T"形管为支架，行胆管两端无张力吻合术。"T"形管于吻合口下方 1～2 cm 处，另开口放置，留置 9～12 个月。

3. 不能修补的胆总管断裂时

做胆总管空肠 Roux-en-Y 式吻合，低位断裂者，做胆（肝）管十二指肠吻合，远侧端予以结缝扎。

4. 病情严重或技术尚做不到，无法完成一期修复时

可置"T"形管进行引流 3～4 个月后再做修复性手术。

三、脾脏破裂

脾破裂占腹部各种损伤的 40%～50%，有慢性病理学改变，如血吸虫病、黑热病、疟疾等情况下，脾更易破裂。根据损伤的范围，脾破裂有中央型破裂、被膜下破裂和真性破裂等三种。前两种因被膜完整、出血量受到限制，故临床上并无明显内出血征象而不易被发现。如未被发现，可形成血肿而最终被吸收。但有些血肿在某种微弱外力的影响下，可以突然转为真性破裂，导致诊治中措手不及的局面。这种情况常发生在外伤后 1～2 周，应予警惕。中央型血肿除可逐渐增大而破裂外，少数可在以后并发感染而形成脾脓肿。

（一）临床表现

脾破裂约 85% 是真性破裂，破裂部位较多见于脾上极及膈面，在相应部位有下位肋骨骨折存在。

（1）左下胸部或左上腹外伤史。

（2）左上腹痛，若膈神经受激惹，可有左肩背部放射痛。

（3）真性脾破裂出血量大，多有休克，腹部移动性浊音，而腹膜刺激征不明显。

（二）诊断要点

（1）左上腹部或左下胸部外伤史，以及左上腹部疼痛，并有典型的出血性休克表现，应高度警惕有脾破裂可能。

（2）腹腔穿刺，可抽出不凝固的血液。

（3）B 超检查可显示脾影增大。

（4）X 线检查，可见脾影加宽、左膈升高、活动受限。

（三）治疗

脾破裂一经诊断，原则上应紧急手术处理。至于手术方式，因脾组织脆弱，破裂后不易止血、缝合或修补，故通常采用脾切除术。

（四）注意事项

（1）包膜下脾破裂经 B 超检查确诊后，先行非手术治疗，严格卧床休息，给予止血药，并加强生活护理，防止继发出血，并做好手术准备，一旦继发出血，立即手术处理。

（2）真性脾破裂常并发休克、应加快输液输血，在积极抗休克的准备下，同时施行手术治疗。

（3）近年来认为鉴于脾具有网状内皮细胞组织，参与免疫系统、血液系统等生理活动，正常的脾组织应尽量保留。所以，若全身情况允许和腹内无明显感染、浅表或局限的脾破裂，宜尽量做修补或脾部分切除术，特别是儿童患者。对于无法保留或难以修复的脾破裂，可行小薄片的脾组织移植术。

（4）因失血较多，恢复期患者应加强营养，逐步恢复体能锻炼。

四、胃损伤

（一）诊断

1. 病因

有外伤史，锐器吞入史，腹部手术史。

2. 临床表现

（1）腹部剧痛，由上腹开始，弥漫到全腹。

（2）板状腹。

（3）肝浊音界消失。

（4）胃管引流出血样物。

3. 实验室检查

白细胞增多，中性粒细胞增多。

4. 辅助检查

（1）腹腔穿刺可见胃肠内容物样液体。

（2）腹部 B 超显示肝肾间隙、小网膜囊内出现无回声带。

（3）X 线平片：膈下出现新月形游离气体影。

（二）鉴别诊断

（1）十二指肠和胰腺损伤病情隐匿，常与胃后壁损伤鉴别困难。

（2）横结肠损伤，腹膜炎症状发生较晚，可与胃损伤鉴别。

（三）治疗原则

（1）剖腹探查，彻底检查，特别注意胃后壁，大小网膜附着处。

（2）缝合适合边缘整齐的裂口和边缘失活组织修剪后的裂口。

（3）胃部分切除适用于广泛胃损伤。

（4）放置腹腔引流管。

五、十二指肠损伤

（一）诊断

1. 病因

外伤史，医源性损伤，异物损伤，化学损伤史。

2. 临床表现

（1）十二指肠前壁损伤的临床表现同胃损伤相似，甚至更重。

（2）腹膜后十二指肠损伤破裂诊断较困难，伤后有一段病情缓解期，多于数小时至一天后病情恶化。

（3）腹膜后十二指肠损伤破裂可有以下表现：①右上腹或腰部持续性疼痛且进行性加重，可向右肩

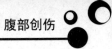

及睾丸放射。②右上腹明确的固定压痛。③右腰压痛。④腹部体征轻微而病情却不断恶化。⑤血清淀粉酶升高。

3. 实验室检查

白细胞增多，中性粒细胞增多。

4. 辅助检查

（1）X线平片：可见腰大肌轮廓模糊，有时可见腹膜后花斑状改变。

（2）B超：见腹膜后积液，血块。

（3）CT；示右肾前间隙气泡更加清晰。

（4）上消化道造影：可见造影剂外溢。

（5）诊断性腹腔穿刺。

（二）鉴别诊断

（1）胃损伤与十二指肠前壁损伤相似，不易鉴别。

（2）胰腺特别是胰头损伤常和十二指肠损伤伴随发生。

（三）治疗原则

1. 单纯修补术

单纯修补术适于裂口不大，边缘整齐，对合良好无张力者。裂口旁放置腹腔引流，胃管超过裂口缝合处术后减压。有人主张胃空肠造瘘。

2. 带蒂肠修补术

带蒂肠修补术适合裂口较大，不能直接缝合者，可选取一小截带蒂肠管，经修剪后镶嵌缝合损伤处。

3. 损伤肠管切除吻合术

十二指肠第三、四段严重损伤，不能缝合修补时，可将该肠管切除行端端吻合。

4. 十二指肠憩室化

十二指肠憩室化适用于十二指肠第一、二段严重损伤或同时伴有胰腺损伤。手术包括损伤修复加幽门旷置术，经上述修复方法或切除吻合无法修复损伤时，加做幽门荷包缝合及胃空肠吻合。

5. 胰十二指肠切除术

胰十二指肠切除术只宜用于十二指肠第二段严重破裂累及胰头，无法修复者。

6. 保守治疗

保守治疗适于单纯十二指肠壁内血肿，包括胃肠减压、静脉营养支持。

六、胰腺损伤

（一）诊断

1. 病因

有穿透伤，钝性伤病史（交通事故、瞬间暴力挤压胰腺）。

2. 临床表现

（1）上腹疼痛伴腰部痛，亦可因膈肌受到刺激出现肩部疼痛。

（2）局限性或弥漫性腹膜炎。

（3）腹腔穿刺液淀粉酶极高有特殊诊断意义。但有约30%胰腺创伤无淀粉酶升高。

3. 实验室检查

白细胞增多，血尿淀粉酶升高。

4. 辅助检查

（1）B超：胰腺回声不均和周围积血、积液。

（2）ERCP：常在手术前用来明确有无胰腺横断损伤。

（3）CT：有助于诊断及治疗的深入，CT检查能够发现细小的横断面损伤和胰腺边缘的细微改变。

（二）鉴别诊断

（1）右上腹外伤常伴有十二指肠损伤同时发生。

（2）左上腹外伤应鉴别有无脾损伤。

（三）治疗原则

（1）行剖腹探查手术的患者，在麻醉的同时就应预防性抗生素。

（2）怀疑发生胰腺损伤时，必须进行仔细检查，包括切断胃结肠韧带打开后腹膜，按 Kocher 方法探查胰头及十二指肠。胰腺表面及周围的血肿必须切开检查，重点探查胰管有无破损、断裂。

（3）缝合修补局部引流：包膜完整的胰腺损伤，仅做局部引流，不伴主胰管损伤的一般裂伤，试行缝合修补。

（4）胰腺近端缝合，远端切除术：适于胰颈、体、尾部严重挫伤或横断伤。

（5）胰头严重损伤，应行主胰管吻合或胰头断面缝闭或远端胰腺空肠 Roux-en-Y 吻合。

（6）术后充分有效的腹腔引流和胰管引流：烟卷引流可在数日后拔除。胰管引流应维持 10 d 以上。腹腔引流液应作淀粉酶的监测，以判断治疗是否有效。

（7）术后应用抑制胰腺及整个消化分泌的药物：如抑肽酶、氟尿嘧啶、善得定。

（8）术后应加强营养支持。

七、小肠与肠系膜损伤

小肠及其系膜在腹腔中分布广，容积大，相对表浅，且无骨骼保护，因此腹部穿透伤或闭合性损伤时都容易受累，约占腹部脏器伤的 1/4。

（一）病因病理

小肠及其系膜开放性损伤可发生于任何部位，且常为多发。闭合性损伤可由暴力将小肠挤压于腰椎体而破裂。挤压后肠管内容物急骤上下移动，上至 Treitz 韧带，下到回盲瓣，形成高压闭袢性肠段，此时穿孔多发生于小肠上下端 70 cm 范围内。当暴力突然施加于充满液体的小肠或爆震引起腔内压力骤升时，可发生这些部位破裂，甚至断裂。腹壁疝患者钝性伤时发生小肠破裂概率大于正常人。

医源性损伤见于对已有肠粘连患者行腹腔手术或腹壁窦道扩创、腹腔镜手术腹壁戳孔或手术操作过程中。

（二）临床表现

小肠损伤的临床表现以腹膜炎为主，肠系膜裂伤如系膜血管断裂，则表现为以内出血为主。小肠横断合并附近系膜血管断裂者，多伴有休克。具体表现为：有外伤史；伤后腹痛，呈钝痛或绞痛，持续性伴恶心呕吐；体检有腹部压痛、反跳痛和肌紧张，可呈全腹压痛，肠鸣音消失等。

（三）辅助检查

腹腔穿刺可抽出血性浑浊液体，但穿刺阴性不能完全排除诊断。B 超可见腹腔内游离液体。X 线可见膈下游离气体，但结果如阴性不能完全排除诊断。

（四）诊断

开放性小肠及其系膜损伤，诊断多无困难。但闭合性损伤，有时早期诊断却很困难。因此对有腹部外伤史而诊断难以确定的患者，应严密观察。观察过程中如出现腹部持续性腹痛、腹部压痛、腹部肌紧张进行性加重、高度怀疑肠破裂者，应尽早剖腹探查。

（五）治疗

一般治疗包括禁食、禁水，留置胃管行胃肠减压，补充液体，输血，积极预防治疗休克，尽早使用抗生素等。

小肠破裂的诊断一旦确定，应立即行手术治疗。术中首先应控制肠系膜血管大出血和其他威胁生命的脏器出血。然后对整个小肠及系膜进行系统细致的探查，系膜血肿即使不大也应切开检查，以免遗漏小的穿孔。手术方式有缝合修补和肠切除术两种。边缘整齐的裂伤，可用丝线做横向两层内翻缝合。边缘组织碾锉及血运障碍者，应行清创，证实创缘血供良好后，再行缝合修补。有下列情况之一者，应行

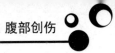

肠切除吻合术：①裂口较大或裂口边缘部肠壁组织挫伤严重者。②小段肠管多处破裂者。③肠管大部分或完全断裂者。④肠管严重挫伤、血供障碍者。⑤肠壁内或系膜缘有大血肿者。⑥肠系膜损伤影响肠壁血液循环者。

八、结肠损伤

（一）病因病理

结肠损伤发生率较小肠低，以开放性损伤为主，闭合性损伤极少；且大多数伴有其他脏器损伤，单独结肠损伤较少。穿透伤可发生在任何部位。钝性伤中，来自前方的暴力常致横结肠和乙状结肠损伤；腹部或腰部遭受暴力，可伤及升结肠或降结肠；暴力挤压引起肠腔内压力突然上升，常发生盲肠段的胀裂。医源性结肠损伤常见于诊断性结肠镜检查、活检、息肉切除，诊断性钡剂灌肠等。

（二）临床表现

主要临床表现为细菌性腹膜炎。主要症状有外伤后腹痛、呕吐，腹部压痛、肌紧张、反跳痛等腹膜刺激征，肠鸣音减弱或消失，肛门指检可能有血迹。

（三）诊断

根据上述临床表现，加之 X 线检查见膈下游离气体，腹腔穿刺抽出混有粪便臭味的浑浊液体或血性液。结合外伤史，诊断多可确立。应注意合并其他脏器伤的可能。

（四）治疗

结肠损伤的处理原则与小肠不同，其原因在于结肠肠壁薄、血液循环差、组织愈合能力差，且结肠腔内粪便含有大量细菌，一旦破裂所造成的腹腔污染严重，感染率高。除少数裂口小、腹腔污染轻、全身情况良好的患者可考虑一期修补或一期切除吻合（限于右半结肠）外，大部分患者应先采用肠造口术或肠外置术处理，3～4周后患者情况好转后，再行关闭瘘口。近年来随着急救措施、感染控制等条件的进步，施行一期修补或切除吻合的病例有增多的趋势。对较严重的损伤一期修复后，可行近端结肠造口术，确保肠内容物不再进入远端。以下情况禁忌行一期修复：①腹腔严重污染。②全身严重多发伤或腹腔内其他脏器合并伤，须尽快结束手术。③有重要基础疾病，如肝硬化、糖尿病等。失血性休克需大量输血（>2 000 mL）者，高龄患者，高速火器伤、手术时间有延误者，虽非一期修复绝对禁忌证，但须格外慎重。

术中应彻底清除漏出的结肠内容物，并用大量盐水冲洗，盆腔及修补吻合附近放置引流管。

九、直肠肛管损伤

（一）诊断

1. 病因

有致伤原因：火器伤、异物嵌入伤、医源性损伤（如发生在结直肠镜检时）。

2. 临床表现

（1）腹膜返折以上直肠破裂，临床变化同结肠损伤。

（2）腹膜返折以下、肛提肌以上直肠损伤，临床表现：①血液从肛门排出。②会阴部、臀部、股部开放性伤口有粪便渗出。③尿液中有粪便残渣。④尿液从肛门排出。

（3）直肠指诊，指套有新鲜血迹，可扪到低位的破裂口。

3. 实验室检查

血白细胞增多；严重时，红细胞减少，血红蛋白、白细胞比容下降。

4. 辅助检查

（1）直肠镜检查，可直视低位直肠及肛管破裂。

（2）X 线摄像，可了解有无骨折和异物存在。

（二）鉴别诊断

膀胱损伤时尿液流入腹腔可早期引起急性腹膜炎，可有血尿和尿外渗、尿瘘。

（三）治疗原则

1. 直肠和肛管损伤一旦确诊，尽早手术。

2. 一期缝合或切除后端端吻合，适于腹膜返折以上、全身和局部情况都好者。

3. 一期缝合或吻合加近端造口，适于腹膜返折以上、腹腔污染严重者。

4. 腹膜返折以下直肠损伤，应行乙状结肠造口，污染不重，创伤不大可行修补加直肠周围引流。

5. 浅表破口及损伤只需要清创缝合。

6. 损伤大而深及括约肌和直肠者，应行乙状结肠造口，清创时注意保护括约肌，伤口愈合后应注意定期扩肛。

7. 应用广谱抗生素。

微信扫码
◆临床科研
◆医学前沿
◆临床资讯
◆临床笔记

第五章　甲状腺疾病

第一节　甲状腺腺瘤

甲状腺结节是临床常见征象，发生率 4% ~ 7%，中年妇女占 11.3%，甲状腺腺瘤（简称甲瘤）占其中 70% ~ 80%。因此，甲状腺腺瘤是常见的临床疾病。

一、病因

甲状腺腺瘤是甲状腺组织的一种良性内分泌肿瘤，甲状腺局灶（小叶）区域增生，可以扩大并伴有进行性生长成为腺瘤。这种腺瘤，虽然开始依赖 TSH，但最终达到自主性生长。一个良性腺瘤伴有大小不同、组织学表现各异的滤泡细胞，分为滤泡状、乳头状囊性腺瘤及大滤泡状腺瘤。这些病变是腺瘤性甲状腺肿的多样性变化而不是各自特殊的疾病。

二、诊断

甲状腺瘤诊断的重要性在于如何从甲状腺结节中将其鉴别出来并排除甲状腺癌。即使有经验的医师，采取常规检查、触诊、^{131}I 甲状腺扫描等，诊断不符合率可达 23.6%。单发、多发结节的判断，临床、手术、病理之间误差率也在 37.5% ~ 50%。因此，提高甲状腺瘤诊断符合率，正确判断单发、多发、囊性、实性，对治疗有重要意义。近年来随着诊断技术的发展，已使甲状腺瘤诊断，甲状腺瘤、甲状腺癌的鉴别诊断水平大有提高。B 超诊断甲状腺肿块囊性、实性结节正确率达 100%，单发、多发结节 99.4%，可显示 0.5 cm 以上病变，对鉴别甲状腺瘤、甲状腺癌有帮助，诊断甲状腺瘤符合率达 94.0%。甲状腺瘤为瘤体形态规则、边界清楚、有完整包膜，内部为均质低回声，不完全囊性图像，图像囊、实相间提示甲状腺癌可能性 27.5%，完全囊性均为良性病变，部分囊性甲状腺瘤 82.35%，甲状腺癌 11.75%。B 超在定性诊断方面不及针吸活检，故不能作为最终诊断，可做为筛选性检查。针吸活检（FNA）未见有针道癌转移的报道，并发症也极少，临床应用日趋广泛。FNA 诊断甲状腺瘤、甲状腺癌准确率为 90%，冰冻切片为 95%，两者无显著差异。FNA 假阳性率为 0% ~ 3.3%，假阴性率为 1% ~ 10%。造成假阴性原因有针头未穿刺到癌灶部位，以及单从细胞学角度不易鉴别甲状腺瘤与甲状腺癌。若固定专人抽吸、专人看片、若见到异型细胞以及滤泡样瘤细胞要反复穿刺检查，可提高 FNA 的诊断符合率。FNA 作为一种补充诊断技术，还需结合临床与其他检查综合判断。冰冻切片与针吸活检鉴别甲状腺瘤、甲状腺癌的可信性均在 90% 左右。FNA 有假阴性和假阳性结果，而 FS 无假阳性结果，假阴性率为 5%。FS 可作为 FNA 的一种补充。甲状腺扫描可了解甲状腺肿块的功能和形态，而不能定性诊断。甲状腺淋巴造影为侵入性检查，准确率为 70%，且有并发症，已很少应用。甲状腺癌的红外热象图表现为高温结节。流式细胞分析技术，分析 DNA 含量，倍体情况有助于鉴别，但技术要求太高不易推广。总之，在众多的甲状腺瘤诊断技术中，FNA 为一种快速、安全、有效的诊断技术，优于其他检查。

三、治疗

甲状腺瘤治疗涉及诊断的可靠性和病因等问题。过去认为 TSH 的慢性刺激是导致甲状腺瘤增长的主要原因，甲状腺素可阻断其刺激达到治疗目的。但治疗效果并非理想，因为并不能改变甲状腺瘤的自然病程，表明 TSH 刺激并不是导致甲状腺瘤增长的主要原因。在激素治疗中甲状腺瘤增大要警惕甲状腺癌可能，甲状腺瘤与甲状腺炎性疾病难以鉴别时，可试用激素治疗 1～3 个月。甲状腺单纯性囊肿可应用囊肿针吸注射治疗，利用刺激性药物造成囊内无菌性炎症，破坏泌液细胞，达到闭塞、硬化囊肿目的。常用硬化药物：四环素、碘酊、链霉素加地塞米松等。由于非手术治疗效果不确切，部分甲状腺瘤可以恶变为甲状腺癌，而手术切除效果确切，并发症少，所以多数学者推荐手术切除。腺瘤摘除可避免作过多的甲状腺体切除便于基层开展，由于隐匿性甲状腺癌发生率日渐增多可达15.7%，加上诊断技术的误差，若仅行腺瘤摘除，手术后病检为甲状腺癌时则需再次手术，也要增加手术并发症。另外，腺瘤摘除手术后有一定复发率，尤其是多发腺瘤。因此，持腺瘤摘除观点者已逐渐减少。目前从基层医院转来需再次手术的患者看，在基层医院作腺瘤摘除的人不在少数。现在多数学者推荐做腺叶切除术，这样可避免因手术不彻底而行再次手术，腺瘤复发率极低。即使手术后发现为甲状腺癌，大多数情况下腺叶切除已充分包括了整个原发癌瘤，可视为根治性治疗。部分学者推荐同时切除甲状腺峡部腺体，如因多中心性癌灶对侧腺叶需要再次手术时，可不要解剖气管前区。折衷观点认为，甲状腺瘤伴囊性变或囊腺瘤，发生甲状腺癌的可能性低，浅表囊腺瘤可行腺瘤摘除，而对实性甲状腺瘤则行腺叶切除。有学者认为，不论怎样还是行保留后包膜的腺叶切除为宜。单侧多发甲状腺瘤行腺叶切除，双侧多发甲状腺瘤行甲状腺次全切除，多发甲状腺瘤也有漏诊甲状腺癌可能，应予注意。自主功能性甲状腺瘤宜行腺叶切除，因为有恶变成癌的可能。巨大甲状腺瘤并不多见。瘤体上达下颌角，下极可延伸至胸骨后，两侧叶超过胸锁乳突肌后缘。手术中出血多，操作困难，可能损伤周围重要结构。因此，手术中应注意：采用气管内插管麻醉，切口要足够大，避免损伤颈部大血管，胸骨后甲状腺的切除可先将上部切除，再将手指向外侧伸入胸骨后将腺体托出，直视下处理下极血管，切除全部腺体，可不必切开胸骨；缝合腺体背面包膜时不宜过深，以避免损伤喉返神经；对已存在气管软化、狭窄者，应做预防性气管切开或悬吊。巨大腺瘤切除后常规行气管切开，对手术后呼吸道管理颇有好处。妊娠期甲状腺瘤少见，除非必要手术应推迟到分娩以后行手术切除。

第二节　单纯性甲状腺肿

单纯性甲状腺肿多见于高原、山区地带。本病属世界性疾病，据 WHO 估计全世界有 10 亿人口生活于碘缺乏地区，有地方性甲状腺肿患者 2～3 亿。我国目前有约 4.25 亿人口生活于缺乏地区，占全国人口的40%，70 年代的粗略统计，有地方性甲状腺肿患者 3 500 万人，是发病最多的地方病。

一、病因

1. 碘缺乏：可以肯定碘缺乏是引起本病的主要因素，外环境缺碘时，机体通过增加激素合成，改变激素成分，提高肿大甲状腺组织对正常浓度促甲状腺素（TSH）的敏感性来维持甲状腺正常功能，这是机体代偿性机制，实际上是甲状腺功能不足的表现。但是，这种代偿功能是有一定限度的，当机体长期处于严重缺碘而不能获得纠正时，就会因代偿失调发生甲状腺功能低下。青春期、妊娠期、哺乳期、绝经期妇女，全身代谢旺盛，对激素需要量相对增加，引起长期 TSH 过多分泌，促使甲状腺肿大，这种情况是暂时性的。

2. 化学物质致生物合成障碍：非流行地区发生单纯性甲状腺肿可能是由于甲状腺激素生物合成、分泌过程中某一环节的障碍，如过氯酸盐、硫氰酸盐等可防碍甲状腺摄取无机碘化物，磺胺类药、硫脲类药、含有硫脲的萝卜、白菜等能阻止甲状腺激素的生物合成，引起甲状腺激素减少，也会增加 TSH 分泌增多促使甲状腺肿大。

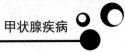

3. 遗传性先天性缺陷：遗传性先天性缺陷，缺少过氧化酶、蛋白水解酶，也会造成甲状腺激素生物合成、分泌障碍，导致甲状腺肿大。

二、诊断

1. 结甲常继发甲减症状，临床表现皮肤苍白或蜡黄、粗糙、厚而干、多脱屑，四肢冷，黏液性水肿。毛发粗，少光泽，易脱落，睫毛、眉毛稀少，是由于黏多糖蛋白质含量增加所致。甲状腺肿大，且为多结节型较大甲状腺肿，先有甲状腺肿以后继发甲减。心肌收缩力减退，心动过缓，脉率缓慢，窦性心动过缓，低电压 T 波低平，肠蠕动变慢，故患者厌食、便秘、腹部胀气、胃酸缺乏等。肌肉松软无力，肌痉挛性疼痛，关节痛，骨密度增高。跟腱反射松弛时间延长。面容愚笨，缺乏表情，理解、记忆力减退。视力、听力、触觉、嗅觉迟钝，反应减慢，精神失常，痴呆，昏睡等。性欲减退，阳痿，月经失调，血崩，闭经，易流产，肾上腺功能减退，呼吸、泌尿、造血系统均有改变。在流行区任何昏迷患者，若无其他原因解释都应考虑甲减症所致昏迷。基础代谢率（BMR）–50% ～ –20%。除脑垂体性甲减症外，血清胆固醇值均有显著增高。甲状腺 ^{131}I 摄取率显著降低。血清 FT3 值低于 3 pmol/L，FT4 值低于 9 pmol/L。TSH 可鉴别甲减的原因。轻度甲减 TSH 值升高。若 FT3 值正常、TSH 值升高，甲状腺处于代偿阶段。TSH 值低或对促甲状腺激素释放激素（TRH）无反应，为脑垂体性甲减。甲状腺正常，TSH 偏低或正常，对 TRH 反应良好，为下丘脑性甲减。血清甲状腺球蛋白抗体（ATG）、甲状腺微粒抗体（ATM）阳性反应为原发性甲减。有黏液性水肿可除外其他原因甲减。甲减症经 X 线检查心脏扩大、心搏缓慢、心包积液，为黏液性水肿型心脏病。心电图检查有低电压、Q–T 间期延长、T 波异常、心动过缓、心肌供血不足等。

2. 结甲合并高血压除有血压增高、甲状腺肿大、压迫症状外，还有心悸、气短、头晕等，无眼球突出、震颤。收缩压 ≥ 23.1 kPa（160 mmHg），舒张压 ≥ 12.7 kPa（95 mmHg），符合二者之一者可诊断为结甲合并高血压症，血压完全恢复正常水平为痊愈，收缩压、舒张压其中一项在可疑高血压范围为好转。

3. 临床上以 X 线摄片检查结甲钙化较为方便可靠，并能显示钙化形态。以往甲状腺钙化被认为是良性结节退化，由于乳头状癌也可发生钙化，故引起学者们的重视。甲状腺癌钙化率约 62.5%。良性肿瘤多呈斑片状、团块状、颗粒大、密度高、边缘清楚，圆形或弧形钙化表示肿块有囊性变。乳头状癌中有砂粒瘤形成，可发生在腺泡内或间质中，常见于乳头尖端，可能是乳头尖端组织发生纤维性变、透明样变。由于体液内外环境改变，表现为细胞外液相对碱性，降低了细胞呼吸，二氧化碳产物减少，可能改变钙、磷的浓度，产生钙盐沉积。近年来，提出糖蛋白理论，认为黏蛋白是一种糖蛋白，它对钙有很大亲和力，故甲状腺癌的钙化率相当高。钙化颗粒大小与肿瘤分化程度有关，颗粒越粗大肿瘤分化越好。砂粒样钙化为恶性肿瘤所特有，多是乳头状癌。粗大钙化中有 1/10 ～ 1/5 是恶性肿瘤，其中滤泡癌占比例较大。髓样癌是粗大钙化、砂粒钙化混合存在。坚硬如石的钙化、骨化灶直接长期压迫磨损气管壁，致无菌坏死，引起气管软化。胸骨后的钙化影像可作为诊断胸内甲状腺的佐证之一。

4. 结甲囊变率 57.9%。由于长期缺碘，甲状腺组织过度增生、过度复原，发生血管改变，出血、坏死导致功能丧失，形成囊肿。囊肿越大，对甲状腺破坏也越大，是不可逆的退行性变。囊肿生长较快，结节内出血可迅速扩大产生周围器官压迫症状，以呼吸系统症状最显著。结节内急性出血囊肿发生都很突然，增长迅速，伴有疼痛、颈部不适，触之张力大，有压痛。B 超检查为实性或囊性，在鉴别诊断上有肯定的价值。针吸细胞学检查、X 线摄片均为重要诊断方法。

5. 结甲合并血管瘤样退行性变的诊断，主要靠手术中观察、病理学检查。临床表现多种多样，常见有海绵状血管瘤样变、静脉瘤样变，手术前难以正确诊断。

三、治疗

（一）碘治疗

因长期严重缺碘的继发性病变，破坏甲状腺组织，导致机体代偿功能失调而发生甲减。由于机体碘摄入不足，产生甲状腺激素量不足，应当给予足量碘治疗，可获得治愈。必要时辅以甲状腺激素治疗，心脏病患者初治剂量宜小，甲状腺片 20 ～ 40 mg/d 或优甲乐 50 ～ 100 μg/d，根据治疗效果增加至甲状腺片 80 ~ 240 mg/d 或优甲乐 100 ~ 300 μg/d。治疗 2 ~ 3 周症状消失后，再适当减少剂量以维持。结节性甲状腺肿合并高血压，手术前给利血平、他巴唑 3 ~ 5 d，手术后未用降压药者有效率 97.5%。手术后无效患者，高血压可能非结甲所致。结甲继发钙化用碘盐治疗，不能使甲状腺缩小而使钙化加重，不行手术切除很难治愈。结甲继发囊性变碘剂治疗无效，还有可能发生多种并发症，并有发生癌变可能性，感染发生率 3.18%，恶变率 2% ~ 3%。结甲继发血管瘤样变不能被碘剂、其他药物治愈，放疗也难以奏效。

（二）手术治疗

（1）由于结甲多数为大小不等结节、囊肿坏死、化脓成瘘等致甲状腺组织损害，使甲状腺功能不足，可以手术将压迫甲状腺组织的无功能结节切除，清除炎性病变，剩余甲状腺组织可以复原。手术后辅以甲状腺片或优甲乐治疗，以弥补甲状腺功能不足，对残留的小结节也有抑制作用以预防复发。将压迫甲状腺的结节，损害甲状腺组织的脓肿、瘘管尽量切除干净，但必须最大限度保留甲状腺结节、脓肿周围的甲状腺组织。有些患者手术后可出现永久性甲减。近年来，采用带血管同种异体甲状腺移植、胎儿甲状腺组织移植，有一定效果，但是技术复杂，难以达到长远疗效，还是应用药物替代治疗为宜。

（2）结甲继发钙化，不行手术切除难以治愈。若整个腺叶钙化或钙化位于气管壁处时，应行包括钙化全部甲状腺肿的大部分切除，不可将钙化灶挖出，钙化灶、腺肿部分切除，难免造成较大的、坚硬的、无法结扎缝合的渗血创面。结甲的血管变化以动脉变性、钙化最常见，常为甲状腺动脉颗粒状钙盐沉积、内弹力膜断裂、毛细血管广泛玻璃样变。由于血管钙化、变脆、易断裂，手术中处理血管，尤其动脉不可过分用力钳夹，以防动脉被夹断。结扎动脉用线、用力要合适，以防割断钙化血管。

（3）结甲继发囊性变，囊肿直径不超过 1 cm 可以观察，直径超过 3 cm 以上穿刺抽液治疗易复发可行手术切除，较大囊性结节 5% ~ 23% 为恶性，故应尽早手术切除。手术方式的选择视具体情况而定，手术中要注意保留甲状腺后包膜，以避免切除甲状旁腺，损伤喉返神经。

（4）结甲继发血管瘤样变手术切除是唯一的治疗方法，手术中应防止大出血，手术中应先谨慎结扎甲状腺主要动脉、静脉，然后包膜内甲状腺次全切除，可避免切除肿瘤时出血较多的危险。

第三节　甲状腺功能亢进症

原发性甲状腺功能亢进症（简称甲亢）治疗方法有内科治疗与外科治疗及同位素碘治疗。每个患者都需要选择恰当的治疗方法。每种治疗方法各有其优缺点。若能获得良好的治疗效果，内科治疗最好。当今，欧美日本及我国治疗甲亢都施行甲状腺次全切除术，其最大理由系内科治疗难以获得永久缓解。甲状腺肿对患者带来诸多不便，此类甲亢病例最适合手术。美国几乎都采用同位素碘治疗甲亢，这是因为同位素碘治疗甲亢价廉易行，而选择外科治疗需高额费用，对手术并发症持严厉批判态度。实际上注意手术操作完全可以预防手术并发症。内科治疗需要时间长而无法缓解的病例，选择外科治疗可获得确实效果，提高患者生存质量。

一、原发性甲状腺功能亢进症治疗历史

应用抗甲状腺药物治疗与同位素碘治疗研制开发之前，切除甲状腺肿是治疗甲亢确实有效的唯一方法。19 世纪后半期 Billroth，Kocher 等人对甲亢均施行手术治疗。1909 年瑞士人 Theodor Kocher 获得诺贝尔医学奖金时，获奖的演讲题目"轻度甲状腺疾病状态"之中，施行 4 000 例甲状腺手术中甲亢手术为 155 例，其死亡率为 2.5%，取得优秀的治疗成绩。Kocher 获此成绩时供职于瑞士的伯尔尼大学外科。当时瑞士为缺碘地方甲状腺肿流行地区。其实论文中作为甲亢病例含有现在称为中毒性结节性甲状腺肿。当时，甲亢手术最大并发症是术后甲状腺危象，死亡率高。中毒性结节性甲状腺肿多为轻度功能亢进。不管怎样，呈甲状腺功能亢进状态手术发生甲状腺危象可能性很大。1923 年美国 MAYO 诊所的 Plummer 报告使用碘剂后可以安全地进行甲亢手术。1942 年 Hamilton 发现 131I 于甲状腺内聚集，从而将其应用于甲亢治疗。1943 年 Astwood 用硫氧嘧啶治疗甲亢，因硫氧嘧啶毒性大，以后广泛应用带丙基的硫氧嘧啶。

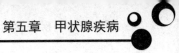

同时期研制开发他巴唑，才开创甲亢内科治疗。美国广泛应用同位素碘治疗甲亢以来，似乎甲亢外科手术成为过时的治疗方法。但是用抗甲状腺药物治疗甲亢缓解率很低为40%～50%，为了获得缓解多数患者需要长时间服药。也有用抗甲状腺药物治疗使甲状腺肿越来越大。美国用同位素碘治疗甲亢50余年，日本有40余年中国也有30余年经验来看，已经否定其致畸性与对性腺影响，否定发生白血病与癌的可能性。因而广泛应用同位素碘治疗甲亢。但对妊娠者当属禁忌，近期希望妊娠女性也不合适。

关于放射线对甲状腺影响，众所周知婴幼儿时期颈部照射X线可能成为发生甲状腺癌的因素。Belarux报告切尔诺贝利核电站的核泄漏事故后发生很多小儿甲状腺癌病例。可能系放射性碘为主要发病因素之一。关于同位素碘治疗后发生甲状腺癌与甲状旁腺癌的频率还没有结论。Holm等人报告10 552人同位素碘治疗后调查结果胃癌发生率上升。而美国所有年龄组甲亢患者均为同位素碘治疗对象。

二、甲亢手术适应证

1. 年轻者；结婚希望妊娠者；对于中年或高龄者用侵袭不大的同位素碘治疗为好，本人希望手术的病例也适合手术。某些眼球突出非常严重病例适合手术。

2. 用抗甲状腺药物治疗不能获取永久缓解的病例。用抗甲状腺药物几年也无法定期到医院检查治疗者。控制甲亢需要大剂量的抗甲状腺药物的病例不如做手术为好。每日服用他巴唑90 mg以上，甲状腺功能难以达到正常化的病例需同时服用碘剂地塞米松暂时将甲状腺功能达到正常就施行手术。

3. 因抗甲状腺药物不良反应使其无法继续服用抗甲状腺药物的病例。服用抗甲状腺药物最严重并发症是颗粒细胞减少症，大约500例中可有1例发生此症。对于年轻患者发生颗粒细胞减少症时即使甲状腺肿小也需要劝其手术治疗。如发生其副作用如皮疹、关节痛、肝功能障碍无法使用抗甲状腺药物的病例需要考虑手术治疗。

4. 甲状腺肿大超过40 g以上，或TRAb（促甲状腺激素受体抗体）呈高值为60%以上者。因甲状腺肿比较大，应用抗甲状腺药物多数难以缓解，或多次复发。甲状腺肿大即使应用同位素碘治疗也不容易缓解。

5. 只有手术才能治疗的病例，如甲亢合并甲状腺恶性肿瘤。甲亢合并有潜在性分化癌的频率高。为手术适应证的恶性肿瘤均为显性癌。合并甲状腺良性肿瘤体积比较大者也是手术对象。

6. 可以说社会性适应情况，希望早期缓解拒绝同位素碘治疗病例，如到医疗机构不发达的国家或地区工作，或无法定期到医院复查的病例也是手术对象。从美容角度看劝其手术治疗。患者自身熟知甲亢病态也多数希望手术治疗。

三、甲状腺次全切除术

（一）手术目的

甲状腺大部分切除，使甲状腺刺激发生反应的甲状腺滤泡细胞数目减少，使分泌甲状腺激素保持正常状态。

（二）术前准备

如前所述甲亢手术主要使甲状腺功能恢复正常。如果甲状腺功能正常的话，那么完全不用担心术后发生甲状腺危象。通常使用抗甲状腺药物可使甲状腺功能正常化。当其药物疗效差，副作用强无法继续服药时可用如下方法使甲状腺功能正常化，即：只用抗甲状腺药物，抗甲状腺药物＋碘剂；抗甲状腺药物＋碘剂＋肾上腺皮质激素；抗甲状腺药物＋碘剂＋肾上腺皮质激素＋心得安；只用碘剂；碘剂＋肾上腺皮质激素；碘剂＋肾上腺皮质激素＋心得安；只用心得安。

大剂量碘剂有抑制甲状腺激素分泌与合成的作用。一般轻度或中度甲亢者待甲状腺功能恢复正常时需要服用复方碘溶液，每次10滴，每日3次，连服7～14 d手术，服用碘剂3周以上出现逃逸现象失去作用。

即使应用碘剂甲状腺功能仍呈高功能状态可并用肾上腺皮质激素。肾上腺皮质激素促进 T4 向反 T3 转换以减少血中 T4，使代谢正常化。应用地塞米松，倍他米松 6 ~ 8 mg，4 ~ 6 d 口服。如脉搏频数时可并用心得安。也有单用心得安作术前准备的方法。因术前术后心得安的剂量不好掌握，术后 1 周继续口服心得安。有少数患者术后发生甲状腺危象。

（三）甲状腺次全切除手术操作要点

为了获得确实治疗效果，应该施行并发症少的手术方式。现在一般广泛施行甲状腺次全切除术。为了保护喉返神经及甲状旁腺，手术开始时不要触及甲状腺背侧。尽可能保留甲状腺后方被膜。也有确认喉返神经后再施行甲状腺次全切除。当甲状腺肿比较大或甲状腺与周围组织粘连密切病例，确认喉返神经很困难。一般甲状腺残留量两侧为 4 ~ 6 g。Feliciano 认为甲亢手术的新进展，即：①保留甲状腺下动脉可确保上甲状旁腺的血液循环。②保留喉上神经外支。③完整切除锥体叶。④甲状旁腺自家移植。⑤置放持续吸引的引流管。

（四）手术步骤

（1）切口与颈前肌群显露。切开皮肤及颈阔肌，显露胸锁乳突肌，胸骨甲状肌的前面。

（2）手术入路。一般常用正中与侧方手术入路，可用正中颈白线纵行切开，直达甲状腺峡部，用于甲状腺瘤非常小，可以很好地观察甲状腺左右叶。如图 5-1 所示的侧方手术入路充分显露甲状腺上、下动静脉，喉返神经与甲状旁腺。当锥体叶大时难以处理。于胸锁乳突肌前缘切开筋膜剥离胸骨舌骨肌与胸骨甲状肌间隙。直达甲状腺表面。

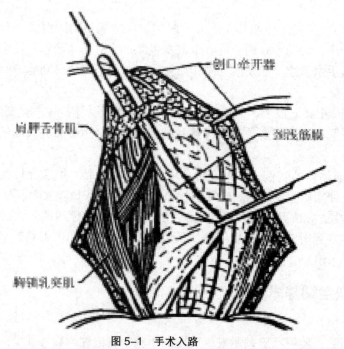

图 5-1　手术入路

（3）显露甲状腺上动静脉。以甲状腺钳子挟持甲状腺上极附近，将甲状腺向前下方牵引，仔细剥离显露甲状腺上动静脉分支，通过止血钳子。

（4）结扎切断甲状腺上动静脉。于甲状腺上动静脉分支的头侧通过结扎线行双重结扎。紧贴甲状腺上极结扎甲状腺上动静脉的前支，外侧支，保留，背支。

（5）结扎切断甲状腺中静脉，向正中方向夹持甲状腺，显露甲状腺侧方的甲状腺中静脉，双重结扎。

（6）显露甲状腺下动脉，喉返神经。靠近颈总动脉，牵引甲状腺侧方，使甲状腺下动脉紧张，剥离其周围组织，确认喉返神经，此图中系喉返神经位于甲状腺下动脉主干之下处。

（7）确认喉返神经与甲状旁腺。如图 5-2 所示喉返神经位于甲状腺下动脉分支间或外侧，各占

20%，余下 10% 系甲状腺下动脉不发达难以确认。

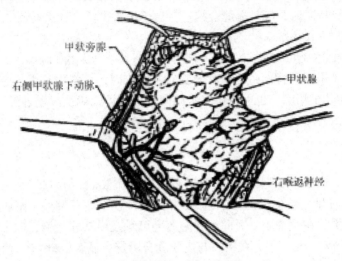

图 5-2 确认喉返神经与甲状旁腺

（8）结扎切断甲状腺下动脉。结扎甲状腺下动脉，术后甲状旁腺功能减退症发生率不增高。注意不要将甲状腺下动脉与喉返神经一起结扎。数针缝合甲状腺峡部的实质遮断对侧叶的血流。为了保护后方甲状腺与甲状旁腺按甲状腺后方缝合结扎一周。

（9）切除甲状腺侧叶。首先切断峡部锐性剥离气管与甲状腺之间隙，应用手术刀切除甲状腺，其断端缝合止血。一般先切除右叶，同样操作切除左叶，两叶残留量合计 6 ~ 8 g。距离创口数厘米处插入硅胶引流管，24 ~ 48 h 拔引流管。

四、甲状腺超次全切除术（栗原手术）

（一）甲状腺次全切除术后有 10% ~ 20% 患者甲亢复发

日本国栗原英夫教授首创甲状腺超次全切除术。指甲状腺组织残留量为 2 g 的甲状腺切除手术。施行此手术可使原发性甲状腺功能亢进症百分之百缓解而治愈。其理由系一般的甲状腺次全切除不能完全去除甲状腺刺激抗体，患者认为手术是唯一最好治疗措施术后不应复发；当甲状腺组织残留量 2 g 以下术后无复发病例；术后发生甲状腺功能减退可应用甲状腺激素补充疗法调整治疗；甲状腺组织残留量 1.5 ~ 2.0 g 时患者没有正确服用甲状腺激素呈潜在性甲状腺功能减退症，但不会呈现严重甲状腺功能减退状态。

（二）手术要点

1. 需特殊准备的器械

为了确认游离甲状旁腺与喉返神经准备一个手术用放大镜与几把小蚊式钳子，甲状腺钳子或二齿式宫颈钳子；甲状腺组织残留量模型用黄铜制造，由 6 g 至 1 g 等 6 个模型。

2. 为了完成此术式需要研习

（1）甲状旁腺及甲状腺游离手术技术。

（2）确认喉返神经方法。

（3）关于 Berry 韧带周围的局部解剖等。

3. 游离甲状旁腺的方法如下进行

将覆盖甲状腺表面的外科被膜剥离开，去显露甲状旁腺，需将支配甲状旁腺的血管分支与甲状腺交通支一支一支地仔细处理，将其向外侧游离。发现甲状旁腺有血液循环障碍时，应将其细切后移植于胸锁乳突肌内。

4. 确认喉返神经的方法

多数术者喜欢应用喉返神经与甲状腺下动脉交叉部位判断确定。一般从外侧游离甲状腺在第 1 第 2

气管软骨高度的所谓 Zuckerkandl 结节背部，Berry 韧带外侧可见喉返神经。本法优点在于此部位肯定有喉返神经，因为喉返神经不贯穿甲状腺与 Berry 韧带，故在甲状腺表面仔细地游离不会损伤喉返神经。如果错误地将一侧喉返神经切断时，应对端缝合神经，对于正常生活没什么妨碍。

5. 甲状腺残留量问题

游离甲状旁腺，确认喉返神经，在左右 Berry 韧带周围只留下 1 g 甲状腺组织，甲状腺残留组织位于喉返神经前内侧。手术中于甲状腺背面游离甲状旁腺非常困难时，可将附有甲状旁腺的甲状腺组织残留量大小为 1 g 至 2 g 而对侧叶全切除。也可将甲状旁腺向背外侧游离确认喉返神经，使左右 Berry 韧带周围各留下 1 g 甲状腺组织。

（三）手术步骤

1. 切口与显露甲状腺

皮肤切口位置在胸骨上缘 1 ~ 1.5 横指处，沿着皮肤皱纹作 Kocher 切口。如需延长皮肤切口尽量延向侧方，避免沿颈部纵向切开（图 5-3）。与皮肤切开的同一线上切开游离颈阔肌。用组织钳子将皮下组织与颈阔肌一同夹持上提，在颈阔肌下面向上方游离到可触及甲状腺上极，向下方游离到可触及锁骨上缘为止。将皮瓣在上方固定二处，下方在中央与皮肤缝合固定。显露出覆盖有颈浅筋膜的胸骨舌骨肌。显露甲状腺有三种方法（图 5-4，图 5-5，图 5-6）。当甲状腺肿小时可行正中切开，一般行颈前肌群于两方外侧切开加横行切断颈前肌群；甲状腺肿大时再加肩胛舌骨肌也横行切断，能触及左右甲状腺上极为止。颈前肌群横行切断时，先将胸骨舌骨肌的上、下两侧的肌肉全层缝合结扎切断，即在胸骨舌骨肌背面插入两把 Kocher 钳子在两钳子之间以电刀切断。再将胸骨甲状肌也双重结扎其间切断。因为胸锁乳突肌，胸骨舌骨肌与胸骨甲状肌以各自筋膜覆盖，且三者之间血管穿通支很少均为疏松地结合。将颈前肌横行切开时，很容易用手指剥离开颈前肌的间隙。

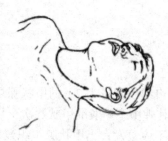

图 5-3 皮肤切口

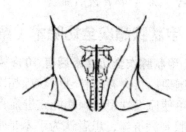

图 5-4 正中切开

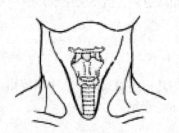

图 5-5 双外侧切开

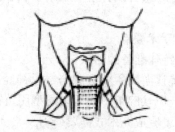

图 5-6 颈前肌群横行切断

2. 游离甲状腺

（1）因甲状腺与胸骨甲状肌之间有小血管穿通支，应当一支一支地仔细钳夹止血进行剥离。甲状腺肿比较大时，游离胸骨甲状肌的外侧，尤其是上方充分剥离后处理甲状腺上极就容易多了。游离外侧时因血管多必须慎重剥离。这样制止出血可顺利地将甲状腺暴露出来。

（2）从峡部上方游离甲状腺及锥体叶需紧贴甲状腺，结扎切断甲状腺上动脉前支外侧支如图 5-7。为了保留甲状旁腺血液循环，不能切断甲状腺上动脉的背支，甲状腺上极背侧不要剥离很深、避免损伤甲状旁腺。从外侧向背部平行剥离不会损伤喉上神经外支。

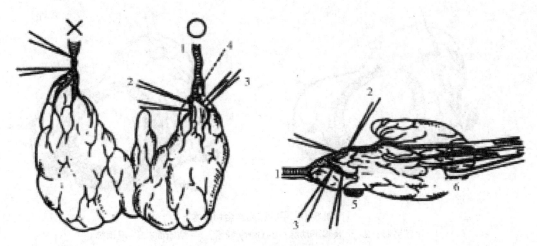

图 5-7　游离甲状腺的术式

游离上极时，保留甲状腺上动脉背支，保留上甲状旁腺血循，左图不要像 X 那样集束结扎。只结扎甲状腺上动脉的前支与外侧支。

1- 甲状腺上动脉主干；2- 前支；3- 外侧支；4- 背支；5- 甲状旁腺；6- 甲状腺右侧叶

（3）在游离甲状腺外侧与下极时，应用甲状腺钳子或组织钳子将甲状腺向内侧牵引，切断结扎甲状腺中静脉，继续游离一直到甲状腺后被膜处，此时应将覆盖于甲状腺表面的薄薄的纤维性被膜（外科被膜）用蚊式钳子剥离。将与甲状腺之间疏松结缔组织用剪刀锐性剥离将甲状腺向前方游离起来。当处理甲状腺动静脉时尽可能靠近甲状腺被膜处结扎切断。并不损伤甲状旁腺血液循环。当甲状腺残留量小时，甚至气管，食管以至甲状腺上动脉向甲状旁腺的侧支循环也减少，故不结扎甲状腺下动脉主干可保留甲状旁腺的血液循环。

3. 游离甲状旁腺

一般行甲状腺次全切除时，即使甲状旁腺位于前方也不会损伤甲状旁腺。当甲状腺切除很多时两叶总残留量为 2 g 以下，为了保留甲状旁腺血循必须将甲状旁腺从甲状腺上游离下来移向背外侧，将黄色物体全部留下。

如图 5-8 所示按点线作切断面不会损伤甲状旁腺。

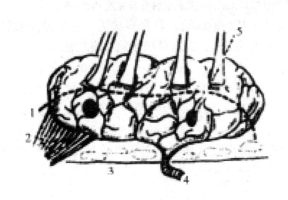
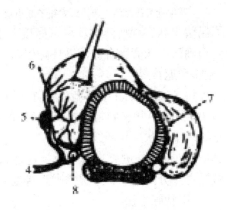

图 5-8　游离甲状旁腺的术式

1- 切断线；2- 喉头；3- 食管；4- 甲状腺下动脉；5- 甲状旁腺；6- 切断面；7- 气管；8- 喉返神经

施行甲状腺超次全切除时，残留甲状腺组织非常小，多数情况下必须将甲状旁腺游离移动到后被膜处。在游离甲状旁腺时，为了保留其血液循环尽可能远离甲状旁腺而靠近甲状腺处结扎切断血管，如图 5-9 中的点线为甲状腺切断面，位于 Berry 韧带处的残留甲状腺组织重量约 1 g。

游离移动甲状旁腺处理血管时，尽可能距甲状腺近，离甲状旁腺远些。点线为切断面，甲状腺残留量为 1 g。

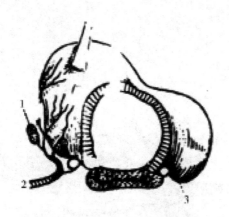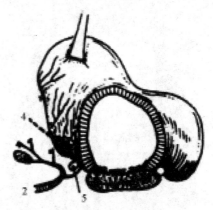

图 5-9　甲状腺超次全切除术

1- 甲状旁腺；2- 甲状腺下动脉；3-Berry 韧带；4- 切断面；5- 喉返神经

　　如图 5-10 所示，将甲状腺向前内方向边牵引，边将甲状腺由外侧向背部纵深进行剥离。在第 1 第 2 气管软骨高度可见甲状腺呈半球状隆起部分称为 Zuckcrkandl 结节。

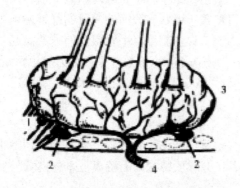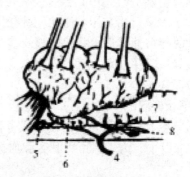

图 5-10　第 1 ～ 2 气管软骨高度有个半球状隆起称为 Zuckerkandl 结节

1- 喉头；9- 甲状腺；3- 甲状腺右侧叶；4- 甲状腺下动脉；5- 甲状旁腺；6-Zuckerkandl 结节；7- 气管；8- 喉返神经当游离甲状旁腺之际，应用蚊式钳子或小镊子将覆盖甲状腺表面的外科被膜钝性分离显露甲状旁腺。

　　为了保留甲状旁腺血液循环尽可能接近于甲状腺处结扎切断血管，反复多次进行这个操作来游离甲状旁腺。当确认甲状旁腺有血液循环障碍时，应将其细切成 1 mm³ 大小移植于胸锁乳突肌内。

　　4. 显露喉返神经

　　进一步将 Zuckerkandl 结节剥离到背侧可显露出喉返神经，如图 5-11 所示，其内侧可见 Berry 韧带。此 Berry 韧带系将甲状腺固定于喉头与气管的结缔组织。Berry 韧带周围残留甲状腺组织重量约有 1 g。图中的点线表示甲状腺切断线。

　　在 Berry 韧带的外侧肯定有喉返神经走行。如果需要游离喉返神经则必须沿着神经走行插入蚊式钳子，边做隧道式分离组织，边显露喉返神经可追溯到喉返神经入喉之处。

　　5. 切除甲状腺方法

　　游离甲状腺上极背侧到 Berry 韧带附近，游离甲状腺下极到气管前外侧的 Berry 韧带附近，将韧带周围的甲状腺组织保留下来，左右叶各 1 g。也可行一侧叶切除对侧叶保留 2 g。

　　切除甲状腺之前，将峡部由气管前游离下来，然后通过两根粗丝线分别结扎峡部，结扎线之间横断峡部，向左右侧叶分离。在切除甲状腺之前，在切线以下细丝线缝合结扎一周后，这样切除甲状腺组织时可呈无血状态。

　　如图 5-12A、B 于左右 Berry 韧带附近各叶残留 1 g 组织。

　　如图 5-12C、D- 侧叶切除对侧叶残留 2 g 组织。

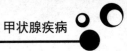

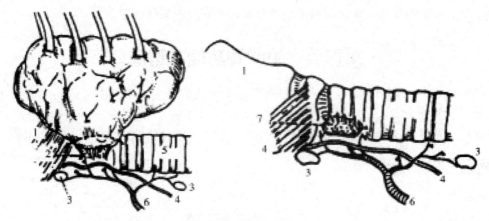

图 5-11　显露喉返神经其内侧可见 Berry 韧带，韧带周围可残留 lg 甲状腺组织，图中点线为切断线

1- 喉头；2-Berry 韧带；3- 甲状旁腺；4- 喉返神经；5- 气管；6- 甲状腺下动脉；7- 残留甲状腺组织

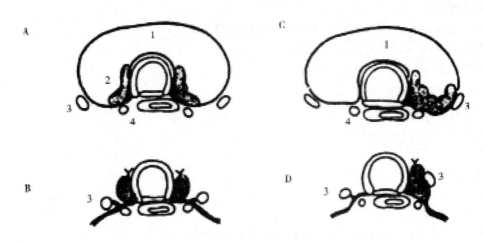

图 5-12　切除方法

1- 切除甲状腺组织；2- 甲状腺残留部；3- 甲状旁腺；4- 喉返神经

6. 测量甲状腺残留量

经常应用佐佐木纯教授研制发明的甲状腺残留量模型，在手术中加以比较判定甲状腺组织残留量多少。

7. 切口缝合

需要冲洗创腔确认无出血，胸骨柄下 3 cm 皮肤戳孔，置剪有侧孔的胶管持续负压引流创腔。缝合颈前肌群，再仔细缝合切断的颈阔肌与皮肤。

8. 确认声带功能

手术结束时，患者麻醉清醒拔除气管内插管之际用喉镜检查确认声带功能。

（四）术后处置

术后第二天早晨开始离床洗漱饮食活动。饮食从喝茶水、喝粥开始。最初不要饮用果汁那样有刺激性饮料。如果没有误咽、恶心呕吐，可适应患者情况逐渐改成普食。甲状腺超次全切除术后可导致甲状腺功能减退症或潜在性甲状腺功能减退症。故术后继续进行甲状腺功能检查适当补充甲状腺激素。

年轻人（20 岁左右年龄段），甲状腺很大（40 g 以上）甲状腺刺激抗体 TRAb 呈高值者单纯行甲状腺次全切除术后易复发，认为均是甲状腺超次全切除术适应证。因本手术的术后患者均无甲亢复发，且术中边确认喉返神经及甲状旁腺边进行手术，故并发症极少。术中仔细手术操作处理血管，出血量极少经常不输血也不必备血。

因术后一过性甲状腺功能减退，故术后所有病例均需服用左旋甲状腺素钠（商品名优甲乐）。术后

3个月甲状腺功能降低到最低值。一年后恢复正常。一部分患者一年后 TSH 还很高可能是潜在性功能减退症。如果医生正确地指导患者坚持服用甲状腺激素可达到预期治疗效果。

第四节　甲状腺功能减退症

甲状腺功能减退症简称甲减，是由多种原因引起的甲状腺激素（thyroid hormone，TH）合成、分泌或生理效应不足所致的全身性疾病，依起病年龄分为：①呆小病，功能减退起病于胎儿或新生儿。②幼年型甲减，起病于儿童。③成年型甲减，起病于成年，病情严重时各型均表现为黏液性水肿。

一、病因

见表5-1。

表 5-1　甲减的病因分类

一、甲状腺性或原发性甲减

　（一）获得性

　1.甲状腺自身受破坏

　（1）特发性黏液性水肿（可能为慢性淋巴细胞性甲状腺炎的后果）

　（2）桥本氏甲状腺炎（慢性淋巴细胞性甲状腺炎）

　（3）甲亢 ^{131} I 治疗后

　（4）甲状腺全切或次全切除手术后

　（5）颈部疾病放射治疗后

　（6）亚急性甲状腺炎（一般为暂时性）

　（7）胱氨酸症

　2.甲状腺激素合成障碍

　（1）缺碘性地方性甲状腺肿

　（2）碘过多（每日摄入 >6 mg）

　（3）药物诱发：锂、硫脲类、磺胺类、对氨柳酸、过氯酸钾、SCN 等

　（4）致甲状腺肿物质：某些白菜、芜菁、甘蓝、木薯等

　（二）先天性

　1.孕妇缺碘或口服过量抗甲状腺药物

　2.胎儿甲状腺激素合成酶系异常

　3.甲状腺生长发育异常

二、垂体性或称继发性甲减

　（一）垂体肿瘤

　（二）垂体手术或放射治疗后

　（三）Sheehan 综合征

　（四）特发性甲减（有时为单一 TSH 分泌不足）

三、下丘脑性或称三发性甲减

　（一）肿瘤

　（二）慢性炎症或嗜酸性肉芽肿

　（三）放射治疗后

四、甲状腺激素抵抗综合征或外周型甲状腺激素受体抵抗性甲减

甲减病因有多种，以甲状腺性为多见，其次为垂体性，下丘脑性及 TH 抵抗性少见。发病机制也随病因类型不同而异。

临床以起病年龄分类较为实用，因此病因亦按起病年龄分述如下。

（一）呆小病（克汀病）

呆小病（克汀病）分为地方性及散发性两种类型，具体如下。

1. 地方性呆小病

主要见于地方性甲状腺肿流行地区，因母体缺碘，使胎儿供碘不足，以致其甲状腺发育不全和激素合成不足。此型甲减对迅速生长中的胎儿的神经系统特别是大脑发育危害极大，易造成神经系统不可逆的损害。某些胎儿在碘缺乏或甲状腺激素不足的情况下有发生呆小病的倾向，其发病机制可能与遗传因素有关。

2. 散发性呆小病

病因未明，散发于各个地区，母体既无缺碘，又无甲状腺肿的病史。一般是先天性的原因引起胎儿期甲状腺发育不全或甲状腺激素合成障碍所致。胎儿期甲状腺不发育或发育不全可能是母体妊娠期患有某些甲状腺自身免疫性疾病，即血清中产生了破坏甲状腺细胞的自身抗体，后者通过胎盘进入胎儿体内，对胎儿甲状腺细胞起到破坏作用，使其甲状腺变小、硬化、萎缩，常被称之为无甲状腺性克汀病。在少数情况下，母体在妊娠期间服用抗甲状腺药物或其他的致甲状腺肿物质，使胎儿的甲状腺发育或甲状腺激素合成发生障碍；所谓甲状腺肿性克汀病也可由于近亲结婚所致的某些遗传基因缺陷造成。由于甲状腺激素合成障碍，TSH分泌代偿性增多，造成甲状腺肿大。

甲状腺激素合成障碍常有家族史，共分为五型。

（1）甲状腺集碘功能障碍：影响碘的浓集，这种缺陷可能是由于参与碘进入细胞的"碘泵"发生障碍。

（2）碘的有机化过程障碍：包括过氧化物酶缺陷和碘化酶缺陷，使酪氨酸不能碘化或碘化的酪氨酸不能形成单碘及双碘酪氨酸。

（3）碘化酪氨酸偶联缺陷：甲状腺已生成的单碘及双碘酪氨酸发生偶联障碍，以致T4、T3合成减少。

（4）碘化酪氨酸脱碘缺陷：因脱碘酶缺乏，碘化酪氨酸不能脱碘而大量存于血中而不能被腺体利用，并从尿中排出，间接引起碘的丢失过多。

（5）甲状腺球蛋白合成与分解异常：酪氨酸残基的碘化及由碘化酪氨酸残基形成T3、T4的过程，都是在完整的甲状腺球蛋白分子中进行。甲状腺球蛋白异常，可致T3、T4合成减少，并可产生不溶于丁醇的球蛋白，影响T4、T3的生物效应。

（二）幼年甲状腺功能减退症

病因与成人患者相同。

（三）成年甲状腺功能减退症

该病于成年期发病，常引起黏液性水肿，按累及的器官分为甲状腺性（甲状腺激素缺乏）；垂体性或下丘脑性（促甲状腺激素及释放激素缺乏）；周围性（末梢组织对甲状腺激素不应症）三大类型，具体如下。

1. 甲状腺性甲减

由于甲状腺本身病变致甲状腺激素缺乏，有原发性和继发性两种病因：

（1）原发性：病因未明，故又称"特发性"。可能与甲状腺自身免疫反应有关，病例较多发生甲状腺萎缩，为甲减发病率的5%，偶见由Graves病转化而来。亦可为多发性内分泌功能减退综合征（Sehmidt综合征）表现之一。

（2）继发性：有以下比较明确的病因：①甲状腺破坏：甲状腺手术切除，放射性碘或放射线治疗后。②甲状腺炎：与自身免疫有关的慢性淋巴细胞性甲状腺炎，由亚急性甲状腺炎引起者罕见。③伴甲状腺肿或结节的功能减退：慢性淋巴细胞性甲状腺炎多见，偶见侵袭性纤维性（Reidel's）甲状腺炎，可伴有缺碘所致的结节性地方性甲状腺肿和散发性甲状腺肿。④腺内广泛病变：多见于晚期甲状腺癌和转移性肿瘤，少见于甲状腺结核、淀粉样变、甲状腺淋巴瘤等。⑤药物：抗甲状腺药物治疗过量；摄取碘化物（有机碘或无机碘）过多；使用阻碍碘化物进入甲状腺的药物，如过氯酸钾、对氨基水杨酸钠、保泰松、磺胺类药物、碳酸锂等。

2. 由于促甲状腺激素或释放激素不足引起的甲减

（1）垂体性甲减：由于垂体前叶功能减退，使促甲状腺激素（TSH）分泌不足所致，常称为"垂体性甲状腺功能减退"。可因肿瘤、手术、放疗和产后垂体坏死所致。垂体前叶被破坏广泛者，多表现为复合性促激素分泌减少；个别原因不明者表现为单一性 TSH 分泌不足，但较少见。本症最常见的疾病为席汉综合征，嫌色细胞瘤及颅咽管瘤。

（2）下丘脑性甲减：由于下丘脑及其周围组织病变（肿瘤、炎症、变性、出血等）使 TRH 分泌不足而发病。又称为下丘脑性（或三发性）甲状腺功能减退症。本型甲减典型表现为血中促甲状腺激素低值，经用 TRH 刺激，血中 TSH 可增高。

3. 周围性甲减

周围性甲减指末梢组织对甲状腺激素不应症。主要是周围组织的甲状腺激素受体缺陷或数目减少，使组织对甲状腺激素的敏感性降低，而出现功能低下现象。本病多为先天性、家族性发病，父母往往为近亲结婚，本病又称 Refetoff 症群。此外，有的患者是由于甲状腺分泌的 T4 不能转变为 T3 而转变为无生物活性的反 T3（rT3），其特点是血中 rT3 增多。多见于营养不良症、神经性呕吐等。另一种是血中出现能与甲状腺激素结合的抗体，使甲状腺激素失去生物效应，因而出现甲减症。

二、病理

（一）甲状腺

按病因不同分为以下两种类型。

1. 萎缩性病变

多见于桥本氏甲状腺炎等，早期腺体内有大量淋巴细胞、浆细胞等炎症性浸润，久之腺泡受损代之以纤维组织，残余腺泡细胞变矮小，泡内胶质显著减少。放疗和手术后患者的甲状腺也明显萎缩。继发性甲减者也有腺体缩小，腺泡萎缩，上皮细胞扁平，泡腔内充满胶质。呆小病者除由于激素合成障碍致腺体增生肥大外，一般均呈萎缩性改变，甚至发育不全或缺如。

2. 甲状腺肿大伴多结节性改变

常见于地方性甲状腺肿流行地区，由于缺碘所致；桥本氏甲状腺炎后期也可伴结节；药物所致者，腺体可呈代偿性弥漫性肿大。

（二）垂体

原发性甲减由于 TH 减少，反馈性抑制减弱而 TSH 细胞增生肥大，嗜碱粒细胞变性，久之腺垂体增大，甚或发生腺瘤，或同时伴高催乳素血症。垂体性甲减患者，其垂体萎缩，或有肿瘤、肉芽肿等病变。

（三）其他

皮肤角化，真皮层有黏多糖沉积，PAS 或甲苯胺蓝染色阳性，形成黏液性水肿。内脏细胞间有同样物质沉积，严重病例有浆膜腔积液。骨骼肌、平滑肌、心肌均有间质水肿，肌纹消失，肌纤维肿胀断裂，并有空泡。脑细胞萎缩，胶质化和灶性衰变。肾小球和肾小管基膜增厚，内皮及系膜细胞增生。胃肠黏膜萎缩以及动脉硬化等。

三、临床表现

临床表现一般取决于起病年龄，成年型甲减主要影响代谢及脏器功能，及时诊治多属可逆性。发生于胎儿或婴幼儿时，由于大脑和骨骼的生长发育受阻，可致身材矮小和智力低下，多属不可逆性。另外根据疾病演变过程及临床症状轻重，可表现为暂时性甲减（一过性甲减）、亚临床甲减（无临床症状 TSH 升高，血清 FT4 正常或稍低）、轻度甲减、重度甲减（黏液性水肿甚至昏迷）。

（一）呆小病

初生儿症状不明显，于出生后数周内出现症状，起病越早病情越严重。病因较多，但临床表现有共性，也各有其特点，共同表现有皮肤苍白、增厚、多折皱、多鳞屑，口唇厚、流涎、舌大外伸、口常张开、

外貌丑陋、表情呆钝、鼻梁扁塌、鼻上翘、前额多皱纹，身材矮小，四肢粗短，出牙、换牙延迟，骨龄延迟，行走晚呈鸭步，心率慢，心浊音区扩大，腹饱满膨大伴脐疝，性器官发育延迟。

呆小病的特殊表现如下。

1. 先天性甲状腺发育不全

腺体发育异常的程度决定其症状出现的早晚及轻重。腺体完全缺如者，症状出现在出生后 1 ~ 3 个月，症状较重，甲状腺不肿大。如残留部分腺体或异位时，症状多出现在 6 个月 ~ 2 岁，可伴有代偿性甲状腺肿大。

2. 先天性甲状腺激素合成障碍

一般在新生儿期症状不明显，以后逐渐出现代偿性甲状腺肿，多为显著肿大。典型的甲状腺功能低下出现较晚，称为甲状腺肿性呆小病，可能为常染色体隐性遗传。在碘有机化障碍过程中除有甲状腺肿和甲状腺功能低下症状外，常伴有先天性神经性聋哑，称为 Pendred 综合征。上述二型多见于散发性呆小病，因其母体不缺碘且甲状腺功能正常，胎儿自身虽不能合成甲状腺激素，但能从母体得到补偿，故不致造成神经系统严重损害。出生后 3 个月左右，母体赋予的甲状腺激素已耗尽，由于本身甲状腺发育不全或缺如或由于激素合成障碍，使体内甲状腺素缺乏，从而出现甲状腺功能低下症状，但智力影响较轻。

3. 先天性缺碘

因母亲患地方性甲状腺肿，造成体内胎儿缺碘，胎儿及母体的甲状腺激素合成均不足，胎儿神经系统发育所必需的酶生成受阻或活性下降。造成胎儿神经系统严重而不可逆的损害，出生后永久性智力低下，听力、语言障碍。患儿出生后若供碘情况好转，甲状腺激素合成得到加强，甲状腺功能低下症状可不明显，

这种类型又称为"神经型"克汀病。

4. 母体怀孕期服用致甲状腺肿制剂或食物

某些食物（卷心菜、大豆）和药物（对氨水杨酸、硫脲类、保泰松及碘剂）中致甲状腺肿物质能通过胎盘屏障，影响甲状腺功能，胎儿出生后引起一过性甲状腺肿大，甚至甲状腺功能低下，此型临床表现轻微、短暂，常不易发现，如母亲妊娠期服大量碘剂且时间较长，碘化物通过胎盘屏障导致新生儿甲状腺肿，巨大者可引起初生儿窒息死亡，哺乳期中碘通过乳汁进入婴儿体内可引起甲状腺肿伴甲减。

（二）幼年型甲减

该病临床表现随起病年龄而异，年龄小者临床表现与呆小病相似。较大儿童及青春期发病者，大多似成人型甲减。

（三）成年型甲减

多见于中年女性，男女之比为 1 :（5 ~ 10），除手术或放射治疗腺体受累者外，多数起病隐袭，发展缓慢，早期缺乏特征，有时长达 10 余年后始有典型表现。

1. 一般表现

有畏寒、少汗、乏力、少言、懒动、动作缓慢，体温偏低，食欲减退而体重无明显减轻。典型黏液性水肿往往呈现表情淡漠、面色苍白，眼睑水肿，唇厚舌大，全身皮肤干燥、增厚、粗糙多落屑，毛发脱落，少数患者指甲厚而脆、多裂纹，踝部非凹陷性水肿。由于贫血与胡萝卜素血症，可致手脚掌呈姜黄色。

2. 精神神经系统

精神迟钝，嗜睡，理解力和记忆力减退。听觉、触觉、嗅觉均迟钝，伴有耳鸣、头晕，有时多虑而有神经质表现，可发生妄想、幻觉、抑郁或偏狂。严重者可有精神失常，呈木僵、痴呆、昏睡状，在久病未获治疗及刚接受治疗的患者易患精神病，一般认为精神症状与脑细胞对氧和葡萄糖的代谢减低有关。因黏蛋白沉积可致小脑功能障碍，呈共济失调、眼球震颤等。亦可有手足麻木，痛觉异常，腱反射变化具有特征性，反射的收缩期往往敏捷、活泼，而松弛期延缓，跟腱反射减退，膝反射多正常，脑电图亦可异常。

3. 心血管系统

脉搏缓慢，心动过缓，心音低弱，心输出量减低，常为正常值的一半，由于组织耗氧量和心输出量

减低相平行,故心肌耗氧量减少,很少发生心绞痛和心力衰竭。但个别患者可出现心肌梗死的心电图表现,经治疗后可消失。超声心动图常提示心包积液,很少发生心包填塞。同时也可有胸腔或腹腔积液,久病者由于血胆固醇增高,易发生冠心病。

4. 肌肉和骨骼

肌肉松弛无力,主要累及肩、背部肌肉,也可有肌肉暂时性强直、痉挛、疼痛或出现齿轮样动作,腹背肌及腓肠肌可因痉挛而疼痛,关节亦常疼痛,骨质密度可增高,少数病例可有肌肥大。

5. 消化系统

常有厌食、腹胀、便秘,严重者发生麻痹性肠梗阻,或黏液性水肿巨结肠。由于胃酸缺乏或吸收维生素 B_{12} 障碍,可导致缺铁性贫血或恶性贫血,胆囊收缩减弱而有时胀大。

6. 呼吸系统

由于肥胖、黏液性水肿、胸腔积液、贫血及循环系统功能降低等综合因素可导致呼吸急促,肺泡中二氧化碳弥散能力降低,从而产生呼吸道症状,甚至二氧化碳麻醉现象。

7. 内分泌系统

性欲减退,男性出现阳痿,女性多有不育症。长期患本病者体重常常增加。原发性甲减,由于TSH增高,可同时出现泌乳素增高,从而出现溢乳,肾上腺皮质功能一般比正常低,血、尿皮质醇降低,ACTH 分泌正常或降低,如伴有原发性自身免疫性肾上腺皮质功能减退症和糖尿病称为多发性内分泌功能减退综合征(Schmidt 综合征)。在应激或快速甲状腺激素替代治疗时上述病情可加速产生。

8. 泌尿系统及水电解质代谢

肾血流量降低,酚红试验排泌延缓,肾小球基膜增厚可出现少量蛋白尿,水利尿作用较差。由于肾脏排水功能受损,导致组织水潴留。Na^+ 交换增加,出现低血钠。血清 Mg^{2+} 增高。

9. 血液系统

甲状腺激素缺乏使造血功能遭到抑制,红细胞生成素减少,胃酸缺乏使铁和维生素 B_{12} 吸收障碍,加之月经量多,致使患者 2/3 可有轻、中度正常色素或低色素小细胞型贫血,少数恶性贫血(大红细胞型),血沉增快,Ⅶ和Ⅸ因子缺乏导致机体凝血机制减弱,易发生出血倾向。

10. 黏液性水肿昏迷

常见于病情严重者,特别是年老长期未获治疗者。大多在冬季寒冷时发病,受寒及感染是常见的诱因,其他如创伤、手术、麻醉、使用镇静剂等均可促发。昏迷前常有嗜睡,四肢昏迷时松弛,反射消失,体温可降至33℃以下,呼吸浅慢,心动过缓,心音微弱,血压降低、休克,常可伴有心、肾衰竭而危及生命。

四、实验室检查

(一)一般检查

1. 由于 TH 不足影响促红细胞生成素合成,而骨髓造血功能减低,可致轻、中度正常细胞型正常包素性贫血,由于月经量多而致失血及铁吸收障碍,可引起小细胞低色素性贫血,少数由于胃酸低、缺乏内因子维生素 B_{12} 或叶酸可致大细胞性贫血。

2. 基础代谢率减低,常在 -15% 以下,有的在 -45% ~ -35%,严重者达 -70%。

3. 血清胡萝卜素增高。

4. 病因起始于甲状腺者,胆固醇、甘油三酯、G- 脂蛋白均升高;病因始于垂体或下丘脑者胆固醇多属正常或偏低,但克汀病婴儿,甘油三酯增高,LDE 增高,HDL- 胆固醇降低。

5. 跟腱反射迟缓,时间延长,常大于 360 ms,严重者达,500 ~ 600 ms。

6. 磷酸肌酸激酶(CPK)乳酸脱氢酶(LDH)增高,尿 17- 酮类固醇,17- 羟类固醇降低。糖耐量试验呈扁平曲线,胰岛素反应延迟。

7. 心电图示低电压,窦性心动过缓,T 波低平或倒置,偶有 P–R 间期延长及 QRS 波时限增加。

8. 脑电图检查某些呆小病患者有弥漫性异常,频率偏低,节律不齐,有阵发性双 Q 波,无 a 波提示脑中枢功能障碍。

9. 骨龄检查有助于呆小病的早期诊断. X 线片骨骼特征有：骨龄延迟，骨骺与骨干愈合延迟，成骨中心骨化不均匀呈斑点状（多发性骨化灶）。95% 呆小病患者蝶鞍的形态异常。心影在胸片常为弥漫性增大，记波摄影及超声波检查示心包积液。

10. 甲状腺 ECT 检查有助于检查甲状腺形态，诊断先天性缺如及甲状腺异位功能不全所致的甲减，判断亚急性甲状腺炎性甲减或桥本氏甲炎所致的甲减。并根据甲状腺内核素分布情况间接判断甲状腺的功能情况。

（二）甲状腺功能检查

（1）血清 TSH（或 STSH）升高为原发性甲减最早表现；垂体性或下丘脑性甲减，TSH 则偏低乃至测不出，同时可伴有其他垂体前叶激素分泌低下。不管何种类型甲减，血清总 T4 和 FT4 大多均低下，轻症患者 T3 可在正常范围，重症患者可以降低。临床无症状或症状不明显的亚临床型甲减中部分患者血清 T3、T4 可正常，此系甲状腺分泌 T3、T4 减少后，引起 TSH 分泌增多呈进行性代偿反馈的结果。部分患者的 T3 正常，T4 降低，可能是甲状腺在 TSH 刺激下或碘不足情况下合成生物活性较强的 T3 相对增多，或周围组织中的 T4 较多地转化为 T3 的缘故。因此，T4 降低而 T3 正常可视为较早期诊断甲减的指标之一。新生儿采脐血或新生儿血或妊娠 22 周羊水测 sTSH 及 T4 有助于新生儿和胎儿甲减症的早期诊断。另外本病血清 rT3 明显降低，是由于 T4 转化为 T3 倾向增多而减少 rT3 的转化所致。

（2）甲状腺吸 ^{131}I 率明显低于正常，常为低水平曲线，而尿 ^{131}I 排泄量增大。

（3）原发性甲减用促甲状腺激素（TSH）兴奋试验检测，甲状腺摄 ^{131}I 率不升高或血中 T4、T3 增加反应很低，而继发性甲减则可得正常反应。

（4）促甲状腺激素释放激素试验（TRH 兴奋试验）静注 TRH 200 ~ 500μg 后，血清 TSH 无升高反应者提示为垂体性甲减，延迟升高者为下丘脑性，如 TSH 基值已增高，TRH 刺激后更高，提示原发性甲减。

（5）在进行抗体的测定时病因与自身免疫有关的甲减患者，可测出抗甲状腺球蛋白抗体（TGAb）和／或抗微粒体抗体（TMAb），目前认为 TMAb 是抗甲状腺过氧化物酶抗体（TPO）。

五、诊断与鉴别诊断

当甲减临床表现很典型时，诊断并不困难，但早期患者多不典型，特别是呆小病的早期诊断更为重要，为了避免或尽可能减轻永久性智力发育缺陷，应常规进行新生儿的甲状腺激素及 TSH 检查项目，争取早日确诊，早日治疗。在婴儿期应细微观察其生长、发育、面貌、皮肤、饮食、睡眠、大便等各方面的情况。必要时做有关实验室检查，对疑似不能确诊病例，实验室条件有限者，可以行试验治疗，由于呆小病的特殊面容应注意和先天性愚呆（伸舌样痴呆称唐氏综合征）鉴别。

年龄稍长者，智力和体格发育障碍与正常相比日趋明显，诊断不难，但应和其他原因所致的侏儒症相区别。对疑似贫血、肥胖、特发性水肿、慢性肾小球肾炎、肾病综合征、冠心病、低代谢综合征、月经紊乱、垂体前叶功能减退症等病，临床确诊证据不足时，应进行甲状腺功能测定，以资鉴别。对末梢性甲减的诊断有时不易，患有临床甲减征象而血清 T4 浓度增高为主要实验室特点，甲状腺 ^{131}I 摄取率可增高，用 T3、T4 治疗疗效不显著，提示受体不敏感。部分患者可伴有特征性面容、聋哑、点彩样骨骺，甲状腺可以不肿大。

六、预防

预防极为重要，对地方性甲状腺肿流行区，孕妇应供应足够碘化物，妊娠最后 3 ~ 4 个月每日可加服碘化钾 20 ~ 30 mg。妊娠合并 Graves 病用硫脲类药物治疗者，应尽量避免剂量过大，并同时加用小剂量干甲状腺制剂，妊娠期内禁用放射性 ^{131}I 治疗。由于目前国内开展了普及食用加碘盐及在地方性甲状腺肿流行区服碘油等防治工作，呆小病已非常少见。成人甲状腺功能减退，如因手术或放射性 ^{131}I 治疗甲亢引起者，应在治疗时严格掌握甲状腺切除的多少和放射性 ^{131}I 的剂量，尽量避免或减少发生该症。

七、治疗

（一）呆小病的治疗

治疗原则愈早愈好。初生期呆小病最初口服三碘甲状腺原氨酸 5μg，每 8 h 1 次及 L- 甲状腺素钠（T4）25μg/d，3 d 后，T4 增加至 37.5μg/d，6 d 后 T3 改至 2.5μg，每 8 h 一次。在治疗过程中 T4 逐渐增至每日 50μg，而 T3 逐渐减量至停用。或单用 T4 治疗，首量 25μg/d，以后每周增加 25μg/d，3 ~ 4 周后至 100μg ／ d，以后进增缓慢，如临床疗效不满意，剂量可略加大。年龄 9 月至 2 岁婴幼儿每天需要 50 ~ 150μg T4，如果其骨骼生长和成熟没有加快，甲状腺激素可增加，虽然 TSH 值有助于了解治疗是否适当，但是从临床症状改善来了解甲减治疗的情况更为有效，治疗应持续终身。

（二）幼年黏液性水肿治疗

治疗方法与较大的呆小病患儿相同。

（三）成人黏液性水肿治疗

甲状腺激素替代治疗效果显著，并需终身服用。使用的药物制剂有合成甲状腺激素及从动物甲状腺中获得的甲状腺球蛋白。

1. 甲状腺片

其应用普遍，从小剂量开始，每日 15 ~ 30 mg，最终剂量为 120 ~ 240 mg。已用至 240 mg 而不见效，应考虑诊断是否正确或为周围型甲减。当治疗见效至症状改善，脉率及基础代谢率恢复正常时应将剂量减少至适当的维持量，大约每日为 90 ~ 180 mg。如果停药，症状常在 1 ~ 3 个月内复发。治疗过程中如有心悸、心律不齐、心动过速、失眠、烦躁、多汗等症状，应减少用量或暂停服用。

2. T4 或 T3

T4 100μg 或 T3 20 ~ 25μg 相当于干甲状腺片 60 mg。T3 的作用比 T4 和干甲状腺制剂快而强，但作用时间较短，作为替代治疗则干甲状腺片和 T4 比 T3 优越。由于甲状腺干制剂生物效价不稳定，而以 T4 片治疗为优。

3. 甲状腺提取物

USP 和纯化的猪甲状腺球蛋白已用于临床。年龄较轻不伴有心脏疾患者，初次剂量可略偏大，剂量递增也可较快。干甲状腺片可从每日 60 mg 开始，2 周后每日再增 60 mg 至需要的维持量。老年患者剂量应酌情减少，伴有冠心病或其他心脏病史以及有精神症状者，甲状腺激素更应从小剂量开始，并应更缓慢递增，干甲状腺片每日 15 mg 开始，每两周或更久增加一次，每次 15 mg；如导致心绞痛发作，心律不齐或精神症状，应及时减量。

垂体前叶功能减退且病情较重者，为防止发生肾上腺皮质功能不全，甲状腺激素的治疗应在皮质激素替代治疗后开始。

周围型甲减治疗较困难可试用较大剂量 T3。伴有贫血的患者，应给予铁剂、叶酸、维生素 B_{12} 或肝制剂。铁剂治疗时尚须注意胃酸水平，低者须补充。

有心脏症状者除非有充血性心力衰竭者一般不必使用洋地黄，在应用甲状腺制剂后心脏体征及心电图改变等均可逐渐消失。

黏液性水肿昏迷的治疗方法如下。

（1）由于甲状腺片及 T4 作用太慢，故必须选用快速作用的 T3。开始阶段，最好用静脉注射制剂（D，L- 三碘甲状腺原氨酸），首次 40 ~ 120μg，以 T3 每 6h 静注 5 ~ 15μg，直至患者清醒改为口服，如无针剂，可将三碘甲状腺原氨酸片剂研细加水鼻饲，每 4 ~ 6 h 一次，每次 20 ~ 30μg。无快作用制剂时可采用 T4，首次剂量 200 ~ 500μg 静脉注射，以后静脉注射 25μg，每 6 h 一次或每日口服 100μg。也有人主张首次剂量 T4 200μg 及 T3 50μg 静脉注射，以后每日静脉注射 T4 100μg 及 T3 25μg。也可用于甲状腺片每 4 ~ 6 h 一次，每次 40 ~ 60 mg，初生儿剂量可稍大，以后视病情好转递减，有心脏病者，起始宜用较小量，为一般用量的 1/5 ~ 1/4。

（2）给氧、保持气道通畅，必要时可气管切开或插管，保证充分的气体交换。

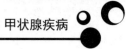

（3）保暖，增加室温，添加被褥，室温要逐渐增加，以免耗氧骤增对患者不利。

（4）每 4 ～ 6 h 给氢化可的松 100 ～ 200 mg 静脉滴注，清醒后如血压稳定可适当减量。

（5）积极控制感染，给予一定量的抗生素。

（6）给予 5% ～ 10% 葡萄糖盐水静点，一般每日仅需 500 ～ 1 000 mL，补液中加维生素 C、氯化钾，并随时注意电解质平衡及酸碱平衡、尿量、血压等，如血压经补液后仍不升者，可用少量升压药，给药时注意心率的变化。因甲状腺激素与升压药合用易发生心率紊乱。

经以上治疗，24 h 左右病情可有好转，一周后可逐渐恢复。如 24 h 后病情不能逆转，多数不能挽救。

第五节　结节性甲状腺肿

一、概述

由于甲状腺非炎性和肿瘤性原因阻碍甲状腺激素合成，而导致垂体前叶分泌多量促甲状腺激素，使甲状腺代偿性肿大，称为单纯性甲状腺肿。甲状腺可呈对称性或多结节性肿大，女性多见。也可呈地方性分布，常因缺碘所致，又称地方性甲状腺肿。当病灶持续存在或反复恶化及缓解时，甲状腺不规则增生或再生，逐渐形成结节，则称为结节性甲状腺肿，为甲状腺外科的常见疾病。

二、临床表现

1. 甲状腺肿大，开始呈弥漫性、对称性，后出现单个或多个大小不等、质地不一的结节，呈不对称性。

2. 甲状腺结节可发生囊性变、坏死、出血、纤维化或钙化，囊内出血或囊性变可在短期内迅速增大，出现疼痛。

3. 结节生长缓慢，可随吞咽上下移动。随腺体增大和结节增多，可出现压迫症状；①气管压迫；出现堵塞感，呼吸不畅，甚至呼吸困难。气管可狭窄、弯曲移位或软化。②食管压迫：巨大甲状腺肿可伸入气管和食管之间，造成吞咽困难。③喉返神经压迫：出现声音嘶哑。④颈交感神经压迫：可出现 Horner 综合征（眼球下陷，瞳孔变小，眼睑下垂）。⑤上腔静脉压迫：上腔静脉综合征（单侧面部、颈部或上肢水肿），往往由于胸骨后甲状腺肿压迫所致，

4. 部分患者可合并甲亢（毒性多结节性甲状腺肿），可出现甲亢症状，但比 Graves 病症状轻。

5. 部分病例的结节可恶变，出现质硬结节，甚至颈部淋巴结肿大。

三、诊断要点

1. 多见于地方性甲状腺肿流行区，病程长，可数年或十数年。多见于成年女性。

2. 甲状腺内可扪及单个或多个大小不等、质地不一的结节，甲状腺肿结节巨大者可伴有压迫症状，如气管压迫、声嘶、Horner 综合征等。

3. 少数可发生癌变，表现为近期肿块迅速增长，并出现恶性变体征。

4. 合并甲亢病例可表现为甲亢症状。

5. 甲状腺功能基本正常，合并甲亢病例可出现 T3、T4 增高，吸 ^{131}I 率增高。

6. 尿碘排泄减少，一般低于 100 ng/L，血浆蛋白结合碘（PBI）降低。

7. 甲状腺球蛋白（Tg）升高，为衡量碘缺乏的敏感指针。

8. B 超检查可确定甲状腺的结节大小，证实甲状腺内囊性、实性或混合性多发结节的存在。B 超引导下细针穿刺细胞学检查，诊断准确性更高。

9. 放射性核素扫描可评估甲状腺功能状态，多数结节性甲状腺肿表现为温和凉结节。如出现热结节，表示该结节有自主功能。如发生冷结节，则应警惕恶性结节的存在。

10. CT、MRI 有利于胸骨后甲状腺肿或纵隔甲状腺肿的诊断。

四、治疗方案及原则

（1）青春发育期或妊娠期的生理性甲状腺肿，可以不给药物治疗，也不需手术治疗。应多食含碘丰富食物。

（2）25 岁以前年轻人弥漫性单纯性甲状腺肿者，可给以少量甲状腺素，以抑制垂体前叶促甲状腺激素的分泌。常用剂量为左旋甲状腺素 50 ~ 100 μg/d 或甲状腺素片 60 ~ 120 mg/d，连服 3 ~ 6 个月。

（3）手术指征：①结节性甲状腺肿并有坏死、囊性变、出血，钙化者。②腺叶过于肿大，压迫气管、食管、喉返神经或交感神经节而引起临床症状者。③胸骨后甲状腺肿。④巨大甲状腺肿，影响工作生活者。⑤结节性甲状腺肿继发甲状腺功能亢进者，应按甲亢术前严格准备后再行手术。⑥结节性甲状腺肿疑有恶变者。⑦为美观要求，患者迫切要求手术。

手术方式应根据结节多少、大小、分布而决定。一般可行甲状腺叶次全切除术或全切除术，也可行近全甲状腺切除术。如术中对可疑结节行冰冻切片检查证实为恶性，应行全甲状腺切除。

第六节　胸骨后甲状腺肿

胸骨后甲状腺肿的发生率占甲状腺肿的 1% ~ 15%，产生较大差别的原因考虑与诊断标准有关。胸骨后甲状腺肿与颈部甲状腺所患的疾病一样，可以是甲状腺肿、甲状腺腺瘤、甲状腺功能亢进、炎性疾病和甲状腺癌等。

一、诊断

胸骨后甲状腺肿的诊断可依靠以下几点：①患者的症状。由于胸骨后甲状腺的特定位置，容易造成对周围组织的压迫，特别是对气管、食管、神经和血管的压迫，而产生相应的症状。②体格检查。可见甲状腺肿大，而甲状腺的下极不能触及，往往伴随气管的移位。③影像学检查。X 线胸片后前位、甲状腺 CT 扫描及 MRI 等，甲状腺 B 超对判断甲状腺的囊实性及深入胸腔的深度是一种可靠而经济的检测手段。④放射性核素扫描。

二、治疗

胸骨后甲状腺肿一旦确诊应尽早手术治疗，即使无明显压迫症状也应及早手术。手术进路包括：①颈部低位领切口进路，绝大多数病例可经此顺利完成。②颈胸联合胸骨切开手术进路。其适应证包括：胸骨后甲状腺从胸廓入口取出困难；曾有手术史，有瘢痕粘连者；术中有明显出血倾向时。③开胸进路。对于诊断不明确或较大的坠入胸内的甲状腺肿，不能从颈部切口者，以及不伴有颈部肿物的胸内甲状腺采用此径路。有学者建议对所有甲状腺患者一律首先采用颈部入路手术。

手术注意事项及并发症的预防：①术前、术中要估计气管受压的程度。②术中应解剖并保护喉返神经。③术中要有效地控制甲状腺的血供。在颈部血管未处理前，不应盲目地以手指伸入胸骨后进行探查，以防引起血管破裂大出血。甲状腺的上下组动、静脉均应双重结扎并缝合。④分离腺体时一定要在甲状腺的内外被膜之间分离解剖。⑤囊性肿物，可先吸除囊液。腺体较大，与周围组织粘连，完整一次切除有困难者，可化整为零，先切除部分腺体，从而扩大手术视野，其余腺体可便于分离。

第六章　乳腺疾病

第一节　乳房的解剖

乳房（mamma or breast）由皮肤覆盖着乳腺、脂肪及支持组织所构成。男性乳房停止于青春期状态，终生不再发育。女性乳房自青春期开始逐渐发育成熟，受孕后迅速生长，胎儿娩出后即开始分泌乳汁成为授乳器官；乳房还是女性第二性征的重要标志，丰满而隆起的乳房是女性曲线美的主要组成部分。乳房的先天性畸形、变异并非罕见；随着社会经济的发展，由于美学需要，乳房美容手术也日益流行。妇女在一生中乳房经历着各个时期形态和功能改变，损伤和疾病多见，尤其是乳腺癌为危害妇女健康的宿敌，因此熟悉乳房解剖学对于乳房疾病病因的探讨、诊断、手术治疗以及乳房的整形美容都具有重要的实际意义。

一、乳房的位置

乳房左右对称，位于胸前部。成年未授乳女性乳房的境界上、下方为第 2 ~ 6 肋或第 3 ~ 7 肋，内、外侧为胸骨线至腋中线。我国未婚女性乳房基底部上缘多数（71.6%±1.63%）平对第 3 肋，少数（8.5%±1.01%）平对第 2 肋；下缘多数（47.7%±1.8%）平对第 7 肋，部分（29.9%±1.65%）平对第 6 肋，少数平对第 7 肋间（5.6%±0.83%）和第 8 肋（3.1%±0.63%）。基底部内侧缘在胸骨线处占 58.6%±1.78%，在胸骨线内侧占 24%±1.54%，在胸骨线外侧占 17.4%±1.37%；外侧缘在腋前线后占 57.8%±1.78%，在腋前线处占 20.1%±1.45%，在腋前线前占 3.6%±0.67%，达腋中线者占 18.5%±1.4%。乳腺组织在胸前部浅筋膜内，约 2/3 位于胸大肌浅面，下外 1/3 位于前锯肌和腹外斜肌腱膜表面（图 6-1）。乳腺的境界则超过上述范围，Hicken（1937）采用输乳管造影方法显示，乳腺组织向上可达锁骨，向内侧可达正中线（不与对侧吻合），向外侧可抵背阔肌外侧缘，向浅面可深入真皮内，向深部可深入胸大肌肌束间（图 6-2）。还有一部分突出至腋窝顶，称外侧突或腋突（axilary process）或 Spencer 腋尾，出现率达 95%（图 6-3）。此突有时很大，易误认为腋淋巴结肿大或脂肪瘤，也应与副乳腺相鉴别。腋突也是肿瘤好发处。在青春期少女，如果乳房呈弥漫性肥大，乳腺增生，其下缘平齐肋弓或低于肋弓，甚至到达脐部，则为巨型乳房（macromastia）或巨乳症，病因与激素分泌有关，并有家族遗传史。

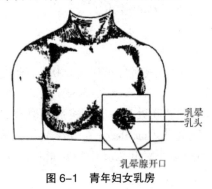

乳晕
乳头

乳晕腺开口

图 6-1　青年妇女乳房

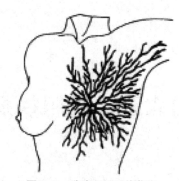

图 6-2　乳腺组织延伸范围

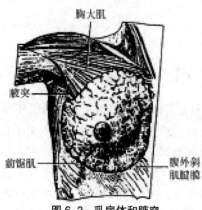

图 6-3　乳房体和腋突

二、乳房的形态

乳房的形状和大小因种族、个体、年龄及功能状态不同而有差异，即使是同一个体，也偶有左右不对称者。一般地说，成年未受孕女性的乳房为半球形或圆锥形，紧张而有弹性，经产妇则变大而松弛，更年期后则萎缩下垂。我国未婚女青年乳房形状按长宽指数（长宽指数 = 乳房长 / 乳房宽 × 100）分型属于横椭圆型（~ 94.99）占 49.3%；圆型（95 ~ 104. 99）占 44.8%；竖椭圆型（105 ~）占 5.9%。按高半长指数（高半长指数 = 乳房高 10.5 乳房长 × 100）分型属于圆盘状（~ 89.99）占 83.7%；半球型（90 ~ 109.99）占 3.3%；圆锥型（110 ~ 129.99）占 3%；悬垂型（130 ~）未见到。初孕妇女妊娠晚期乳房为半球型占 72.46% ± 2.19%；悬垂型占 24.15% ± 2.1%；混合型占 3.38% ± 0.89%。

乳房的大小取决于乳房的高度和基底部的横径。白种人、黑种人和棕种人的乳房均较黄种人的大。我国未婚女青年乳房基底部横径为（11.8 ± 1.7）cm，高度为（3.62 ± 0.97）cm。初孕妇女妊娠晚期半球型乳房基底部周径为（44. 76 ± 3.24）cm，高度为（4.58 ± 1.29）cm；悬垂型乳房基底部周径为（45.49 ± 3.66）cm，高度为（6.68 ± 1.34）cm。

乔群根据乳房高度和乳房半径的关系计算出我国未婚女青年乳房的平均体积为（325.37 ± 12.66）mL（310 ~ 330 mL），他根据身高、体重与乳房体积相关关系得出计算乳房体积的方程式如下。

乳房体积 = 2145.32-11.4069 × 身高（标准体重）

乳房体积 = 1874.268-9.254 × 身高（超重）

乳房体积 = 9.074 × 体重 -134.18

正常乳房的重量为 250 ~ 350 g，近妊娠期为 400 ~ 600 g，哺乳期为 600 ~ 800 g，超过此重量者则为乳房肥大。

在乳房中央约平对第 4 肋间或第 5 肋间处有一圆形突起为乳头，指向外下方，其顶端有许多裂隙状小窝，窝内有输乳管的开口，称"输乳孔（lactiferous orifice）"。乳头周围有颜色较深的环形皮肤区称乳晕（areola of breast），乳晕表面有许多小隆起为乳晕腺或 Montagomery 腺的开口，此腺在授乳期增大，分泌皮脂以润滑乳头。少女的乳头和乳晕为玫瑰红色，妊娠期因色素沉着而呈棕色。

乳头的位置以及乳头和乳晕的大小也因年龄、个体状况和乳房形态而有差异。我国汉族未婚女青年乳头位于第 5 肋者最多，占 61%±3.18%，位于第 4 肋者占 18.6%±2.53%，位于第 4 肋间者占 14.4%±2.59%。在矢状位，乳头绝大多数位于锁骨中线外侧 1 ~ 2 cm（57.6%±2.45%）或锁骨中线处（41.7%±2.44%），年龄越大越偏外侧。正常乳房的两侧乳头对称，两侧间的距离为 18.74 cm±1.51 cm。乳头与颈静脉切迹的距离为 18 ~ 24 cm，平卧时可升高 2 ~ 3 cm。乳房下皱襞与乳头的距离为 6.55（5 ~ 7.5）cm。哺乳后乳房轻度下垂，乳头的位置可降至第 5 ~ 6 肋间。如果附近有肿块或慢性炎症时，乳头可向病灶侧偏斜；如突然发生内陷，应考虑是乳头深部肿瘤牵拉所致。

妊娠晚期（初孕）半球型乳房的乳头可分 4 型：圆柱型占 67.34%±2.3%；圆锥型占 28%±2.21%；平坦型和内陷型各占 2.67%±0.79%（图 6-4）。在圆柱型乳头，其根部横径为 1.22 cm±0.25 cm，纵径为（1.3±0.25）cm，乳头高为（1.12±0.25）cm；圆锥型乳头的根部横径为（1.11±0.17）cm，纵径为（1.21±0.21）cm，乳头高为（0.67±0.2）cm。乳晕的横径为（2.9±0.46）cm，垂直径为 2 ~ 3 cm。

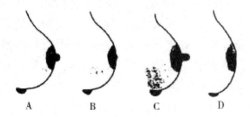

图 6-4 乳头的不同形状
A. 圆锥型；B. 平坦型；C. 圆柱型；D. 内陷型

临床上通常经过乳头作相互垂直的水平线和垂直线，再围绕乳晕作一环形线把乳房分成上内、下内、下外、上外 4 个象限和 1 个乳头区，检查乳房或自检时即按上述顺序进行，以免遗漏。上外象限内的乳腺厚，肿瘤发生率高，触诊时须加注意。如乳腺癌范围小，局限在某一象限时，可施行乳房象限切除术，术后可保持较好的乳房形态，局部复发率低。

三、乳房的构造

乳腺和脂肪组织是乳房结构的主体，两者合称为"乳房体（body of mamma）"，其表面覆盖着皮肤和浅筋膜。

乳腺（mammary gland）是复管泡状腺，每一个乳管分支及其所属的腺泡构成乳腺小叶（lobules of mammary gland），其数目和大小因年龄而有较大变化。若干乳腺小叶组成 15 ~ 20 个乳腺叶（lobes of mammary gland），以乳头为中心呈辐射状排列，每个乳腺叶有一条行向乳头的导管，称输乳管（lactiferous ducts）。输乳管在接近乳头处扩大成囊状，称输乳管窦（lactiferous sinus）。窦的末端再次变细，开口于乳头。乳房的脂肪组织包裹乳腺周围并深入腺叶内，呈囊状，称脂肪囊（adipose capsule）或乳房脂肪体（adipose body of mamma），其发育程度是决定乳房丰满程度的重要因素（图 6-5，图 6-6）。

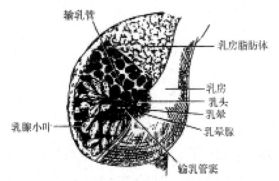

图 6-5 女性乳房的构造（前面观）

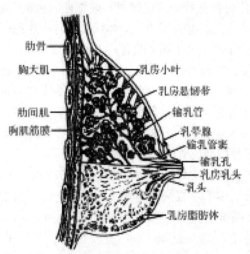

图6-6 女性乳房的构造（矢状面观）

乳房周边皮肤稍厚，向中央逐渐变薄。乳头和乳晕的皮肤很薄，缺乏皮下脂肪，易受损伤，成为感染入侵乳腺的门户；皮肤内还含有汗腺、皮脂腺、乳晕腺、平滑肌和丰富的感觉神经末梢。乳头内的平滑肌呈放射状排列，收缩时可使乳头勃起，有助于婴儿的吸吮，也是引起女性冲动的"起搏点"；乳晕内平滑肌呈螺旋状排列，收缩时可挤压输乳管窦。由于乳头富含感觉神经末梢，皲裂时可感剧疼。

从应用角度按乳管系统来叙述，每个乳腺叶就是一个区段（segment），包括一系列导管，主要分为大导管（large ducts）和终末导管（terminal ducts）两部分。大导管自输乳管开口处深入依次为集合乳管（colecting duct）、输乳管窦、区段导管（segmental duct）和亚区段导管（subsegmental duct），亚区段导管继续分为小叶外终末导管（extral obular terminal duct，ETD）和小叶内终末导管（intralobular terminal duct，ITD）。小叶外、内终末导管与其周围腺泡共同构成终末导管小叶单位（terminal duct lobular unit，TDLU），或简称小叶单位，它既是乳腺组织的基本单位，也是绝大多数乳腺癌（包括导管型和小叶型癌）的发生部位（图6-7）。在伴有乳头溢液的导管内良性肿物及非浸润性导管内乳头状癌时，可做导管小叶区段切除术（duct-lobular segmentectomy，DLS），即自乳晕区的集合乳管至末梢的腺小叶组织，选择性地切除含有病变的乳管系统。

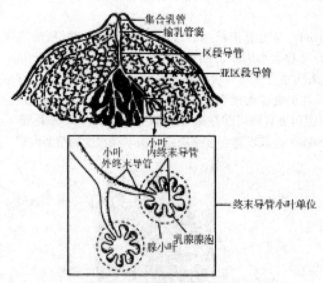

图6-7 乳管系统的解剖

胸壁浅筋膜分浅、深两层，浅层覆在乳腺浅面，深层居乳腺深面，它与胸大肌表面的深筋膜之间有一明显的潜在性间隙，称乳房后间隙（retromammary space）或乳房下间隙（submammary space）。此间隙的存在，可使乳腺有一定范围的移动性；如乳腺癌累及胸肌筋膜，触诊时乳房便不能推动。乳房深部脓肿时，脓液多积聚于此间隙。乳房后间隙还是做隆乳术时放置乳房假体的部位。浅筋膜深层中一些纤维束可通过乳房后间隙与胸肌筋膜连接形成乳房后悬韧带，有人认为少量癌细胞可随此韧带深入胸大肌的肌束间，故乳腺癌根治术必须将胸大肌及其筋膜一并切除。

浅筋膜浅层有许多纤维束深入乳腺基底部，形成许多纤维隔，把乳腺叶分隔开，并把皮肤与胸壁深筋膜紧密连在一起，对乳房有一定的固定和悬吊作用。这些纤维束称乳房悬韧带（suspensory ligament of breast）或 Cooper 韧带。在乳腺癌早期，当癌细胞侵犯乳房悬韧带时，此韧带挛缩变短，肿瘤表面的皮肤下陷呈酒窝状，临床上称为"酒窝征"（图6-8）；在乳腺癌晚期，因乳房的淋巴回流受阻而出现皮肤水肿，但毛囊和皮脂腺处的皮肤与皮下组织紧密相连，皮肤水肿不明显，表面出现点状凹陷，呈橘皮状，即"橘皮样变"，临床上又称作"橘皮状皮肤"（Peaud'orange）（图6-9）。如癌肿位于乳头深面，输乳管周围的纤维束受侵犯而粘连固定，向内牵拉乳头，便引起乳头回缩（retracted inverted nipple）或使乳头方向发生改变。

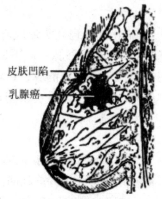

图6-8 皮肤凹陷（酒窝征）

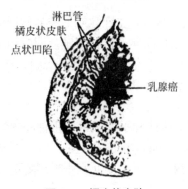

图6-9 橘皮状皮肤

四、乳房的血管

（一）动脉

乳房的动脉来源于锁骨下动脉的胸廓内动脉、腋动脉的胸外侧动脉和胸肩峰动脉以及胸主动脉的肋间后动脉。

1. 胸廓内动脉（internal thoracic artery）

（1）穿支：主要是上位4个穿支，发出后伴肋间神经前皮支自肋间隙穿出，行向乳头，分布于乳房内侧部分，哺乳期增大，称为乳房内侧支。第2、3穿支的出现率最高，均为78%；第2穿支最粗，外径为1.1 mm。穿支在肋间隙穿出处距胸骨外侧缘约1.5 cm，有的居胸骨线内侧。

（2）第2～4肋间前动脉：也发出小支至胸大肌和乳房内侧部，其位置在穿支外侧2～3 cm处。

2. 腋动脉（axilary artery）

（1）胸外侧动脉（lateral thoracic artery）：由腋动脉发起后在胸小肌后面下行，发出一条较大分支，绕胸大肌外侧缘至乳房外侧部，称乳房外侧支（lateral mammary branches）。

（2）胸肩峰动脉（thoracoacromial artery）：在胸大肌深面发出数支乳房的皮支，在皮下垂直下行，分布于乳房的上外部分，并向乳头会聚。

（3）直接乳房支：腋动脉发出一些直接乳房支，沿腋中线或腋前线向下内行，分布于乳房外侧部。

3. 肋间后动脉（posterior intercostal arteries）

肋间后动脉发自胸主动脉的第3～7肋间后动脉，在肋间隙内向前行，至腋中线附近，其外侧皮支的前支分布于胸外侧壁的皮肤和乳房，在女性授乳期特别增大，也称为乳房外侧支。

上述分支相互吻合，在乳房体前、后面构成浅、深两组血管网。浅组血管网的分支又向乳晕和乳头会聚，形成环形血管网。因此，乳房的血液供应极其丰富，这与乳房的功能相适应。

（二）静脉

乳房的静脉分浅、深两组，两组相互吻合。

1. 浅组位置表浅

在浅筋膜深面形成丰富的皮下静脉网，在乳晕围绕乳头形成乳晕静脉环（Haler 环）。浅静脉向上回流至腋静脉和颈前静脉，最后经头臂静脉流入上腔静脉；向下回流至腹壁浅静脉，最后经股静脉、髂外静脉、髂总静脉流入下腔静脉；向内侧横流入胸廓内静脉，再注入头臂静脉，部分分支可与对侧吻合。妊娠时浅静脉显著扩张。闭塞性静脉炎时，在乳房皮下可摸到索状物，即胸部的皮下大静脉炎，称 Mondor 病，数月后可消失，不要误认为肿瘤。

2. 深组与同名动脉伴行。

（1）胸廓内静脉穿支和肋间前静脉小支；注入胸廓内静脉，再经头臂静脉注入上腔静脉。

（2）胸外侧静脉和胸肩峰静脉；注入腋静脉，再经头臂静脉回流至上腔静脉。

（3）肋间后静脉属支：注入肋间后静脉，再向内侧注入奇静脉和半奇静脉，并与椎静脉系属支吻合，最后注入上腔静脉。

由上述可见，乳房的静脉血液最后均经上腔静脉或下腔静脉回流入右心房。静脉系也是乳腺癌转移的重要途径。进入右心房的癌细胞可经肺循环而转移至肺。同时由于椎静脉系属支的压力低，无瓣膜，在胸腔压力加大时，癌细胞可经椎静脉系逆流转移至脊柱、盆腔及颅腔器官。

五、乳房的神经

乳房的皮肤由脊神经支配，血管、腺体和平滑肌由交感神经支配。

乳房上部的皮肤由锁骨上神经（supraclavicular nerve，$C_{3～4}$）支配；内侧部皮肤由第3～6肋间神经的前皮支支配，前皮支在胸骨旁穿胸大肌而至皮下；外侧部皮肤由第3～6肋间神经的外侧皮支支配，这些小支在腋前线附近穿前锯肌浅出于皮下。

交感神经的节前纤维起自脊髓第2～6胸段的侧角，经胸交感神经节换神经元后，节后纤维经第2～6肋间神经的外侧皮支至乳房；也有部分节后纤维伴随胸外侧动脉和肋间动脉分布于乳房，司乳腺的分泌和平滑肌的收缩。而乳腺的分泌功能尚受垂体的激素所控制。

六、乳房的淋巴系

（一）淋巴管

乳房的淋巴管网相当丰富，相互吻合成淋巴管丛，其集合管注入周围的淋巴结。

乳房皮肤有浅、深两层毛细淋巴管网。乳头和乳晕的浅层毛细淋巴管网位于真皮的乳头下层，网眼密集，毛细淋巴管细，与深层相连；深层毛细淋巴管网网眼稀疏，毛细淋巴管较粗，由网发出的淋巴管在皮下组织的浅部吻合构成乳晕下淋巴管丛或 Shappey 丛。乳晕周围皮肤浅、深两层毛细淋巴管网均较乳头和乳晕的相应层次毛细淋巴管网稀疏，由网发出的淋巴管在皮下组织浅层形成乳晕周围淋巴管丛。乳晕下淋巴管丛和乳晕周围淋巴管丛发出集合淋巴管注入局部淋巴结。

在乳腺实质内，乳腺小叶周围结缔组织内存有毛细淋巴管网，由网发出的淋巴管在小叶间血管和输

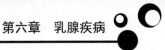

乳管周围吻合成淋巴管丛，沿输乳管向乳头汇集，注入乳晕下淋巴管丛。乳腺底部的毛细淋巴管较粗，网眼稀疏，由此网发出较粗大的淋巴管，向深面注入胸大肌筋膜的淋巴管丛，向浅面注入乳晕下淋巴管丛。

由上述可见，乳房皮肤的淋巴管向深层注入乳晕下淋巴管丛，乳腺实质的淋巴管向浅层注入乳晕下淋巴管丛，两者汇合，再经集合淋巴管注入局部淋巴结。但是 Haagensen、Turner-Warwick 等认为乳腺实质的淋巴管不注入乳晕下淋巴管丛，而主要是随血管走行，直接注入相关的局部淋巴结。所以乳晕下淋巴管丛在乳腺实质淋巴引流中无甚意义。在乳腺癌病理切片上乳晕下淋巴管丛很不明显，在丛内也见不到癌细胞，由此可得到佐证。

（二）淋巴引流

1. 乳房中央部和外侧部的淋巴管汇集成集合管，行向外上方，绕过胸大肌下缘注入腋淋巴结前群或注入腋窝脂肪组织内的腋淋巴结中央群。

2. 乳房上部和内侧的淋巴管汇集成集合管，行向上内方，在胸大、小肌之间或胸小肌后方至腋窝顶，注入腋淋巴结尖群，有的直接注入锁骨上淋巴结。

3. 乳房内侧和中部的淋巴管汇集成集合淋巴管，穿过胸大肌和肋间肌内注射入胸骨旁淋巴结；一部分浅淋巴管可经皮下组织越过中线与对侧乳房的淋巴管吻合。

4. 乳房内侧和下部的集合淋巴管，向下行，与腹直肌鞘淋巴管丛、腹壁下淋巴管丛以及膈下淋巴管丛吻合，从而可与肝的淋巴管相交通。

5. 乳房后部的集合淋巴管穿胸大肌内注射入胸肌间淋巴结（Roter 淋巴结），或走向胸小肌上缘，伴随胸肩峰动脉穿锁胸筋膜注入腋淋巴结尖群，部分也可注入前群和中央群。

6. 乳房浅层的淋巴管与皮肤的淋巴管有广泛的吻合，如果上述通路发生阻塞，淋巴可逆流至对侧乳房和腋淋巴结。

上述淋巴回流途径并无特别严格的界限，例如腋淋巴结可以收纳乳房各部的淋巴管；胸骨旁淋巴结不仅收纳乳房内侧部的淋巴管，同时也收纳乳房后部及外侧部的一部分淋巴管。必须指出，一般情况下，一侧乳房的淋巴管不注入对侧的腋淋巴结和胸骨旁淋巴结（图6-10）。

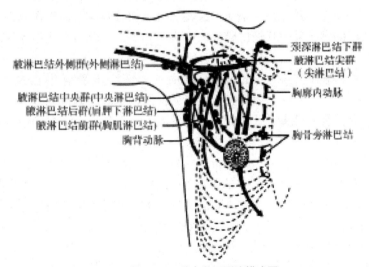

图6-10　乳房淋巴回流模式图

（三）引流区淋巴结

如上所述，乳房的淋巴绝大部分（75%）回流至腋淋巴结，部分（25%）回流至胸骨旁淋巴结，少量可至膈下淋巴结和肋间后淋巴结。

1. 腋淋巴结

腋淋巴结是上肢最大的一群淋巴结，一般记载为 20 ~ 30 个，Pickren 根据 182 例病检观察认为腋淋巴结平均为 35.3（8 ~ 87）个，中国成人数目平均为 22.9 个，儿童为 27.3 个，通常分为 5 群或 6 群（图6-11）。

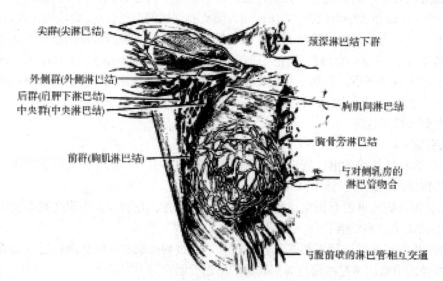

图 6-11 腋淋巴结

（1）前群：或称胸肌淋巴结（pectoral lymph nodes），又称乳房外淋巴结（external mammary lymphnodes），平均为 3（1～6）个，位于胸大肌下缘的深面，自第 2～6 肋沿胸外侧血管排列，收纳胸前外侧壁、乳房中央部和外侧部的淋巴管，其输出管汇入中央群和尖群。在腋前线内侧有 1～2 个淋巴结，称乳房旁淋巴结（paramammary lymph nodes），位置表浅，紧贴乳房的外侧缘，接受一部分乳房的淋巴管，其输出管注入前群。乳腺癌此群淋巴结受累肿大时，在腋前襞的深面可摸到。

在胸大、小肌之间还有一小群淋巴结称胸肌间淋巴结（interpectoral lymph nodes），又称 Roter 淋巴结，较小，2～3 个，沿胸肩峰动脉胸肌支排列，收纳胸大、小肌及乳房的淋巴，其输出管注入尖群。有人把此群单列，则腋淋巴结便有 6 群。

（2）后群：或称肩胛下淋巴结（subscapular lymph nodes），又称肩胛淋巴结（scapular lymph nodes），平均为 2.8（1～8）个，位于腋后襞下缘，沿肩胛下血管及胸背血管排列，紧邻胸背神经，接受腹后壁上部及胸后壁浅层的淋巴管，其输出管注入中央群和尖群。乳腺癌此群受累肿大时，在腋后襞深面易于摸到。

（3）外侧群：或称外侧淋巴结（lateral lymph nodes），又称腋静脉淋巴结（axil ary vein lymph nodes），平均为 1.6（1～7）个，位于腋窝外侧壁，沿腋静脉内侧和背侧排列，恰在肩胛下静脉注入处的远侧，收纳上肢大部分淋巴管（沿头静脉伴行的淋巴管除外），其输出管注入中央群和尖群，少数可直接汇入颈外侧下深淋巴结。

（4）中央群：或称中央淋巴结（central lymph nodes），此群淋巴结最大，数目最多，平均为 6.1（3～9）个，位于腋窝中央、腋血管后下方的脂肪组织中，其中有 1～2 个位置表浅，在腋前、后襞间的皮肤和腋筋膜的深面，易于摸到。收纳前群、后群和外侧群的淋巴管，其输出管注入尖群淋巴结。乳腺癌最常转移至此群，故为腋淋巴结最重要的部分。此群淋巴结受累肿大时，将手指伸入腋窝顶向胸侧壁摸触，即可感到淋巴结在指下滑动。

（5）尖群：或称尖淋巴结（apical lymph nodes），又称锁骨下淋巴结（subclaviculur lymph nodes），平均为 6.9（1～8）个，是一群位置最高、最靠内侧的淋巴结群，在胸小肌上缘以上沿腋静脉内侧排列。收纳以上各群的集合管以及直接来自乳房上部的淋巴管，其输出管构成锁骨下淋巴干，在锁骨下肌和锁骨下方，左侧者注入胸导管，右侧者注入右淋巴导管或直接注入右静脉角，少数输出管可注入颈外侧下深淋巴结。尖群是临床上最重要的一群淋巴结，乳腺癌如转移至此群，则淋巴结肿大，患者的锁骨下窝便消失；同时由于此群是腋淋巴结的最后过滤站，此群淋巴结受累，无疑是乳腺癌晚期的表现。

关于腋淋巴结的分群和命名，各家记载不一，以下再简单介绍几种，以便阅读有关资料时参考。

三群分类法：外侧群，包括肱淋巴结（brachial lymph nodes）和肩胛下淋巴结；内侧群，包括中央淋巴结、胸肌淋巴结以及位于胸小肌后面的胸肌下淋巴结（subpectoral lymph nodes）；胸肌间淋巴结。

八群分类法：位于腋窝底面中央的中央淋巴结；沿腋动、静脉干近侧排列的锁骨下淋巴结；沿腋动、静脉干中部排列的胸肌下淋巴结｝沿腋动、静脉干远侧排列的腋外侧淋巴结；位于静脉角附近的锁骨上淋巴结；沿胸肩峰动、静脉排列的胸肌间淋巴结；沿胸外侧动、静脉排列的胸肌淋巴结；沿肩胛下动、静脉排列的肩胛下淋巴结。

根据国际抗癌联盟（UICC）的 TNM 分类，腋淋巴结分为 Level Ⅰ、Level Ⅱ 和 Level Ⅲ 三组：Level Ⅰ（low-axil a），位于胸小肌外侧缘的外侧，相当于腋淋巴结的外侧群；Level Ⅱ（mid-axil a），位于胸小肌后面，相当于腋淋巴结内侧群，包括胸肌间淋巴结（Roter）；Level Ⅲ（apical axil a），位于胸小肌内侧缘的内侧，相当于锁骨下淋巴结。

2. 胸骨旁淋巴结

胸骨旁淋巴结又称为乳房内淋巴结（internal mammary lymph nodes）、胸廓内淋巴结或胸骨淋巴结，每侧平均有 5.3（2～10）个，位于第 1～6 肋间隙前端，沿胸廓内血管排列。收纳胸前壁、乳房内侧部和膈以上腹前壁的淋巴集合管和膈上淋巴结的部分输出管，其输出管一般与胸导管或右淋巴导管相连，也可直接注入静脉角或颈外侧下深淋巴结；左、右两侧横行的淋巴管相交通。胸骨旁淋巴结收纳淋巴的范围较广，乳腺疾病、胸腹膜炎症以至于膈下病变均可累及此群淋巴结。

3. 锁骨上淋巴结

锁骨上淋巴结是颈外侧下深淋巴结（inferior deep lateral cervical lymph nodes）的外侧组，有 1～8 个，位于胸锁乳突肌后缘、肩胛舌骨肌下缘与锁骨上缘之间的锁骨上三角内，在前斜角肌前面沿颈横血管排列，故又称颈横淋巴结或斜角肌淋巴结，左侧者常称 Virchow 结（中国人此淋巴结的数目平均为 3.88 个，居锁骨上三角内占 58.25%，位于肩胛舌骨肌下腹与斜方肌之间占 41.75%）。胃癌和食管下段癌时常累及此淋巴结。锁骨上淋巴结收纳锁骨下淋巴结的输出管及胸上部的淋巴管，其输出管汇入颈淋巴干、右淋巴导管或胸导管，也可直接注入静脉角。

七、乳房临床解剖学要点

（一）乳腺癌的转移

乳腺癌主要是沿淋巴管道转移。根据乳房的淋巴流向，通常向外侧转移到腋淋巴结群，向内侧转移到胸骨旁淋巴结，向上方转移到锁骨上淋巴结，向下方转移到腹直肌鞘淋巴管丛和膈下淋巴管丛。最后淋巴液经右淋巴导管和胸导管回流至静脉，癌细胞即随血液循环向远隔部位转移。在乳腺癌晚期，淋巴管发生阻塞时，癌细胞可直接循静脉向远隔部位转移；并可从一侧转移到另一侧乳房和相关淋巴结。

1. 腋淋巴结各群的转移

腋淋巴结是乳腺癌最早转移的部位。Haagensen 在 182 例乳腺癌根治术标本中发现 80 例有腋淋巴结转移，占 44.5%。各群受累淋巴结数占该群淋巴结总数的比例依次为：中央群 39.6%；胸肌间群 17.5%；外侧群 15.1%；后群 9.6%；尖群 8.9%；前群 6.2%。在 80 例有转移的淋巴结中，各群受累淋巴结占该群淋巴结数的比例为：中央群 90%；胸肌间群 34.7%；外侧群 33.8%；后群 21.4%f 尖群 20%。80 例中仅有一群淋巴结转移者，中央群为 38 例，占 47.5%；胸肌间群 3 例，占 3.7%；前群 2 例，占 2.5%；后群 1 例，占 1.2%；外侧群和尖群均未见到。上述三组数据充分表明，在乳腺癌腋淋巴结转移中，中央群和胸肌间群受累的频率最高，占第 1、2 位，而外侧群和尖群受累的频率较低。这可能是由于中央群和胸肌间群是乳房淋巴直接回流的部位，故迅速受累；而外侧群和尖群通常不直接收纳乳房的淋巴，由其他淋巴结群缓慢转移而来。

2. 胸骨旁淋巴结的转移

Andreassen、Dahl-Iversen 等统计了 153 例乳腺癌局部淋巴结的转移率，胸骨旁淋巴结的转移率为 17.6%，其中单独受累者占 5.2%（乳腺癌原发部位为乳房内侧），与腋淋巴结同时受累者占 12.4%（乳腺癌原发部位多数为乳房内侧）。Haagensen 综合了多位学者对尸检和乳腺癌根治术活检的观察，胸骨旁淋巴结单独转移者占 3% ~ 8%；与腋淋巴结同时受累者为 13% ~ 19%，胸骨旁淋巴结总转移率为 16.8% ~ 27.2%。

胸骨旁淋巴结受累率还与乳腺癌的原发部位密切相关。Handley 和 Thackray 对 150 例的统计表明，乳腺癌的胸骨旁淋巴结单独转移率为 5.3%，与腋淋巴结合并转移率为 27.3%，这与 Haagensen 所综合的文献报道基本一致。上内象限、下内象限和中央部（少数）乳腺癌向胸骨旁淋巴结转移率较高；而上外象限、下外象限及中央部乳腺癌绝大部分向腋淋巴结转移。这是由于胸骨旁淋巴结主要收纳乳房内侧半的淋巴管，故乳房内侧部乳腺癌能迅速转移至此。胸骨旁淋巴结的输出管直接注入右淋巴导管或胸导管而迅速汇入静脉系累及远隔器官，如果胸骨旁淋巴结受累范围越广，说明乳腺癌的发展越近晚期。

3. 锁骨上淋巴结的转移

转移至锁骨上淋巴结的癌细胞绝大部分来自腋淋巴结尖群；仅有一小部分来自乳房内上部的淋巴管；如果胸导管和右淋巴导管发生阻塞引起淋巴循环障碍时，癌细胞也可逆流至锁骨上淋巴结。无论上述何种情况，锁骨上淋巴结受累的时间均较晚，数量也不大，一旦锁骨上淋巴结出现转移则无疑是乳腺癌晚期的指征。乳腺癌转移至锁骨上淋巴结的频率记载不一，根据 Presbyterian 和 Delafield 医院 1951-1955 年对 110 例乳腺癌活检的结果，有锁骨上淋巴结转移者为 23 例，占 20.9%。据 Dahl-Iversen 记载，有腋淋巴结转移的病例中锁骨上淋巴结受累者占 8% ~ 33%。Haagensen 综合多人材料，乳腺癌根治术后复发病例中，锁骨上淋巴结再受累的频率为 20% ~ 27%。

（二）乳腺癌的前哨淋巴结和前哨淋巴结活检术

1977 年，Cabnas 在研究阴茎肿瘤的淋巴道转移时，把最早受累的淋巴结命名为前哨淋巴结（sentinel lymph nodes，SLN），如果前哨淋巴结无转移，则邻近的其他淋巴结转移的可能性便较小。1994 年 Giuliano 等引用前哨淋巴结的概念，首创了乳腺癌术中淋巴结的定位（lymphatic mapping）和乳腺癌前哨淋巴结活检术（sentinel lymph node biopsy，SLNB），采用染料识别法、放射性物示踪和 γ 探针定位法或两者结合应用来识别前哨淋巴结。根据 SLNB 的结果来判断腋淋巴结的转移状况，为腋淋巴结的清扫范围提供依据。如果腋淋巴结转移为阴性，对乳腺癌早期患者可考虑不施行传统的腋淋巴结清扫术（axilary lymph node dissection，ALND），以免术后上肢水肿等并发症，造成患者的极大痛苦。关于前哨淋巴结的定位，Hil 报道，乳腺癌的 SLN 有 97.4% 位于腋淋巴结的腋下群，0.2% 位于内乳区，2.4% 位于腋中群。Krag 记载，4.3% 位于同侧胸骨旁，4% 位于腋中群，0.7% 位于腋上群，其余均位于腋下群。左文述等认为所有的 SLN 均位于腋下群，特别是胸大肌下缘处的外侧淋巴结，有 2.2% 患者的 SLN 同时位于同侧胸骨旁和腋窝的腋下群。尽管 SLN 对判断乳腺癌的预后和指导制订治疗计划有着重要的意义，但是，必须指出，McMasters 等在所研究的 1415 例患者中，SLN 假阳性率为 7.6%；有的研究报道，有 4.8%（0% ~ 12.5%）SLNB 检测率为假阴性；此外，乳腺癌还存在着腋淋巴结跳跃性转移（skip metastasis）现象，即越过邻近淋巴结而向远隔部位的淋巴结转移，其出现率为 5.5% ~ 19.2%。因此，如果不对肿瘤大小和肿瘤分级等因素做全面考虑，仅仅依据 SLNB 的阴性结果未能及时施行腋淋巴结清扫术，便有可能造成治疗决策上的失误。而 SLNB 的检测技术也有待于进一步探讨和更新，以期广泛地更有成效地造福于乳腺癌患者和人类健康。

（三）乳房整形术

乳房内侧皮肤的皮纹为水平走向，外侧稍斜向外上方，这种弹性张力皮纹线对悬吊乳房起到一定作用。在对下垂乳房整形时，可切除多余皮肤，但切口应与皮纹方向一致，以免术后因瘢痕挛缩而使乳房变形。乳头和乳晕手术时，应选择乳晕线切口，避免多处切断乳晕下平滑肌，影响乳头和输乳管窦的收缩功能；切口也不宜过深，避免切断真皮下血管网而影响乳头的血供，如需在乳晕上方做切口时，切口线不宜靠近乳头基底部，以免术后瘢痕挛缩引起乳头偏斜。

乳头和乳晕区的神经来自第 3 ~ 5 肋间神经的外侧皮支和前皮支，其中第 4 肋间神经外侧皮支的深支恒定地到达乳头和乳晕，于乳房后间隙内走行约（2.8 ± 1）cm 后进入乳腺，距乳晕缘（2.2 ± 1.3）cm 穿出乳腺进入乳晕皮下，前皮支无深支进入乳腺。在乳晕周围环形切口作乳房缩小整形术中，切口应距乳晕周围 3 cm 以上，浅支虽全部切断，但深支仍能保证乳头、乳晕区的感觉。此外，乳头、乳晕区下外象限的神经分布密集，手术中应避免下外象限过多的操作损伤，以便取得理想的手术效果。

（四）乳房脓肿

哺乳期的经产妇通常由乳腺炎引发乳房脓肿。脓肿可发生在乳晕下、乳房内和乳房深部。乳晕下脓肿可在乳晕边缘做弧形切口，切口不可过深，以免伤及深部的输乳管窦或切断平滑肌。乳房内脓肿时，应与输乳管平行地做放射状切口，避免损伤或过多地切断输乳管而形成乳瘘；如有数个脓肿，可将腺叶间纤维隔切开，使引流通畅。乳房深部或乳房后脓肿应沿乳房下皱襞作弧形切口，将乳房与胸肌筋膜分离，充分暴露脓肿进行引流（图 6-12，图 6-13）。

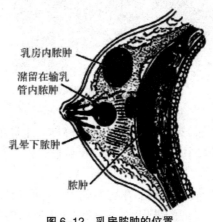

图 6-12　乳房脓肿的位置

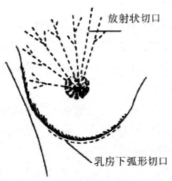

图 6-13　乳房脓肿的切开部位

（五）乳房良性肿瘤

乳房良性肿瘤包括乳房纤维腺瘤和乳管内乳头状肿瘤。

纤维腺瘤的瘤体内含有纤维组织和腺组织，有完整的包膜，与周围组织及皮肤无粘连，移动性良好，腋淋巴结不肿大，多见于上外象限。位置浅表者手术时做与输乳管平行、较肿块直径稍长的放射状切口；如肿瘤位置较深，可在乳房下缘做与乳晕平行的弧形切口，连同包膜一起将瘤体切除。

乳管内乳头状肿瘤，中央型者为单个导管的上皮细胞增生成乳头状而突入管内，上皮下有纤维脉管轴心，多位于输乳管末段或输乳管窦内，体积较小，富有血管，极易出血。手术时可做病变所属腺叶的区段切除，术前应确定病变范围，创面应彻底止血，不留死腔。

（六）乳腺癌根治术

一般距肿瘤边缘 3 ~ 4 cm 做梭形皮肤切口，上至喙突，下达肋弓，切开皮肤后，将内、外侧皮瓣剥离过前正中线和背阔肌，然后切除全部乳房组织、胸大肌、胸小肌以及全部腋淋巴结，如果癌瘤位于内侧两个象限，还应清除胸骨旁淋巴结。在作保留胸大、小肌的改良根治术时，腋淋巴结也应清除，术中必须注意保护下列血管和神经（图 6-14）。

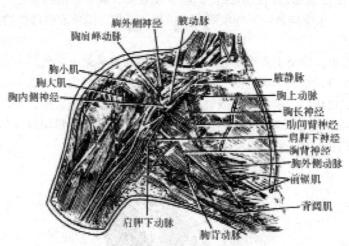

图 6-14　腋窝的血管和神经

1. 头静脉（cephalic vein）

头静脉行于胸大肌三角肌间沟内，穿锁胸筋膜注入腋静脉。上肢的许多淋巴管随之伴行。切断胸大肌时如误伤或误扎，可引起上肢淋巴回流障碍，出现上肢水肿。

2. 腋静脉（axilary vein）和锁骨下静脉（Subclavian Vein）

腋静脉在胸小肌外侧缘移行为锁骨下静脉。在切断胸大、小肌和剪开锁胸筋膜之后，两者即可显露，切断并结扎其属支，仔细摘除沿血管排列的淋巴结，特别注意不要损伤此粗大静脉。腋静脉壁薄，无瓣膜，如受损伤，不仅可引起严重渗血，而且还可发生致命性的空气栓塞。

3. 胸长神经（long thoracic nerve）

胸长神经发自臂丛，经臂丛和腋动脉第 1 段的后方至腋窝，紧贴前锯肌表面下降，分支至前锯肌。前锯肌的作用是使肩胛骨向前固定于胸壁，并可旋转肩胛骨。在摘除腋淋巴结前群及清除前锯肌表面的结缔组织时，如损伤可影响术后上肢上举，肩胛骨内侧缘向背侧突起、下角突出于皮下而呈现"翼状肩"。

4. 胸背神经（thoracodorsal nerve）

胸背神经发自臂丛，经腋血管后方与肩胛下血管伴行下降，分支分布于背阔肌。此肌的作用是使上臂后伸、旋内和内收。在摘除腋淋巴结后群时易受损伤，伤后可出现上肢后伸无力症状。

5. 肋间臂神经（intercostobrachial nerve）

肋间臂神经是第 2 肋间神经发出的一条皮支，在胸小肌外侧缘后内侧穿肋间肌，行向外侧，横过腋窝至上臂内侧，主干基本上与腋静脉平行，分支支配腋窝和上臂的皮肤。在摘除腋淋巴结时，该神经易受损伤，损伤后通常出现患者腋区、胸壁及上臂等部位的顽固性疼痛和麻木。1984 年 Granek 将其称为乳房切除术后疼痛综合征（Post-Mastectomy Pain Syndrome，PMPS），发病率为 18% ~ 50%，使患者遭受严重痛苦。在乳腺癌根治术时，应在胸小肌后方或腋静脉下方仔细找到该神经，并加以保护。

6. 胸前神经（nervi thoracic anteriores）

胸前神经按起源分为胸外侧神经（lateral pectoral nerve）和胸内侧神经（medial pectoral nerve）。胸外侧神经起自臂丛外侧束，前行跨过腋动脉第 1 段外侧，在动脉前方与胸内侧神经吻合，与胸肩峰动脉胸肌支同穿锁胸筋膜，分支终于胸大肌。胸内侧神经发自臂丛内侧束，在腋动、静脉之间前行，发出分支支配胸小肌，而后穿胸小肌终于胸大肌。故胸大肌由胸内、外侧神经支配，而胸小肌单独由胸内侧神经支配。两神经均紧邻腋淋巴结中央群和尖群。在作保留胸大、小肌改良乳腺癌根治术时，需注意保护此两神经。如受损伤，可引起术后胸肌萎缩、无力。在保留胸大肌、切除胸小肌的简化乳腺癌根治术时，胸小肌和胸内侧神经可同时切除，但更需保护胸外侧神经，以保护胸大肌的功能。

第二节 乳腺腺病

一、病因

乳腺腺病可能与卵巢功能紊乱雌激素刺激乳腺致使乳腺组织增生，但其确切病因仍不十分清楚。

二、病理

（一）病理分期

1. 早期——小叶增生期。
2. 中期——纤维腺病期。
3. 晚期——纤维化期。

（二）大体所见

标本为灰白色较坚硬的肿块，无包膜与周边乳腺组织分界不清，与乳腺癌病理标本很难鉴别。

（三）镜下所见

1. 早期：乳腺小叶内导管及腺泡均增生、数目增多，小叶体积增大，但乳腺小叶及小叶间纤维组织增生不明显，小叶间界限仍保持清楚，乳腺小叶结构仍存在。

2. 中期：除乳腺小叶内导管和滤泡的增生进一步加重外，乳腺小叶内及小叶间的纤维组织增生更加明显，肿块质地更加硬韧，小叶内导管腺泡继续增生，使小叶结构紊乱形态消失。

3. 后期：小叶导管及腺泡受压变形逐渐萎缩呈现所谓硬化性腺病改变。再进一步发展，镜下可见实质性增生被纤维组织包裹，此时酷似浸润性乳腺癌。此种改变称为乳腺腺病瘤。这种晚期（纤维化期）病理特点是乳腺腺病早、中期病理表现已经消失。小叶完全失去了原有的结构和形态，被大量增生的纤维组织代替，致使管泡萎缩消失。

三、临床表现

乳腺腺病多发于 20 ~ 50 岁育龄期妇女，早期可出现一侧或双侧乳腺局限性肿块，伴有疼痛，但疼痛与月经周期无明确的关系。肿块一般在 1 ~ 3 cm，质地较韧活动度不好，与周围腺体境界不清，多位于外上象限，可单发也可多发。部分患者伴有浆液性或血性乳头溢液。病变继续发展，肿块可以进一步增大，此时肿块很少伴有疼痛，质地也更加硬韧，活动度不佳。临床上极易和乳腺癌混淆。应认真鉴别。

四、治疗

乳腺腺病的治疗主要是外科手术，首先行肿块局部切除或乳腺区段切除，术中可做冰冻切片，如有恶变应按乳腺癌处理。如病变范围较广累及乳腺大部可考虑行乳腺单侧切除术。

第三节 乳腺囊肿

乳腺囊肿（breast cyst）是女性乳房的常见疾病，常多发也可以单发。它们被认为是由于小叶内组织不断地分泌液体或导管阻塞造成，也被认为是乳腺内液体的分泌和回吸收的失衡造成。本病多发生在 30 ~ 50 岁的女性和绝经后女性使用雌激素替代疗法者。

乳腺囊肿的发生原因不清楚，但一个女性在患有一个乳腺囊肿之后，将来发生另外数个囊肿的可能性增大，而且乳腺囊肿常常对内分泌水平的变化有反应，如绝经期或绝经后使用激素替代疗法者出现该病的很多见，所以，一般认为它的发生和女性体内的激素作用有关。另外有调查报道称，咖啡因与乳腺囊肿的发生有关，在饮用较多咖啡因的女性中，其乳腺囊肿的发生率升高。

在病理上，乳腺囊肿的形成主要是由末梢导管高度扩张所致，临床上可见单个的较大的囊肿，也可以见到多个小的囊肿，囊壁较薄，光滑。其内壁一般衬有一层扁平上皮，无明显上皮增生。大囊肿因其内的压力升高而使得内衬上皮变扁，甚至完全萎缩消失，以致囊壁仅由拉长的肌上皮和胶原纤维构成，较小的囊肿则由立方或柱状上皮构成，上皮增生不明显。

一、临床诊断

（一）临床表现

1. 乳房肿块，可单个孤立发生，也可多个发生，多发与单发的比例大约在 3 ∶ 1，可以缓慢长大，也可以在一定时间内生长迅速。

2. 质地不硬、大小不均、球形或椭圆形、表面光滑、边界清楚、活动度大，大的囊肿有的可以有囊样感。

3. 肿块可以自觉疼痛，也可以经前有触痛或自觉痛或经前变硬，经后变软。

4. 不伴腋下淋巴结肿大，无乳头内陷，肿块不会和皮肤或胸壁粘连，无橘皮样变。

5. 绝经期后的乳腺囊肿，在不使用激素替代疗法的情况下，往往会逐渐萎缩甚至消失。

（二）相关检查

1. 乳腺 X 线摄影检查

囊肿表现主要为圆形的、椭圆形的密度和乳腺组织相近的或增高的块影，其内密度均匀，边缘光滑，和周围组织分界清楚，囊壁偶尔可见呈蛋壳样的斑片样钙化。但在图像中，囊肿与实性的、形态规则的良性肿块如纤维腺瘤，常常看起来很相似，难于鉴别。这时，增加乳腺的 B 超检查非常重要。

2. B 超

乳腺囊肿一般呈明显的边界清楚的液性回声，囊肿后方回声增强，两侧伴有声影，探头在囊肿局部加压时，囊肿的形态可以发生改变。依据囊肿在 B 超上的表现，将它们分成单纯囊肿和复合囊肿两类。

（1）单纯囊肿：形态规则，呈圆形或椭圆形，超声波信号很容易通过，它们在图像上看起来很黑，有清楚的边界。单纯囊肿内所含的液体大多是淡黄色透明的浆液性的液体，这种囊肿和乳腺癌无关。

（2）复合囊肿：形态欠规则，超声波信号不是很容易通过，它们可能包含稠密的液体，或者有死亡的细胞漂浮其中，肿块在图像中将表现出灰黑色，边缘可能有绒毛样改变。一些实体的肿块也可能有同样的表现，所以当 B 超不能确定时，需要穿刺帮助判断。一般这些囊肿抽出的囊肿液呈黄色、棕色、绿色、琥珀色，其中可能有一些碎屑物质存在。如果有血性的囊肿液一定要送病理涂片和实验室检查，因为这个囊肿有可能会和恶性肿瘤有关。

3. 穿刺活检

对考虑为乳腺囊肿的病例，穿刺是最常用的方法，如果在穿刺过程中，能带出少许细胞，可以进行细胞学活检。一般来讲囊肿很少与乳腺癌有关。

二、鉴别诊断

（一）乳腺癌

乳腺癌的肿块不规则，质地更坚硬，活动度差，常有腋下淋巴结的肿大、乳头内陷、酒窝征、橘皮样改变，在乳腺 X 线摄影检查中有沙粒样钙化，星形影等改变，在 B 超检查中和囊肿的表现也不相同。

（二）乳腺脂肪瘤

乳房脂肪瘤发生在脂肪丰富的大乳房内，部分发生在绝经后，生长缓慢或停止，无囊性感，B 超为实质性的低回声区，乳腺 X 线摄影检查为黑色透明的边缘清楚的圆形和椭圆形肿块影。

三、治疗

有些乳腺囊肿，特别是单纯囊肿，在患者没有疼痛症状和不适时，可以不予治疗，但需进行每年一次的复查追踪。有疼痛不适症状的单纯囊肿患者，或者一些复合囊肿的患者，可以细针穿刺抽出囊液。有些病例会在治疗后复发，可以再次使用穿刺抽吸法治疗。

反复发生的乳腺囊肿，特别是复合囊肿，在多次穿刺抽液后仍然复发，可以考虑手术切除囊肿，或者一些在穿刺细胞学活检中发现有囊肿内上皮非典型性增生者，或囊内液为血性者（不是外伤性血肿，也不是穿刺针所造成的出血），应考虑手术切除肿块。

中医单独治疗乳腺囊肿有一定效果，如果能和穿刺抽液结合起来，先穿刺释放囊内液，再加服 2 周到 1 月的中药和针灸治疗效果会更理想。

（一）肝郁脾虚型

主证：乳腺肿块，球型，光滑活动，可有疼痛，胸胁满闷，食少纳呆，舌体稍胖，苔白微腻，脉弦，脾脉弱。

治法：疏肝行气，健脾渗湿。

方药：逍遥散合参苓白术散加减。

茯苓 15 g，党参 6 g，青皮 15 g，苍术 10 g，薏苡仁 20 g，厚朴 12 g，当归 6 g，枳壳 12 g，白术 15 g，炒扁豆 20 g，木瓜 12 g，浙贝 12 g，甘草 6 g，丝瓜络 15 g，炒麦芽 60 g。

针刺：平补平泻，选用肝俞、阴陵泉、足三里、膻中、脾俞、肾俞等穴。每周 4 次，每次留针 30 min，其中 10 min 行针一次。

耳针或耳压：选用胸、肝、肾、内分泌、卵巢、肾上腺皮质等穴。两耳交替进行，每周 4 次。

（二）冲任失调型

主证：肿块随月经周期而变化，经前作胀变硬，经后变软，月经期、量、色、质有不正常，腰膝酸软，舌淡红或红，苔薄白或少，脉细。

治法：调理冲任。

方药：首乌地黄汤加减。

何首乌 10 g，熟地 12 g，山药 15 g，枸杞 15 g，生山楂 12 g，山茱萸 12 g，白芍 12 g，茯苓 15 g，枳壳 12 g，炒麦芽 60 g，浙贝 12 g，莪术 9 g，川芎 9 g。

针刺：补法为主，选用四满、三阴交、肝俞、肾俞、足三里、太冲、肩井、阴陵泉等穴。每次 3 ~ 4 组穴，留针 30 min，每周 4 次。

耳针及耳压：选用肝、肾、内分泌、卵巢、内生殖器、皮质下、胸等穴。两耳交替进行，每周 4 次。

（三）手术治疗

虽然穿刺抽液，囊肿可以闭合，绝经后，偶有患者囊肿可以消失，但绝大多数需要手术治疗。

1. 细胞学检查囊内上皮增生、乳头状瘤，应手术切除，以排除恶性变。

2. 囊内为血性液体。

3. 经多次穿刺，囊肿仍不萎缩者。

手术切除原则是局麻下，选择放射状切口，做囊肿连同周围部分乳腺组织一并切除。切下的组织标本，送病理检查。

第四节　积乳囊肿

积乳囊肿（Galactocele）是因乳汁潴留而引起的囊肿，是乳腺不太常见的疾病，多单个发生，常在哺乳停止后被发现，以外上象限相对多见。它的发病原因是哺乳期，乳腺导管阻塞，乳汁无法排放，淤积而成。肉眼观，积乳囊肿一般在 1 ~ 3 cm 大小，椭圆形或圆形，囊壁厚薄不一，但比较完整，囊肿内包含有陈旧的乳汁或浓缩的如奶酪样的液体。显微镜下，囊肿由立方或扁平上皮细胞排列形成，由于脂类的刺激，可见细胞质空泡形成，囊壁常常纤维化。囊肿周围的间质中常有淋巴细胞的浸润，一旦囊肿破裂，囊内物质外溢，可以刺激周围组织，诱发炎性反应。

一、临床诊断

（一）临床表现

积乳囊肿发生于 20 ~ 40 岁的育龄妇女，往往在断乳后的数月到 2 年之间被发现，因为随着乳腺组织的日渐复原，乳房内的肿块逐渐显得格外容易被发现。妊娠的中后期也可以发生，但不常被发现。肿块常不大，往往在 1 ~ 3 cm，表面极光滑、活动，呈球形或椭圆形，质地稍硬，活动，与皮肤和胸壁无粘连，被覆皮肤也无水肿和颜色改变，一般无自觉痛，也无触痛，无乳头异常分泌物，与月经周期无关，无腋下淋巴结肿大。但个别在有炎症反应时，它的表现可以类似乳腺炎，有红肿热痛，可以与周围组织有粘连，及腋下淋巴结肿大。

（二）相关检查

乳腺 X 线摄影检查对积乳囊肿的诊断有意义。一般可见一个圆形的或椭圆形的、边界光滑清楚的块影，可发生于乳房的任何部位。这个积乳囊肿在放大的图像中，呈现由脂肪和稠密的液体混合而成，而其中的一些斑驳影可能是乳汁凝结造成。但有时它们在图像上和一些其他的含有脂肪的病灶之间，又不太容易鉴别。这种情况可以借助 B 超帮助。

B 超下可以显示囊肿的情况，液性回声，完整的包膜，囊内呈均匀一致的等回声，中后部有增强的回声光点聚集，此为乳汁的细小凝结块所致。探头在肿块部位加压时，囊肿的形态可以有部分改变。

细针穿刺检查是最常用的。在积乳囊肿中，只要抽到像陈旧的乳汁样、黄白色或灰白色较稠的囊液，诊断就可以确定。有的病程较短者，抽出的囊内液和新鲜乳汁相似，在涂片上往往为脂性蛋白物质和泡沫状细胞。有继发感染时，囊内液浑浊，涂片可见较多炎性细胞。

二、鉴别诊断

（一）乳腺纤维腺瘤

乳腺纤维腺瘤是光滑活动的实性肿块，有时它呈分叶状，在乳腺 X 线摄影检查中，它多呈均匀的密度增高影，在 B 超中，它为边界光滑的低回声区，探头在肿块上加压时纤维腺瘤不变形。穿刺活检有重要鉴别意义。

（二）乳腺癌

中后期的乳腺癌，由于它有特征的表现，诊断不难，但早期的乳腺癌则易于与乳腺积乳囊肿发生混淆，癌性肿块坚硬，呈多形性，边界不清，表面欠光滑，常有酒窝征。在乳腺 X 线摄影检查中，有沙粒样钙化，不规则的块影，肿块边缘有毛刺等。

（三）乳腺囊性增生症

乳腺囊性增生症中有较大的囊肿发生时，也会出现类似的临床表现，但囊性增生症的囊肿常成串的多发，活动度较小，病员有周期性的乳房疼痛，往往双乳发生，增生部位常有触痛。针吸活检进针有涩针感，抽到的囊液是浆液状的，与乳汁样的积乳囊肿完全不同。

（四）乳腺囊肿

乳腺单纯囊肿和复合囊肿往往发生的时间和哺乳无关，部分乳腺囊肿有疼痛，部分和月经周期有关，最主要的鉴别在于穿刺所抽取的囊内液体的不同。

三、治疗

积乳囊肿的治疗很简单，就是细针穿刺，完全抽出囊内液，此项操作可以在 B 超下顺利完成。若是在医生掌控之下进行的，可以在穿刺一周后 B 超复查，以证实囊内液已消除。对于还需要生育的女性，或个别囊肿有反复炎症发作者，或囊肿不断增大者，可以考虑行乳腺积乳囊肿摘除术。

（一）穿刺抽液治疗

有些小囊肿能自行消退，或穿刺抽液后消退，故体积小，无症状的囊肿，可将囊内乳汁吸尽，继续观察。

（二）手术切除

较大的囊肿、抽吸治疗肿块不消者，有继发感染反复发作者，应手术切除。方法是：

1. 麻醉：一般用局麻，用皮内麻醉。即用2%利多卡因，沿切口注射连续皮丘，呈一条线的皮内麻醉。

2. 做一与乳头呈放射状切口，切开皮肤、皮下，脂肪组织。

3. 用手指触找囊肿，触清囊肿后，用弯止血钳顺囊壁做钝性分离。分离中尽量不要分破囊肿。此时若患者有疼痛，可在囊肿周围的乳腺组织内，追加注射麻药。厚壁囊肿常可顺利剥下，一般多无困难，但剥离面应妥善止血。

4. 遇上较韧的粘连条索，不要强行分断，应用止血钳夹住切断结扎，因此类条索中，常有血管和乳管分支。

5. 薄壁囊肿一旦在分离中破裂，只要将囊壁清除完即可，无须切除乳腺正常组织。

6. 切除囊肿后的空腔，做间断缝合。皮下置橡皮引流条，逐层缝合切口，外加敷料包扎，24 h后拔除橡皮引流条，术后第9 d拆线。

四、预防

本病的预防主要是在哺乳期，尽量减少乳汁淤积的发生，授乳时尽量排空乳汁，可以用手从乳房的四周向中央部位按摩，防止乳汁潴留。哺乳期应使用松紧合适的乳罩托起乳房。在乳房发生炎症时要积极治疗，以防对乳腺组织造成太大的损伤。对年轻女性进行外科手术时，应注意尽可能少地损伤导管。以上所说的几个方面都有助于减少积乳囊肿的发生。

第五节　急性乳腺炎

一般来讲，急性乳腺炎病程较短，预后良好，但若治疗不当，也会使病程迁延，甚至可并发全身性化脓性感染。急性乳腺炎绝大多数发生于初产妇，约25∶1，常发病于产后2～4周。

一、病因

发生急性乳腺炎的主要原因有两个：①乳汁淤积；②细菌感染。首先，这是因为初产妇缺乏哺乳经验和授乳不得法造成的。其次，初产妇的乳头皮肤较嫩，抵抗力较弱，容易被婴儿的吸吮造成破损，给细菌入侵打开了通道。由于乳头的破损，使哺乳时产生疼痛而影响产妇正常哺乳甚至造成积乳。乳汁是细菌的很好培养基质，细菌很容易在积乳处繁殖发病。

二、临床表现

急性乳腺炎在开始时患侧乳房胀满、疼痛，哺乳时尤甚，乳汁分泌不畅，乳房结块，全身症状可不明显，或伴有全身不适、食欲欠佳等。然后，局部乳房变硬，肿块逐渐增大，此时可伴有明显的全身症状，如高烧、寒战、全身无力等。常可在4～5 d内形成脓肿，可出现乳房搏动性疼痛，局部皮肤红肿、透亮。形成脓肿时中央变软，按之有波动感。若为乳房深部脓肿，可出现全乳房肿胀、疼痛、高热，但局部皮肤红肿及波动不明显，需经穿刺方可明确诊断。有时脓肿可有数个，或先后不同时期形成，可穿破皮肤，或穿入乳管，使脓液从乳头溢出。破溃出脓后，脓液引流通畅，可消减肿痛而愈。若治疗不善，脓肿就有可能穿破胸大肌筋膜前的疏松结缔组织，形成乳房后脓肿，或乳汁自创口处溢出而形成乳漏，严重者可发生脓毒症。急性乳腺炎常伴有患侧腋窝淋巴结肿大，有触痛，白细胞总数和中性粒细胞数增加。

三、诊断

1. 患者多为哺乳期妇女，尤其以初产妇为多见，发病前多有乳头皲裂破损史及乳汁淤积不畅史。
2. 局部症状：乳房红、肿、热、痛及化脓，患侧腋窝淋巴结可有肿大。
3. 全身症状：寒战、高热、烦躁、乏力等。
4. 化验检查：白细胞计数升高，特别是中性粒细胞数明显增加，化脓时局部穿刺可有脓性分泌物。

四、鉴别诊断

炎性乳癌又称"弥漫性乳癌"，是一种比较少见的乳腺癌。其主要临床特征为乳房红肿，疼痛亦很明显，但一般局部没有肿块可扪及。肿瘤发展迅速，常累及整个乳房。由于其恶性程度高，病理切片见癌细胞呈弥漫性，乳房和乳房淋巴管内充满大量癌细胞。炎性乳癌亦好发于妊娠或哺乳期女性，由于其来势凶猛，转移出现早且广泛，患者常于1～3年内死亡。急性乳腺炎与炎性乳癌的主要鉴别点为：

（1）两者均可见乳房部的红、肿、热、痛等炎症表现，但患急性乳腺炎时皮肤红肿较局限，亦可较广泛，颜色为鲜红；而患炎性乳癌时皮肤改变广泛，往往累及整个乳房，其颜色为暗红色或紫红色。患急性乳腺炎时皮肤呈一般的凹陷性水肿，而炎性乳癌的皮肤水肿则呈"橘皮样"。

（2）两者均可见到腋下淋巴结肿大，但急性乳腺炎的腋下淋巴结相对比较柔软，与周围组织无粘连，活动性好；而炎性乳癌的腋下淋巴结肿大而质硬，与皮肤及周围组织粘连，活动性差；

（3）从全身症状来看，急性乳腺炎常有寒战、高热等明显的全身性炎症反应；而炎性乳癌通常无明显的全身炎症反应，如伴有发热，则为低热或中等热度。

（4）从病程来看，急性乳腺炎病程短，可在短期内化脓，抗感染治疗有效，预后好；而炎性乳癌则病情凶险，一般无化脓，不发生皮肤溃破，却可延及同侧乳房以外的颈部及手臂，甚至可侵及对侧乳房，抗感染治疗无效，预后差。炎性乳癌和急性乳腺炎在初期比较难鉴别，随着病情的发展其不同点就愈来愈明显了。

五、治疗

急性乳腺炎炎症期的治疗是比较关键的阶段。因为此阶段若治疗及时，方法恰当，炎症可以吸收而治愈，否则超过5～6 d，则必然形成脓肿。

1. 疏通阻塞的乳腺管在初发病已有乳腺肿块而无炎症时最为重要，即便是炎症初期（2～4 d）同样也需要设法疏通阻塞的导管。因为任何药物治疗，若在严重的乳汁淤积情况下，是很难控制其炎症的发展的。其方法有：①热敷加排乳：用热毛巾湿敷，每2～4 h 1次。热敷后用吸奶器将淤积的乳汁吸出，也可让婴儿或亲人用嘴吸吮。②热敷加按摩：热敷后，用手掌根部将肿块适当用力按压在胸壁上，按顺时针方向和逆时针方向反复按揉，迫使阻塞的导管疏通，直到肿块变软消失为止。肿块经按揉消散后，每隔2～4 h需重复按揉1次。因病变的导管尚未完全恢复正常排乳，几小时后可能再次发生淤积。此种按揉方法对急性乳腺炎的早期治疗效果是非常好的。③局部用硫酸镁热敷：用25%硫酸镁加热后外敷局部肿块，2～4 h 1次，对消肿有效，但仍要及时按摩和排空乳汁。

2. 局部封闭疗法：用青霉素160万U加等渗盐水20 mL或庆大霉素8万U加入20 mL生理盐水中，注入肿块周围，4～6 h可重复注射1次。

3. 全身治疗：①在肿块未出现急性炎症前，可给予适当的抗生素口服或肌内注射，以预防感染的发生，如肌内注射青霉素80万U，每8～12 h 1次，共3 d，或口服抗生素片。②若已出现急性炎症改变，则需要选择有效、足量的抗生素静脉滴注，如青霉素（或新青Ⅱ）、氨苄西林、先锋霉素类以及甲硝唑等。经局部及全身治疗，急性乳腺炎大多在此期可治愈。若未能控制，则必将形成乳腺脓肿。

六、预防

预防产后急性乳腺炎，关键在于避免乳汁淤积，同时防止乳头损伤，保持乳房卫生。具体的预防措施有：①在妊娠后期，要经常用温水或75%酒精擦洗乳房、乳头，每2～3 d 1次，尤其是初产孕妇要养成习惯，以增强乳头皮肤的抵抗力。②有乳头内陷的孕妇，应该用手指挤捏、提拉乳头加以矫正。③养成定时授乳的习惯，注意乳头清洁。每次哺乳应将乳汁吸空，并两乳交替哺乳。如有积乳，可用手挤压按摩，或用吸奶器帮助吸出乳汁，使乳汁排尽，防止积乳。④如果乳头有破损或皲裂，应予治疗，不应让婴儿含着乳头睡眠。⑤断奶时应先减少哺乳次数，然后再行断奶。断奶前服煎麦芽，以减少乳汁分泌。

第七章 胃、十二指肠疾病

第一节 急性胃扭转

一、概述

胃扭转不常见，其急性型发展迅速，诊断不易，常延误治疗；而其慢性型的症状不典型，也不易及时发现，故有必要对胃扭转有一扼要的了解。

二、病因学

（一）新生儿胃扭转

新生儿胃扭转是一种先天性畸形，可能与小肠旋转不良有关，使胃脾韧带或胃结肠韧带松弛而致胃固定不良。多数可随婴儿生长发育而自行矫正。

（二）成年人胃扭转

多数存在解剖学因素，在不同的诱因激发下而致病。胃的正常位置主要依靠食管下端和幽门部的固定，肝胃韧带和胃结肠韧带、胃脾韧带也对胃大、小弯起了一定的固定作用。较大的食管裂孔疝、膈疝、隔膨出以及十二指肠降段外侧腹膜过度松弛，使食管裂孔处的食管下端和幽门部不易固定。此外，胃下垂和胃大、小弯侧的韧带松弛或过长等，均是胃扭转发病的解剖学因素。

（三）疾病因素

急性胃扩张、急性结肠气胀、暴饮暴食、剧烈呕吐和胃的逆蠕动等可以成为胃的位置突然改变的动力，故常是促发急性型胃扭转的诱因。胃周围的炎症和粘连可牵扯胃壁而使其固定于不正常位置而出现扭转，这些病变常是促发慢性型胃扭转的诱因。

三、临床表现

急性胃扭转起病较突然，发展迅速，其临床表现与溃疡病急性穿孔、急性胰腺炎、急性肠梗阻等急腹症颇为相似，与急性胃扩张有时不易鉴别。起病时均有骤发的上腹部疼痛，程度剧烈，并牵涉至背部。常伴频繁呕吐和暖气，呕吐物中不含胆汁。如为胃近端梗阻，则为干呕。此时拟放置胃肠减压管，常不能插入胃内。体检见上腹膨胀而下腹平坦。如扭转程度完全，梗阻部位在胃近端，则有上述上腹局限性膨胀、干呕和胃管不能插入的典型表现。如扭转程度较轻，临床表现很不典型。腹部X线平片常可见扩大的胃阴影，内充满气体和液体。由于钡剂不能服下，胃肠X线检查在急性期一般帮助不大，急性胃扭转常在手术探查时才能明确诊断。

慢性胃扭转多系部分性质，也无梗阻，可无明显症状，或其症状较为轻微，类似溃疡病或慢性胆囊炎等慢性病变。胃肠钡剂检查是重要的诊断方法。系膜轴扭转型的X线表现为双峰形胃腔，即胃腔有两个液平面,幽门和贲门处在相近平面。器官轴扭转型的X线表现有胃大、小弯倒置和胃底液平面不与胃体相连等。

四、治疗

急性胃扭转必须施行手术治疗,否则胃壁血液循环可受到障碍而发生坏死。如能成功地插入胃管,吸出胃内气体和液体,待急性症状缓解和进一步检查后再考虑手术治疗。在剖开腹腔时,首先看到的大都是横结肠系膜后面的绷紧的胃后壁。由于解剖关系的紊乱以及膨胀的胃壁,外科医师常不易认清其病变情况。此时宜通过胃壁的穿刺将胃内积气和积液抽尽,缝合穿刺处,再进行探查。在胃体复位以后,根据所发现的病理变化,如膈疝、食管裂孔疝、肿瘤、粘连带等,予以切除或修补等处理。如未能找到有关的病因和病理机制者,可行胃固定术,即将脾下极至胃幽门处的胃结肠韧带和胃脾韧带致密地缝到前腹壁腹膜上,以防扭转再度复发。

部分胃扭转伴有溃疡或葫芦形胃等病变者,可行胃部分切除术,病因处理极为重要。

术前要注意水、电解质失衡的纠正。术后应持续进行胃肠减压数天。

第二节　急性胃扩张

一、概述

急性胃扩张是指短期内由于大量气体和液体积聚,胃和十二指肠上段的高度扩张而致的一种综合征。通常为某些内外科疾病或麻醉手术的严重并发症。

二、病因学

某些器质性疾病和功能性因素均可并发急性胃扩张,常见的病因归纳为三类。

(一)外科手术

创伤,麻醉和外科手术,尤其是腹腔、盆腔手术及迷走神经切断术,均可直接刺激躯体或内脏神经,引起胃的自主神经功能失调,胃壁的反射性抑制,造成胃平滑肌弛缓,进而形成扩张。麻醉时气管插管,术后给氧和胃管鼻饲,亦可使大量气体进入胃内,形成扩张。

(二)疾病状态

胃扭转、嵌顿性食管裂孔疝以及各种原因所致的十二指肠壅积症、十二指肠肿瘤、异物等均可引起胃潴留和急性胃扩张;幽门附近的病变,如脊柱畸形、环状胰腺、胰癌等偶可压迫胃的输出道引起急性胃扩张;躯体部上石膏套后 1 ~ 2 d 引起的所谓"石膏套综合征",可能是脊柱伸展过度,十二指肠受肠系膜上动脉压迫的结果;情绪紧张、精神抑郁、营养不良均可引起自主神经功能紊乱,使胃的张力减低和排空延迟;糖尿病神经病变、抗胆碱能药物的应用;水、电解质代谢失调、严重感染(如败血症)均可影响胃的张力和胃的排空,导致急性胃扩张。

(三)各种外伤产生的应激状态

尤其是上腹部挫伤或严重复合伤,其发生与腹腔神经丛受强烈刺激有关。

(四)其他

短时间内进食过多也是偶见原因。

三、病理生理

当胃扩张到一定程度时,胃壁肌肉张力减弱,使食管与贲门、胃与十二指肠交界处形成锐角,阻碍胃内容物的排出,膨大的胃可压迫十二指肠,并将系膜及小肠挤向盆腔。因此,牵张系膜上动脉而压迫十二指肠,造成幽门远端的梗阻。唾液、胃、十二指肠液和胰液、肠液的分泌亢进,均可使大量液体积聚于胃内,加重胃扩张。扩张的胃还可以机械地压迫门静脉,使血液瘀滞于腹腔内脏,亦可压迫下腔静脉,使回心血量减少,最后可导致周围循环衰竭。由于大量呕吐、禁食和胃肠减压引流,可引起水和电解质紊乱。

四、临床表现

大多起病缓慢，迷走神经切断术者常于术后第 2 周开始进流质饮食后发病。主要症状有腹胀、上腹或脐周隐痛，恶心和持续性呕吐。呕吐物为浑浊的棕绿色或咖啡色液体，呕吐后症状并不减轻。随着病情的加重，全身情况进行性恶化，严重者可出现脱水、碱中毒，并表现为烦躁不安、呼吸急促、手足抽搐、血压下降和休克。突出的体征为上腹膨胀，可见毫无蠕动的胃轮廓，局部有压痛，叩诊过度回响，有振水音。脐右偏上出现局限性包块，外观隆起，触之光滑而有弹性、轻压痛，其右下边界较清，此为极度扩张的胃窦，称"巨胃窦症"，乃是急性胃扩张特有的重要体征，可作为临床诊断的有力佐证。

本病可因胃壁坏死发生急性胃穿孔和急性腹膜炎。

五、诊断

根据病史、体征，结合实验室检查和腹部 X 线征象，诊断一般不难。手术后发生的胃扩张常因症状不典型而与术后一般胃肠症状相混淆造成误诊。此外，应和肠梗阻、肠麻痹鉴别，肠梗阻和肠麻痹主要累及小肠，腹胀以腹中部明显，胃内不会有大量积液和积气，抽空胃内容物后患者也不会有多大好处，X 线平片可见多个阶梯状液平。

实验室检查可发现血液浓缩、低血钾、低血氯和碱中毒。立位腹部 X 线片可见左上腹巨大液平面和充满腹腔的特大胃影及左膈肌抬高。

六、治疗

暂时禁食，放置胃管持续胃肠减压，纠正脱水、电解质紊乱和酸碱代谢平衡失调。低血钾常因血浓缩而被掩盖，应予注意。病情好转 24 h 后，可于胃管内注入少量液体，如无潴留，即可开始少量进食。如无好转则应手术。过度饱餐所致者，胃管难以吸出胃内容物残渣或有十二指肠梗阻及已产生并发症者亦应手术治疗。手术方式一般以简单有效为原则，如单纯胃切开减压、胃修补及胃造口术等。胃壁坏死常发生于贲门下及胃底近贲门处，由于坏死区周围炎症水肿及组织菲薄，局部组织移动性较差，对较大片坏死的病例，修补或造口是徒劳无益的，宜采用近侧胃部分切除加胃食管吻合术为妥。

七、并发症

急性胃扩张可因胃壁坏死发生急性胃穿孔和急性腹膜炎。

当胃扩张到一定程度时，胃壁肌肉张力减弱，使食管与贲门、胃与十二指肠交界处形成锐角，阻碍胃内容物的排出，膨大的胃可压迫十二指肠，并将系膜及小肠挤向盆腔。因此，牵张系膜上动脉而压迫十二指肠，造成幽门远端的梗阻，唾液、胃、十二指肠液和胰液、肠液的分泌亢进，均可使大量液体积聚于胃内，加重胃扩张。扩张的胃还可以机械地压迫门静脉，使血液瘀滞于腹腔内脏，亦可压迫下腔静脉，使回心血量减少，最后可导致周围循环衰竭。由于大量呕吐、禁食和胃肠减压引流，可引起水和电解质紊乱。

八、预后

近代外科在腹部大手术后多放置胃管，术后多变换体位，注意水、电解质及酸碱平衡，急性胃扩张发生率及死亡率已大为降低。

第三节　溃疡性幽门梗阻

一、概述

溃疡发生于幽门部或十二指肠球部，容易造成幽门梗阻。有暂时性和永久性两种同时存在。约有10% 的溃疡患者并发幽门梗阻。梗阻初期，胃内容物排出发生困难，引起反射性胃蠕动增强，到了晚期，代偿功能不足，肌肉萎缩，蠕动极度微弱，胃形成扩张状态。

二、病理分型及病理生理

（一）溃疡病并发幽门梗阻分型

1. 痉挛性梗阻：幽门附近溃疡，刺激幽门括约肌反射性痉挛所致。
2. 炎症水肿性梗阻：幽门区溃疡本身炎症水肿。
3. 瘢痕性梗阻：瘢痕胼胝硬结，溃疡愈后瘢痕牵缩。
4. 粘连性梗阻：溃疡炎症或穿孔后引起粘连或牵拉。

前两种梗阻是暂时性或是反复发作，后两种梗阻是永久性，必须施手术治疗。

（二）病理生理

梗阻初期，为了克服梗阻，胃蠕动加强，胃壁肌肉呈相对地肥厚，胃轻度扩张。到梗阻晚期代偿功能减退，胃蠕动减弱，胃壁松弛。因而胃扩张明显。长期有大量胃内容物潴留，黏膜受到刺激，而发生慢性炎症，又将加重梗阻，因而形成恶性循环。由于长期不能进食，反而经常发生呕吐，造成水电解质失调和严重的营养不良。大量氢离子和氯离子随胃液吐出，血液中氯离子降低；碳酸氢根离子增加，造成代谢性碱中毒。钾除呕吐丢失外，随尿大量排出，可以出现低血钾。因此，低钾低氯性碱中毒是幽门梗阻患者中较为多见。

三、临床表现

1. 呕吐

呕吐是幽门梗阻的突出症状，其特点是：呕吐多发生在下午或晚上，呕吐量大，一次可达 1 L 以上，呕吐物为郁积的食物，伴有酸臭味，不含胆汁。呕吐后感觉腹部舒服，因此患者常自己诱发呕吐，以缓解症状。

2. 胃蠕动波

腹部可隆起的胃型，有时见到胃蠕动波，蠕动起自左肋弓下，行向右腹，甚至向相反方向蠕动。

3. 振水音

扩张内容物多，用手叩击上腹时，可闻及振水音。

4. 其他

尿少、便秘、脱水、消瘦，严重时呈现恶病质。口服钡剂后，钡剂难以通过幽门。胃扩张、蠕动弱、有大量空腹潴留液，钡剂下沉，出现气、液、钡三层现象。

四、诊断

有长期溃疡病史的患者和典型的胃潴留及呕吐症状，必要时进行 X 线或胃镜检查，诊断不致困难。需要与下列疾病相鉴别。

1. 活动期溃疡所致幽门痉挛和水肿有溃疡病疼痛症状，梗阻为间歇性，呕吐虽然很剧烈，但胃无扩张现象，呕吐物不含宿食。经内科治疗梗阻和疼痛症状可缓解或减轻。

2. 胃癌所致的幽门梗阻病程较短，胃扩张程度较轻，胃蠕动波少见。晚期上腹可触及包块。X 线钡剂检查可见胃窦部充盈缺损，胃镜取活检能确诊。

3. 十二指肠球部以下的梗阻性病变如十二指肠肿瘤、环状胰腺、十二指肠淤滞症均可引起十二指肠梗阻，伴呕吐，胃扩张和潴留，但其呕吐物多含有胆汁。X 线钡剂或内镜检查可确定梗阻性质和部位。

五、治疗

（一）非手术疗法

幽门痉挛或炎症水肿所致梗阻，应以非手术治疗。方法是：胃肠减压，保持水电解质平衡及全身支持治疗。

（二）手术疗法

幽门梗阻和非手术治疗无效的幽门梗阻应视为手术适应证。手术的目的是解除梗阻，使食物和胃液能进入小肠，从而改善全身状况。常用的手术方法如下。

1. 胃空肠吻合术

方法简单,近期效果好,死亡率低,但由于术后吻合溃疡发生率很高,故现在很少采用。对于老年体弱,低胃酸及全身情况极差的患者仍可考虑选用。

2. 胃大部切除术

患者一般情况好,在我国为最常用的术式。

3. 迷走神经切断术

迷走神经切断加胃窦部切除术或迷走神经切断加胃引流术,对青年患者较适宜。

4. 高选择性迷走神经切断术

近年有报道高选择性迷走神经切除及幽门扩张术,取得满意效果。

幽门梗阻患者术前要做好充分准备。术前2～3d行胃肠减压,每日用温盐水洗胃,减少胃组织水肿。输血、输液及改善营养,纠正水电解质紊乱。

第四节　急性胃黏膜病变

一、病因

（一）药物

多种药物,常见的有非甾醇类抗感染药如阿司匹林、吲哚美辛、保泰松等以及肾上腺皮质激素类。阿司匹林在酸性环境中呈非离子型及相对脂溶性,能破坏胃黏膜上皮细胞的脂蛋白层,削弱黏膜屏障引起氢离子逆渗至黏膜内,引起炎症渗出、水肿、糜烂、出血或浅溃疡。其他药物如洋地黄、抗生素、钾盐、咖啡因等亦可引起本病。

（二）酒精（乙醇）中毒

也是本病常见的原因。大量酗酒后引起急性胃黏膜糜烂、出血。

二、临床表现

上消化道出血是其最突出的症状,可表现为呕血或黑粪,其特点是:①有服用有关药物、酗酒或可导致应激状态的疾病史。②起病骤然,突然呕血、黑粪。可出现在应激性病变之后数小时或数日。③出血量多,可呈间歇性、反复多次,常导致出血性休克。起病时也可伴上腹部不适,烧灼感、疼痛、恶心、呕吐及反酸等症状。

三、诊断

1. X线钡剂检查常阴性。

2. 急性纤维内镜检查（24～48 h进行）,可见胃黏膜局限性或广泛性点片状出血,呈簇状分布,多发性糜烂、浅溃疡。好发于胃体底部,单纯累及胃窦者少见,病变常在48 h以后很快消失,不留瘢痕。

四、鉴别诊断

1. 急性腐蚀性胃炎

有服强酸（硫酸、盐酸、硝酸）、强碱（氢氧化钠、氢氧化钾）或来苏水等病史。服后引起消化道灼伤、出现口腔、咽喉、胸骨后及上腹部剧烈疼痛,伴吞咽疼痛,咽下困难,频繁恶心、呕吐。严重者可呕血,呕出带血的黏膜腐片,可发生虚脱、休克或引起食管、胃穿孔的症状,口腔、咽喉可出现接触处的炎症、充血、水肿、糜烂、坏死黏膜剥脱、溃疡或可见到黑色、白色痂。

2. 急性阑尾炎

本病早期可出现上腹痛、恶心、呕吐、但随着病情的进展,疼痛逐渐转向右下腹,且有固定的压痛及反跳痛，多伴有发热、白细胞增高、中性白细胞明显增多。

3．胆囊炎、胆石症

有反复发作的腹痛、常以右上腹为主，可放射至右肩、背部。查体时注意巩膜、皮肤黄疸。右上腹压痛、墨菲征阳性，或可触到肿大的胆囊。血胆红素定量、尿三胆检测有助于诊断。

4．其他

大叶性肺炎、心肌梗死等发病初期可有不同程度的腹痛、恶心、呕吐。如详细询问病史、体格检查及必要的辅助检查，不难鉴别。

五、治疗

（一）一般治疗

祛除病因，积极治疗引起应激状态的原发病，卧床休息，流质饮食，必要时禁食。

（二）补充血容量

5% 葡萄糖盐水静脉滴注，必要时输血。

（三）止血

口服止血药如白药、三七粉或经胃管吸出酸性胃液，用去甲肾上腺素 8 mg 加入 100 mL 冷盐水中。每 2 ~ 4 h 次 1 次。亦可在胃镜下止血，喷洒止血药（如孟氏溶液、白药等）或电凝止血、激光止血、微波止血。

（四）抑制胃酸分泌

西咪替丁 200 mg，每日 4 次或每日 800 ~ 1 200 mg 分次静脉滴注，雷尼替丁（呋喃硝胺）150 mg，每日 2 次或静脉滴注。

近来有用硫糖铝或前列腺素 E_2，亦获得良好效果。

第五节　胃、十二指肠憩室

随着对比放射学造影，纤维内镜、CT 等影像学检查在胃肠道疾病诊断中的日益推广应用，致使上部胃肠道憩室的发现显著增加。上部胃肠道憩室的一个最重要特征是它们几乎完全是无症状的，很少需要手术干预。

一、胃憩室

胃憩室（Gastric Diverticulum）可分类为真性和假性两类。对外科医生而言，在手术时区分这两类是非常明显的，但 X 线检查却会引起诊断困难。

假性胃憩室通常是由于良性溃疡造成深度穿透或局限性穿孔。其他因素包括坏死性肿瘤和粘连向外牵张等。这些胃憩室的壁可能不包含任何可辨认的胃壁。

真性的胃憩室较假性少见。可能会有多发性的，通常憩室壁由胃壁的所有层次组成。病因不确定，可能是先天性的。在所有的胃肠憩室病例报告中，真性胃憩室约占 3%。

（一）发生率

有文献报道 412 例真性胃憩室，其中的 165 例是 380 000 例常规钡餐检查中发现，发生率为 0.04%。然而在 Meerhof 系列报道中，在 7 500 例常规 X 线钡餐检查中，发现 30 例憩室，发生率为 0.4%。尽管两组发生率相差 10 倍，但不可能代表胃憩室发生率的真正差异，可能与小的病灶易被疏漏及检查者经验等因素有关。

（二）病理

胃憩室以发生在右侧贲门的后壁为多见。在 meorof 的报道中，80% 的患者是属于近贲门的胃憩室，其余的多为近幽门的胃憩室。Patmer 报道所收集的 342 例胃憩室中，259 例在胃远端的后壁（73%），31 例在胃窦，29 例在胃体，15 例在幽门，8 例在胃底。

胃憩室大小差异很大，通常为直径 1 ~ 6 cm，呈囊状或管状。胃腔和憩室间孔大的可容纳 2 个指尖，最小的只能用极细的探针探及。多数孔径为 2 ~ 4 cm。开口的大小与并发症有关，宽颈开口憩室内容物不滞留，并发症发生率较低；腔颈较小者，食物残渣易滞留和细菌过度繁殖，可能引发炎症。另外，憩室开口小者钡剂难以进入憩室腔内，X 线钡餐检查不易发现。

（三）临床表现与并发症

憩室可能发生在任何年龄，但最常发生在 20 ~ 60 岁的成年人。Palmer 组，成年人占 80%。儿童通常是真性憩室，且易发生并发症。大部分胃憩室是无症状的，有时在一些患者中，充满食物残渣的胃大憩室会引起上腹部胀感及不适，但在缺乏特殊的并发症者，手术切除憩室后很少能减缓症状。

胃憩室并发症罕见。由于内容物滞留和细菌过度繁殖可导致急性憩室炎，严重时会发生穿孔。炎症致局部憩室壁黏膜和血管糜烂，可引起出血和便血。穿孔伴出血则导致血腹。有个案报告成年人胃憩室造成幽门梗阻。罕见的是，憩室内出现恶性肿瘤，异物和胃石。

（四）诊断

除发生并发症外，大部分胃憩室无任何症状，故多系在上消化道疾病检查时偶然发现的。在没有其他病理情况时发现憩室较困难。

憩室在上部胃肠道钡餐检查中表现为胃腔的突出物，周围平整圆滑，对照剂有时聚集在囊袋底部，当患者站立时，囊内上部有空气。发生于胃前壁或胃后壁的憩室很容易被忽视，除非使用气钡双重对比造影技术，并取患者头低位或站立位进行检查。小憩室可被误认为穿透性胃溃疡，反之亦然。两者的区分取决于病变的部位，由于近贲门溃疡是少见的。其他运用钡餐进行鉴别诊断的包括：贲门癌、贲门裂隙疝、食管末端憩室和皮革样胃。

患者口服对照造影剂 CT 扫描通常能显示憩室。若不给予对照剂，或憩室没有对照物填充，CT 结果会与肾上腺肿瘤相似。

内镜对鉴别诊断是最有价值的。

（五）治疗

仅显示有憩室存在并非手术切除的指征。经常显现模糊的消化不良症状，而无其他异常或憩室的并发症，则手术治疗不会减轻患者的症状。

手术仅适应于有并发症时，如发生憩室炎或出血，或合并其他病灶出现者。当诊断不能确定，剖腹探查是最后手段。

（六）手术方法

手术由憩室部位和有无合并病灶而定。

若憩室近贲门，游离胃左侧大网膜，以显露近胃食管孔的后方，小心分离粘连、胃壁和胰腺，显露分离憩室，需要时可牵引憩室以利显露，切除憩室、残端双层缝合。

若剖腹探查时不易发现憩室时，可钳闭胃窦，经鼻胃管注入盐水充盈胃，可能易于发现。

胃小弯和大弯侧憩室做 V 形切除，缝合裂口。幽门窦的憩室可施行部分胃切除术治疗，若合并胃部病灶时尤其适合。

二、十二指肠憩室

十二指肠憩室（Duodenal Diverticulum）亦分为原发性和继发性（假性），假性憩室是由于慢性十二指肠溃疡所致，本文仅探讨原发性十二指肠憩室。

90% 原发性十二指肠憩室是单个的，80% 发生在十二指肠第二部（降部）的凹面，亦有发生在十二指肠第三或第四部（水平部或升部）。十二指肠憩室的发生率在钡餐检查为 1.7%（0.164% ~ 5%），尸检更高，平均为 8.6%，最近有一组大于 65 岁的钡餐检查 451 例，显示 39 例十二指肠憩室，发生率 8.5%。十二指肠憩室很少发现在 30 岁以下，大多数在 50 ~ 65 岁做出诊断。男女发生率几乎相等。

（一）病理

原发性十二性肠憩室主要的是黏膜突出，憩室壁主要有黏膜、黏膜下层及浆膜，而无肌层。大多数的十二指肠憩室从十二指肠第二部（降部）内侧凸出，开口靠近乳头部。因此在解剖上与胰腺关系密切，与胰管和胆管邻近，多数憩室伸向胰腺后方，甚至穿入胰腺组织。此外，尚有胆总管和胰管开口于憩室者。还有一类罕见的十二指肠腔内憩室，位于乳头附近，呈息肉样囊袋状。

（二）临床表现

十二指肠憩室没有典型的临床症状，仅于X线钡剂检查，纤维内镜检查，剖腹探查或尸检的偶然发现。憩室的大小与症状程度不呈正相关。当憩室并发炎症时，可出现上腹部不适，右上腹或脐周疼痛、恶心、呕吐、打呃、腹胀、腹泻甚至呕血和便血等消化道症状。腹泻可能是影响胰腺功能或憩室内细菌过度繁殖所致吸收不良。若憩室穿孔可引起腹膜炎症状，嵌入胰腺的穿孔，疼痛剧烈可引起急性胰腺炎的症状，血、尿淀粉酶增高。若憩室压迫胆总管时可以出现胆管梗阻、发热、黄疸、上腹胀等症状。若在上腹偏右固定于憩室区有局限性深压痛，可提示憩室有慢性炎症存在。

憩室的大小、形状各不相同，但多数是其入口较小，一旦肠内容物进入憩室又不易排出而潴留时，可引起各种并发症；或者憩室内虽无肠内容物潴留，但它也可能压迫邻近器官而产生并发症。故对于由憩室所继发的一些病理变化的了解很重要。十二指肠憩室的并发症较多，如十二指肠部分梗阻、憩室炎、憩室周围炎、憩室内结石、急性或慢性胰腺炎、胃十二指肠溃疡、恶变、大出血、穿孔、胆管炎、憩室胆总管瘘、十二指肠结肠瘘、梗阻性黄疸等。

1. 憩室炎与憩室出血

由于十二指肠憩室内容物潴留，细菌繁殖，炎性感染，可引起憩室炎继之憩室黏膜糜烂出血，也有憩室内异位胃黏膜，异位胰腺组织，均可引起出血，也有憩室炎症侵蚀或穿破附近血管发生大出血者，以及少见憩室内黏膜恶变出血。

2. 憩室穿孔

由于憩室内容物潴留，黏膜炎性糜烂并发溃疡穿孔，多位于腹膜后，穿孔后症状不典型，甚至剖腹探查仍未发现，通常出现腹膜后脓肿，胰腺坏死，胰瘘。若剖腹时发现十二指肠旁蜂窝织炎或有胆汁，胰液渗出，应考虑憩室穿孔可能，需切开侧腹膜仔细探查。

3. 十二指肠梗阻

因憩室引起十二指肠梗阻多见于腔内型憩室，因憩室充盈形成息肉样囊袋而堵塞肠腔。或较大的腔外型憩室也可因内容物潴留压迫十二指肠所致梗阻，但大多数是不全性梗阻。

4. 胆、胰管梗阻

多见于乳头旁憩室，腔内或腔外型均可发生，因胆总管、胰管开口于其下方或两侧甚至于憩室边缘或憩室内，致使Oddi括约功能障碍。憩室机械性压迫胆总管，胰管致胆汁，胰液滞留，腔内压力增高，十二指肠乳头水肿，胆总管末端水肿，增加逆行感染机会并发胆管感染或急、慢性胰腺炎。Lemmel曾将十二指肠憩室合并有肝、胆、胰腺疾病时称之为Lemmel综合征，亦有人称之为十二指肠憩室综合征。

5. 伴发病

十二指肠憩室的患者中常伴有胆管疾病、胃炎、消化性溃疡、胰腺炎、结石、寄生虫等，它们之间互为影响是并发或伴发，已无争议，两者同时存在占10%～50%，其中伴发胆管疾病者应属首位。常是"胆管术后综合征"的原因之一，因此在处理十二指肠憩室的同时，要注意不要遗漏这些伴发病的存在。

憩室内形成粪石和胆石，其中尤以胆石的发病率为高，此乃因十二指肠憩室反复引起逆行性胆总管感染，造成胆总管下段结石。大西英胤等收集部分世界文献，统计十二指肠憩室合并胆石的发病率为6.8%～64.2%，由此表可见日本人的发病率比英美人高。有人指出，在处理胆石症时（事先未发现十二指肠憩室），同时处理憩室的情况日益多见。遇到法特乳头开口正好在憩室内和/或合并胆石症者，其处理较为困难。术前应有所估计。

（三）诊断与鉴别诊断

有症状的十二指肠憩室如十二指肠憩室炎，常与十二指肠球炎、胃炎症状类似；同样十二指肠憩室造成的胆管炎、胰腺炎的临床表现亦仅只能反映胆管炎或胰腺炎的症状、体征而难以鉴别原因。憩室造成的十二指肠梗阻与先天性十二指肠闭锁和狭窄的发病年龄相比较晚，有一段明显的发展过程可资鉴别。

但由于十二指肠憩室多无典型症状，只能依靠某些特殊检查进一步证实。

1. X线检查

应用低张力十二指肠造影检查，易于发现十二指肠憩室，一般为突出于肠壁的圆形或椭圆形袋状阴影，轮廓清晰、边缘光滑。可位于肠系膜缘或对系膜缘，亦可位于壶腹周围或嵌入胰头内。若憩室颈较细，则钡剂潴留于憩室内的时间较长，立位检查有时可见液平面。如十二指肠腔内发现一个被钡剂充盈的囊状物，其周围为透过X线阴影，则诊断为腔内憩室。

X线钡剂检查还可区别真、假性憩室。假性憩室常见于十二指肠第一部分，多因十二指肠溃疡愈合过程中粘连牵拉、瘢痕收缩等因素所致，故外形狭长，憩室颈部宽，周围肠壁有不规则变形。有报告以低张性十二指肠X线造影与ERCP同时进行，诊断率可达86%，若能发现憩室的开口处，则对决定是否手术与手术方案的制订有指导意义。

腹部平片检查对十二指肠憩室的诊断无帮助，但在上消化道穿孔病例中，腹部平片上发现腹膜后十二指肠周围气体阴影时，应考虑十二指肠憩室穿孔的可能。

2. 纤维内镜检查

纤维十二指肠镜检查对诊断颇有帮助，采用侧视镜确诊率更高。但应注意，若憩室仅由一狭窄的颈部与十二指肠腔相通，在腔内面呈缝隙状的开口常被黏膜皱襞遮盖，故在内镜检查时易被忽视。

3. 胆管造影检查

可用口服或静脉胆管造影检查、经皮肝穿刺胆管造影（PTC）或经十二指肠逆行胆管造影（ERCP）。这一检查主要是为了明确憩室与胆胰管之间的关系。一般胆胰管与憩室的关系可分为三种类型：①胆胰管共同开口于憩室顶部；②胆胰管共同开口于憩室颈部；③胆总管开口于憩室顶部。这些异常的开口，一般均无括约肌的正常功能，因而易引起憩室内容物有反流，从而导致胆管感染或胰腺炎。

4. 剖腹探查术

对某些术前诊断为上消化道大出血、穿孔或梗阻性黄疸患者，而在探查中又不能对其症状做出合理的解释时。如胆管明显扩张但找不到明确的梗阻原因，腹膜后及十二指肠周围水肿，有胆汁污染或气体者，应考虑到十二指肠憩室及其并发症。

对某些不易发现的憩室，尤其是位于肠系膜缘或十二指肠之后憩室，可经胃管向十二指肠内充气的方法协助诊断。

（四）治疗

1. 非手术治疗

无症状的十二指肠憩室无须治疗。有症状或有并发症者可先行非手术治疗，包括饮食调整、抗酸解痉、应用抗生素以及腹部按摩、体位引流、禁食、胃管减压等，可取得较满意的效果。若经非手术治疗效果不明显尤其出现明显并发症时应以手术治疗，但手术指征必须从严掌握，手术方式必须慎重选择，因为切除的手术有时并不容易，也不是没有危险的。

2. 手术治疗

多以有严重并发症而经非手术治疗无效者，如出血、穿孔、梗阻时。反复出血难以自止且有早期休克体征者；憩室炎性糜烂坏疽，穿孔出现腹膜炎或腹膜后蜂窝织炎或已有部分脓肿形成；因憩室造成胆管，胰管或肠管梗阻者，特别是有较大的乳头旁憩室及胆、胰异常开口于憩室内者。还有憩室内有息肉、肿瘤、寄生虫等性质不能明确者。笔者认为十二指肠憩室不论大小，重点在于颈的宽窄，凡经钡剂X线检查，钡剂进出通畅，多不需手术，若只进不出或钡剂进入憩室后6h以上始可排空，非手术治疗很难奏效，择期手术较急诊手术安全有效，术后并发症少，急诊手术死亡率约大于择期手术死亡率的3倍。

（1）术前准备：除按一般胃肠手术前准备外应先了解憩室的部位以及与周围器官的关系，准确的定位有利于术中探查和术式的选择，上消化道X线造影应摄左前斜位和右前斜位片以判断憩室在十二指肠内前侧或内后侧、与胰腺实质和胆管走行关系、憩室开口与十二指肠乳头的关系。位于降部内侧的憩室最好术前行内镜及胆管造影检查，了解憩室与十二指肠乳头及与胆管的关系，一定要插胃管，必要时术中可经胃管注入空气，使憩室充气，便于显示憩室存在的位置。

（2）手术方式的选择：手术原则是切除和治疗憩室并发症，切除憩室并不简单，因憩室壁较薄弱，周围粘连紧密，剥离时常易撕破，尤其憩室嵌入胰头部，分离时易出血损伤胰腺及胆、胰管，术后出现医源性急性胰腺炎或（和）胰、胆管瘘。轻者延长住院时间，必要时再行手术，重者危及生命。因此手术方式的选择是手术成败的关键。

（3）手术步骤。

切口：采用右上腹旁正中切口或右上腹经腹直肌切口入腹腔。

探查：术前必须定位，术中必须仔细检查上消化道、胆管和胰腺，排除可能存在的其他病变。

显露憩室：此步骤很重要。尤当怀疑是憩室并发上消化道出血或穿孔时更为重要。文献中报告因十二指肠憩室穿孔而死亡者，30% 是由于在手术时未能认识病变之故。

显露憩室的方法依部位而异，位于十二指肠第 3、4 部的憩室，可将横结肠系膜切开（避免伤及结肠中动脉）。位于十二指肠降部的憩室，须将胆囊向上、横结肠向下拉开，再将胃幽门部向左牵开，即可显露十二指肠降部，或纵形切开十二指肠降部外侧的后腹膜，将该段肠曲连同附着的胰头一并向左侧翻起。如位于十二指肠肠内后方的憩室，此时即可看到；若为十二指肠内前方的憩室，则需进一步细心分离胰腺与十二指肠附着部，操作应特别轻柔细致，因胰头部极易出血，肠壁也较薄弱易撕破，也不宜分离过多，以免影响肠壁血运。

如果经上述解剖而未找到憩室，可用肠钳夹住空肠起始部，将胃管引入十二指肠腔内，并用手指压迫十二指肠球部，然后向胃管内注入空气约 30 mL，使十二指肠充气，憩室也随之膨胀而易于辨认；若术前未插胃管，则可用注射器直接向十二指肠腔内注入空气；或者切开十二指肠的前壁，伸入示指探查憩室的内口，并将示指伸入到憩室囊内，有助于憩室的寻找和分离，也不至伤及胆总管等重要组织，后两种方法的缺点是容易污染腹腔。位于十二指肠内的憩室需切开十二指肠探查，可发现疝囊样憩室。

憩室的处理：应根据具体情况选择而定。位于十二指肠水平部，升部憩室需切开横结肠系膜，易于显露，切除较易，可行憩室切除术。若憩室小于 1 cm，可围绕憩室在十二指肠壁做一荷包缝合，将憩室翻转于十二指肠内消除憩室，此法避免切开十二指肠壁，则不易发生肠瘘。若用于大憩室则有十二指肠梗阻的可能，若降部憩室内出血或穿孔时则不适用此法，需切开右方的憩室。开口于十二指肠乳头侧方或头侧并伸向胰腺背侧的憩室，其颈部多位于胆管侧方，憩室切除率高。如憩室位于内前方，则需分离胰腺与十二指肠附着处，此处的胰十二指肠上、下动脉汇合部，血运丰富，极易出血，且肠壁较薄，强行分离易引起十二指肠壁缺血，导致十二指肠瘘。有介绍憩室嵌入胰腺背侧难于发现或难于切除，可将十二指肠切开后用纱布填塞憩室内，然后憩室内黏膜层完全剔除，再将肠壁黏膜缝合，此法虽可防止强行切除时引起的肠瘘，但易感染腹腔，一旦感染形成，肠瘘又易发生，故目前少用。

十二指肠乳头旁憩室的切除和胆管胰管开口于憩室腔内的憩室切除难度均很大，因易损伤胆总管和胰管的可能，有的还要切断后再移植胆管和胰管，操作技术上也很困难，胆、胰管损伤后并发胆漏、胰漏，甚为严重，预后甚差。遇此情况可行憩室旷置术，即胃部分切除术和胃肠吻合术，使食物转流，以免食物进入憩室内潴留、感染、糜烂、出血、梗阻等并发症。若有胆管梗阻，可做胆总管肠道内引流术。

手术方式归纳起来即切除、翻转、旷置、转流。作者认为术前定位很重要，定位准确加上术者的经验与熟练的手术技巧决定选择一种可行的术式将会获得比较理想的效果。做胰十二指肠切除术，似无指征，除非憩室癌变或并发壶腹周围癌，那将归属于另一疾病的诊治探讨。

憩室切除术：找到憩室后，细致地将它与周围粘连组织剥离干净，在憩室颈部做纵行（或斜行）切除。切除时避免牵拉憩室用力过大，以免切除黏膜过多导致肠腔狭窄。切除后用丝线做全层间断内翻缝合，外加浆肌层间断缝合。有人介绍提起憩室后，于憩室颈部作浆肌层切开，贯穿结扎黏膜、黏膜下层，可以避免切除黏膜过多或内翻缝合过多产生的缺点（图 7-1）。

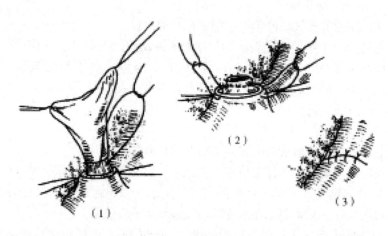

图7-1　十二指肠憩室切除

（1）靠近憩室颈部的肠壁上做两针牵引线，提起憩室后于憩室颈部行浆肌层切开，贯穿结扎颈部的黏膜、黏膜下层;（2）切除憩室;
（3）间断内翻缝合肠壁

倘憩室位于十二指肠乳头附近，或位于胆总管、胰管之开口处，则切除憩室后，须同时切除胆囊、胆总管置T形管引流以及附加十二指肠乳头成形术，或者切除憩室后，将切口向胆总管和十二指肠延长，做胆总管十二指肠侧侧吻合，也可考虑憩室纳入十二指肠腔，在十二指肠内施行切除，然后做十二指肠乳头成形术。

憩室内翻或缝闭术：如切除憩室会损伤胆总管的开口，则不宜强行切除，可做憩室内翻或缝闭术；或者因憩室全部埋于胰头内，勉强剥离可能损伤胰腺，造成严重的出血或形成胰瘘，可行憩室缝闭术。

内翻法即于憩室颈部做一荷包缝合，用血管钳将憩室内翻入肠腔内，然后结扎荷包缝线；或使憩室内翻后以细丝线缝合颈部，以不再脱出即可。如憩室不能充分游离，可在十二指肠降部前壁的中段做一小切口，显露法特壶腹和乳头，一般在其内下方即可找到憩室的开口，用细丝线间断缝闭，使憩室和肠道不再沟通，然后缝合十二指肠切口。

转流术（捷径术）：适用于无法切除或不宜内翻、缝闭憩室的病例，可行胃部分切除，Billroth-Ⅱ式吻合术，将憩室旷置，使食物改道，以免憩室继续潴留引起炎症、出血等并发症。对于巨大憩室也有人主张 DeNicola 法做空肠 Y 形憩室空肠吻合术。

术后处理：十二指肠手术是危险性与风险性的手术，术后的处理十分重要：①十二指肠的大手术，尤其患者情况不佳，有并发症者术后应进行生命体征监测。②持续十二指肠减压（将胃管远端送至十二指肠降部）3～5 d 后才能拔除。若施行了十二指肠造瘘者，必须妥善固定造瘘，术后 15 d 方能根据情况拔除。③其他应严格按照胃肠道手术后常规处理。

第八章　肝脏疾病

第一节　肝胆外科常用诊疗方法

一、常用操作技术

（一）胆管造影

1. 方法步骤

（1）口服胆囊造影：摄胆囊区片，若显影可口服脂肪餐，0.5～1 h后再摄片，观察胆囊收缩功能，有无充盈缺损。

（2）静脉胆管造影：静脉缓慢注入造影剂后30 min摄片观察。

2. 注意事项

（1）碘过敏阳性者禁用。

（2）有黄疸者，口服胆管造影胆囊常不显影。

（二）术中胆管造影

1. 方法步骤

（1）术中显露胆总管，穿刺胆总管，回抽见胆汁后注入造影剂，拍片观察胆管情况。

（2）亦可经胆囊管插入导管行胆管造影，造影术毕结扎胆囊管。

2. 注意事项

碘过敏试验阳性者禁用。

（三）T管造影

1. 方法步骤

取头低位，抽吸T管内空气后，将造影剂缓慢注入，边注射边观察胆管通畅情况和肝内胆管成像情况。

2. 注意事项

（1）T管造影一般选择在术后14 d以上进行。

（2）若右肝管显影不满意，可向右侧卧位。

（3）术后需将T管开放至少1 d，若无发热、黄疸或其他不适，可夹管后拔除。

（四）PTC（D）——经皮经肝胆管造影（引流）

1. 方法步骤

术野消毒、铺巾后于腋中线第七或第八肋间局麻下穿刺，针刺方向指向剑突。边进针边抽吸。如有胆汁吸出，注入少量造影剂，若注入肝实质，则呈圆形图像，且停留时间较长；若穿入肝内血管，呈树枝状影像，但稍显即逝；若穿入胆管，则显示胆管树枝样图像，且停留时间较长。造影剂注入完毕后，可令患者缓慢转身，以利造影剂混匀，有助于摄片。穿刺针经引流管开放，即为 PTCD。

2. 注意事项

（1）PTC（D）适用于梗阻性黄疸的患者。

（2）出凝血时间异常、有腹水、碘过敏试验阳性者为禁忌证。

（3）B 超提示肝内胆管不扩张者慎用。

（4）术毕监测生命体征、腹部体征，注意血象变化。

（5）并发症包括胆血瘘、胆汁性腹膜炎、胆管感染等。

（五）内镜逆行胰胆管造影（ERCP）

1. 方法步骤

术前 4 h 禁食禁水。患者左侧半俯卧位，内镜进入十二指肠降部，找到十二指肠乳头开口插管。X 线透视下注入造影剂，分别显示胆管系统和胰管，显影满意后摄片。对于有适应证的病例可同时行十二指肠乳头切开引流（EST）。

2. 注意事项

（1）十二指肠溃疡、毕 Ⅱ 式胃肠吻合术后、急性胰腺炎患者为禁忌证。

（2）术后严重并发症包括急性胰腺炎和化脓性胆管炎，严重时可危及生命，因此在术后 1 h 及术后第 1 天早晨必须抽血查血常规和血淀粉酶，必要时可多次复查进行监测。同时注意观察生命体征和腹部体征。

（六）三腔双囊管的应用

1. 方法步骤

检查两个气囊是否漏气。将三腔管用液状石蜡充分润滑后进行插管，当插管进入 50～65 cm，抽到胃内容物后，向胃气囊充气并夹闭管口，将导管向外拽至有轻度张力时固定导管。如患者仍有活动性出血，将食管气囊充气，使其压迫食管下段。通过导管抽吸胃内容物，并用生理盐水进行冲洗，必要时可向胃内注入凝血药物。

2. 注意事项

（1）留置三腔两囊管期间，患者头部应侧卧，并注意及时清除口咽分泌物，以防误吸。

（2）密切观察患者情况，慎防气囊滑脱，堵塞咽喉至窒息。

（3）三腔管一般放置 24 h，如出血停止，先抽空食管气囊，后抽空胃气囊，再观察 12 h，如止血，可拔除导管。

（4）如三腔管放置时间长，需每隔 12 h 将气囊抽空 30 min，否则，食管胃底黏膜受压时间过长，会发生糜烂、坏死。

二、围术期处理

（一）术前准备

1. 常规术前准备。

（1）实验室和影像学检查：①取血，查血常规、血型、Rh 因子、乙肝五项、HCV-Ab、HIV-Ab、RPR 凝血功能、肝肾功能。②心电图、胸片。③超声心动图，对于既往有心脏病、高血压或年龄大于60 岁的老年人应常规作此项检查。④肺功能、动脉血气分析，适合于有肺部疾患或年龄大于 60 岁的老年患者。

（2）备血：大中型手术术前 1 d 送血样备血，用血量多（>2 000 mL）或需用特殊品种（如单采血小板者）需提前申请。

（3）谈话签字。

医务人员应关怀、鼓励患者，并就疾病的诊断、手术的必要性，手术方式、术中术后可能出现的不良反应、并发症及意外情况、术后治疗及预后估计等方面做详细解释和介绍，取得患者本人或家属（需在患者的授权下）的同意，并签署手术报告单。

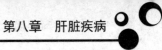

2. 特殊术前准备

（1）肝功能评估：主要应用 Child-Pugh 分级系统，如肝功能 Child A 级可行手术治疗；Child B 级经保肝治疗后转为 A 级亦可手术；Child C 级为普通手术禁忌（肝移植除外）。

（2）肿瘤标志物：肝脏占位患者常规查 AFP、CA 系列、GP73 等肿瘤标志物。

（3）影像学检查：根据不同疾病选择 B 超、CT、MRI、血管造影等，如肝脏肿瘤与血管关系密切需行血管重建；与胆管关系密切需行 MRCP 检查。必要时测肝脏体积。

（4）胃肠道准备：一般手术术前 12 h 开始禁食，术前 6 h 开始禁水。术前一天灌肠。

（5）输血和补液：凡有水、电解质及酸碱平衡失调和贫血的，均应纠正。

（6）预防感染：术前注意预防上呼吸道感染及术野皮肤感染。

下列情况需预防性应用抗生素：①涉及感染病灶或切口接近感染区域的手术。②涉及肠道手术。③操作时间长、创面大的手术。④开放性创伤，创面已污染或有广泛软组织损伤，创伤至实施清创的间隔时间较长，或清创所需时间较长以及难以彻底清创者。⑤癌肿手术。⑥需要植入人工制品的手术。⑦肝脏移植手术。

（7）营养支持：对于择期或限期手术的患者，术前通过口服或静脉途径提供充分的热量、蛋白质和维生素。

（8）其他：手术前夜给予镇静，询问妇女月经史，以便安排手术时间。根据不同手术需要放置胃管和尿管。

3. 并发症处理

（1）高血压：术前请内科会诊，选择合适的降压药物，使血压稳定在一定水平。

（2）心脏疾患：①心律失常者，如房颤或心动过缓，术前应通过有效的内科治疗，尽可能将心率控制在正常范围。②急性心肌梗死患者发病后 6 个月内，不宜行择期手术，6 个月以上且无心绞痛发作者，可在良好的监护条件下施行手术。③心力衰竭患者，最好在心力衰竭控制 3 ~ 4 周后，再施行手术。

（3）呼吸功能衰竭：①戒烟，练习深呼吸和咳嗽，增加肺通气量和排出呼吸道分泌物。②应用麻黄碱、氨茶碱等支气管扩张剂以及异丙肾上腺素等雾化吸入剂。③痰液稠厚的患者可用蒸汽吸入或药物使痰液稀薄、易咳出。④麻醉前给药应适当，以免抑制呼吸。⑤重度肺功能不全及并发感染者，应在改善肺功能及控制感染后才能手术。⑥急性呼吸道感染者，如择期手术应推迟，如为急诊手术，应及时应用抗生素，尽量避免吸入麻醉。

（4）肾脏疾病：肾功能不全患者术前应查 24 h 肌酐清除率、血尿素氮，如肾功能重度损害，需在有效的透析治疗后方能施行手术。

（5）糖尿病：施行大手术前应将血糖控制在轻度升高状态（5.6 ~ 11.1 mmol/L）较为适宜，术前应请内分泌科会诊，协助围术期血糖的调节处理。

（二）术后处理

1. 监测生命体征

（1）施行中小手术且病情平稳的患者，手术当日每隔 2 ~ 4 h 测定脉搏、呼吸和血压 1 次。

（2）大手术或有可能出现大出血、气管压迫者，需行持续心电、血氧、血压监测直至生命体征平稳。

（3）危重患者、特殊手术患者应送入 ICU 病房，直至平稳再转回普通病房。

2. 体位

（1）肝脏手术多为全麻，患者尚未清醒时应平卧，头转向一侧，使口腔分泌物或呕吐物便于流出，避免误吸。

（2）术后多采用低半坐卧位或斜坡卧位，减少腹壁张力。

（3）腹腔内有污染的患者，病情允许时，应尽早改为半坐位或头高脚低位，避免形成膈下脓肿。

（4）休克患者应取平卧位，或下肢抬高 20°，头部和躯干抬高 5° 的特殊体位。

3. 活动和起床

（1）原则上应早期活动，有利于增加肺活量，减少肺部并发症，并减少深静脉血栓形成的发病率。

（2）有休克、心力衰竭、严重感染、出血、极度衰弱等情况，以及施行过若干有特殊固定、制动要求的手术患者，则不宜早期活动。

4. 饮食和输液

涉及胃肠道手术后，需禁食 24 ~ 48 h，待肠蠕动恢复、肛门排气后，可进少量水及流质饮食；如不涉及胃肠道和胆管，单纯肝脏手术，一般术后第 2 ~ 3 日开始进半流食，第 5 ~ 7 日恢复普食。禁食及少量流食期间，应通过静脉输液来提供水、电解质及营养。

5. 缝线拆除

（1）拆线时间：根据切口部位、局部血供情况、患者年龄决定。一般腹部手术 7 ~ 9 日，减张缝线 14 d。青少年患者可缩短拆线时间，年老、营养不良患者可延迟拆线时间。

（2）切口分类：初期完全缝合的切口可分为三类。①清洁伤口（Ⅰ类伤口），指缝合的无菌切口。②可能污染伤口（Ⅱ类伤口），指手术时可能带有污染的缝合切口，如皮肤不容易灭菌的部位、6 h 内的伤口经过清创术缝合、新缝合的切口再度切开者。③污染切口（Ⅲ类切口），指邻近感染区或组织直接暴露于感染物的切口。

（3）切口愈合分级：①甲级愈合，用"甲"字代表，指愈合优良，无不良反应。②乙级愈合，用"乙"字代表，指愈合处有炎症反应，如红肿、硬结、血肿、积液等，但未化脓。③丙级愈合，用"丙"字代表，指切口化脓，需要做切开引流等处理。

6. 引流物的处理

（1）引流物种类：有很多种，可分别置于切口、体腔和空腔脏器。

（2）拔除时间：每日记引流量，观察颜色、性状变化，引流量减少可拔除。乳胶片引流一般术后 1 ~ 2 日拔除，烟卷式多在 4 ~ 7 日拔除，引流管根据部位及引流目的不同决定拔除时间，如胃肠减压管一般在肠道功能恢复、肛门排气后拔出。

7. 各种不适的处理

（1）疼痛：一般 24 h 内最剧烈，可用镇静止痛药，咳嗽、翻身、活动肢体时应保护好切口。

（2）发热：术后 3 ~ 7 d 内发热为手术后正常反应，体温较高时可予对症处理，术后 1 周后发热，要警惕感染的可能性，如手术切口、肺部、泌尿系感染等，应根据检查结果进行针对性治疗。肝脏术后局部肝组织吸收发热可能时间较长，如患者一般情况良好，判断为吸收热，可给予对症处理。

（3）恶心、呕吐：常见原因为麻醉反应，其他原因有急性胃扩张、胃潴留、肠梗阻、糖尿病酸中毒、尿毒症、低钾、低钠等，除应用镇静、止吐药外，应查明原因后针对治疗。

（4）腹胀：早期腹胀一般是由于胃肠道蠕动受抑制，可持续胃肠减压，术后数日未排气，伴腹胀、肠鸣音消失，可能为腹膜炎或其他原因引起的肠麻痹，如腹胀伴阵发性绞痛，肠鸣音亢进，是早期肠粘连或腹内疝引起的机械性肠梗阻，必要时需二次手术。

（5）呃逆：原因为神经中枢或膈肌直接受刺激引起，可压迫眶上缘，短时间吸入二氧化碳，镇静、解痉等，顽固性呃逆应警惕膈下感染的可能，应及时行 CT 和介入穿刺等。

（6）尿潴留：手术麻醉使排尿反射抑制，切口疼痛引起膀胱和后尿道括约肌反射性痉挛，患者不习惯在床上排尿均为常见原因。下腹部热敷、轻按摩如无效，可导尿或留置尿管。

（三）术后并发症的处理

1. 术后出血

术后出血可发生在手术切口、空腔脏器及体腔内。术后应仔细观察引流量、心率、血压，如患者烦躁，排除高热、心脏病等原因，心率持续增快、中心静脉压低于 0.49 kPa（5 cmH$_2$O），输血和足够的液体后，休克征象无好转，提示腹腔内出血。

预防和治疗：手术时严格止血，结扎牢靠，关腹前仔细检查止血，一旦确诊，需再次手术止血。

2. 切口裂开

切口裂开的主要原因有营养不良，切口缝合技术有缺点，腹内压突然增高。通常发生于术后 1 周左右，表现为患者一次腹部用力时，自觉切口疼痛和突然松开，大量淡红色液体从切口流出。

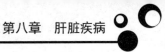

预防和治疗：在良好麻醉、腹壁松弛的条件下缝合切口，加用减张缝合，及时处理腹胀，患者咳嗽时平卧，适当的腹部加压包扎，切口裂开一旦确诊，应立即上台重新缝合。

3. 切口感染

切口感染指清洁切口和可能污染的切口并发感染。表现为术后 3～4 日，切口疼痛加重，或减轻后又加重，并伴有体温升高、脉率加快，白细胞计数增高，体检时发现伤口局部有红、肿、热、压痛，或有波动感等典型体征。

预防和治疗：严格遵循无菌原则，手术操作轻柔仔细，严格止血，避免切口渗血，加强术前后处理，增进患者抗感染能力，已形成脓肿的应切开引流，待创面清洁时，可考虑二期缝合。

4. 应激性溃疡

应激性溃疡泛指患者在大手术和重病的应激情况下，特别是并发休克、感染或多器官功能障碍时，胃十二指肠黏膜所出现的糜烂及溃疡性病变，主要临床表现为上消化道出血。

预防和治疗：对于大手术或严重感染患者术前静脉应用抗酸药，如发生溃疡，除继续治疗病因、补充血容量、控制感染外，应放置胃管，冰盐水加凝血酶灌注，使用抗酸药、生长抑素等，必要时行胃镜检查或手术治疗。

5. 下肢深静脉血栓形成

手术创伤或静脉输液可造成静脉壁损伤，卧床或制动使血流缓慢，手术创伤可引起反应性血液凝固性增高，高龄、肥胖、口服避孕药、髋关节或盆腔手术、恶性肿瘤及静脉曲张等患者，术后特别容易发病。

预防和治疗：应防止血流滞缓和血液高凝状态，卧床期间作踝关节伸屈活动，早期下床活动，给予小剂量肝素。出现血栓后可采用溶栓和抗凝疗法，必要时手术取栓治疗。

6. 肺栓塞

肺栓塞指空气、脂肪或血栓等物质经由静脉途径至右心，再进入肺动脉并使其部分或完全阻塞，从而引起呼吸和循环障碍的一种疾患，死亡率很高。临床表现为呼吸困难、胸痛和咳嗽、咯血三大症状，三大体征为肺部啰音、肺动脉瓣区第二音亢进和奔马律。

预防和治疗：应预防下肢深静脉血栓形成和中断下腔静脉，治疗方面有抗凝、溶栓和手术疗法。

7. 肝脏衰竭

肝脏衰竭指术后肝功能不足以支持机体需求而逐步恶化至衰竭，严重时致患者死亡。临床常见表现有胆红素持续升高、凝血功能恶化、清蛋白持续偏低等。应在术前仔细评估，术后严密监测，应用保肝及促肝细胞生长药物。

三、抗生素应用原则及选择

（一）基本原则

外科患者使用抗生素有两个目的：一是预防可能发生的感染，二是治疗已经产生的感染。

1. 预防性抗生素

在以下几种情况下使用全身性预防性抗生素是有益的：①有污染的手术，如胃肠道、胆管，呼吸道手术。②严重创伤时的手术，伤口内组织坏死、污染明显，清创不能彻底。③已有明确细菌污染或脓液的手术。④感染高危患者的手术，包括营养不良、接受激素和 / 或抗代谢药物治疗、糖尿病、伴缺血的肢体手术患者、有心脏瓣膜病的患者等。⑤开颅手术、腹主动脉血管手术、永久性假体材料植入手术等。

对于气管切开、气管插管、保留尿管、中心静脉插管的患者，抗生素对预防相应的肺部感染、泌尿系感染及全身感染是无效的。预防性抗生素对大多数开放性伤口一般也是无效的。使用预防性抗生素时，应根据抗生素的抗菌谱有针对性地选择对细菌高度敏感的药物，并保证术区内组织的药物浓度大于致病菌的最低抑菌浓度（MIC）。给药应在手术开始前 15～30 min 内静脉注入，或手术前 30～60 min 肌内注射。药物的有效浓度应该覆盖整个手术过程，若药物半衰期短，可于术中、术后追加给药；术野污染严重时亦可追加给药。

2. 治疗性抗生素

外科患者的治疗性抗生素是在患者有明确的外科感染的情况下使用的药物。选择致病菌敏感的药物，并保证感染部位的药物浓度大于致病菌的最低抑菌浓度（MIC）也是治疗性抗生素使用的基本原则。在未获得致病菌培养及药敏结果前，药物的使用是一种经验性、不确切的治疗；然后应根据细菌培养和药敏结果进行调整。对于轻度感染的患者，可以采用口服抗生素治疗；重症感染患者，由于其全身不良反应的影响而无法预测胃肠道吸收情况，使体内药物浓度变得不稳定，因此应该使用静脉抗生素。多数外科感染患者均需要使用静脉抗生素。抗菌药物的剂量一般按体重计算，并结合患者年龄、肝肾功能、感染部位综合考虑。

另外，应注意，当严重感染患者，经积极抗生素治疗一周以上，发热等感染症状未减轻，应考虑合并真菌感染的可能。

对外科感染抗生素治疗停药的一个较好指导原则是：根据临床检查确认患者有明显的临床改善，包括精神状态改善、胃肠道功能恢复、自发性利尿等，且体温正常 48 h 或更长时间后，即可停药。

（二）抗生素的选择

1. 抗生素的分类

每一类抗生素有不同的作用机制，一般将抗生素分为杀菌和抑菌两大类：①繁殖期杀菌剂（β-内酰胺类、万古霉素），静止期杀菌剂（氨基苷类、喹诺酮类、多粘菌素）。②快速抑菌剂（氯霉素、红霉素、林可霉素），慢效抑菌剂（磺胺、TMP、环丝氨酸）。

在未获得致病菌的病原学检查结果前，一般应根据感染部位常见致病菌的种类选择相应敏感的抗生素。对于病原菌未明的严重感染、一种抗生素不能控制的感染或多种细菌引起的混合感染，常需联合用药。联合用药应该注意药物的相互作用，两大类抗生素联合应用可能产生协同、累加、无关和拮抗四种结果：①一般情况下，繁殖期杀菌剂和静止期杀菌剂合用可以产生协同作用，是最理想的配伍。②快速抑菌剂和慢效抑菌剂合用可获得累加作用。③繁殖期杀菌剂和快速抑菌剂合用可能产生拮抗，因此二者不能同时使用。④其他形式的配合应用，一般不致发生拮抗作用。

2. 常见致病菌

肝脏外科感染常见的致病菌有肠道杆菌（大肠杆菌、克雷伯菌属、变形杆菌、阴沟杆菌、产气杆菌）、不动杆菌、铜绿假单胞菌、肠球菌、厌氧类杆菌。

3. 致病菌首选药物

（1）葡萄球菌：青霉素、磺胺甲（噁）唑 + 甲基苄啶、苯唑西林、氯唑西林（用于耐药菌株）。

（2）链球菌：青霉素、磺胺甲（噁）唑 + 甲基苄啶、氨苄西林 + 氨基糖苷类（用于肠球菌），红霉素、头孢菌素、万古霉素。

（3）大肠杆菌：哌拉西林 + 庆大霉素、阿米卡星、新头孢菌素，诺氟沙星（用于尿路感染）。

（4）铜绿假单胞菌：羧苄西林 + 庆大霉素（或妥布霉素）、环丙沙星、多粘菌素、羧苄西林、阿米卡星、新头孢菌素。

注：①头孢菌素包括第一代和第二代头孢菌素，如头孢噻吩、头孢唑林、头孢氨苄、头孢拉定、头孢呋辛、头孢克洛、头孢孟多等。②新头孢菌素指第三代头孢菌素，如头孢哌酮、头孢噻肟、头孢曲松、头孢他定等。③氨基糖苷类指庆大霉素、卡那霉素、妥布霉素、阿米卡星等。

第二节　肝脏移植

一、移植的基本概念

将一个个体的细胞、组织或器官用手术或其他方法，移植到自体或另一个体的某一部位，统称为移植术。移植的细胞、组织或器官称为移植物，提供移植物的个体称为供体，接受移植物的个体称为受体。

按供体和受体是否来源于同一个体，分为自体移植和异体移植。

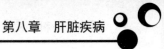

按供体和受体的遗传学关系，如两者的基因完全相同，称为同质移植或同基因移植，移植后不会发生排斥反应，例如同卵双生间的异体移植，自体移植也属于这一类；如种相同，但基因不同，如人与人之间的移植，称为同种异体移植，移植后会发生排斥反应；不同种之间的移植，称异种移植，移植后会引起强烈的排斥反应，如人与狒狒之间的移植。

移植物植入受体原来的解剖部位，称为原位移植，如心脏移植、断肢再植术；移植物植入受体与原来不同的解剖部位，则称为异位移植，如肾移植术、胰腺移植术。

按移植物是否保持活力，对保持活力、移植后能恢复其原有功能者，称活体移植；移植物已失去活力或经过人工处理灭活，如冻干血管、骨库存骨等的移植，目的是以其提供的机械结构，保留其外形，或使来自受体的同类细胞得以生长存活，移植后不会出现排斥反应，称为结构移植，又称支架移植。

细胞移植是指移植大量游离的某种具有活力的细胞，采用输注到受体的血管、体腔或组织器官内的方法。其主要适应证是补充受体体内该种细胞数量或改善其功能，例如输注全血或浓缩红细胞，以治疗失血或贫血。细胞移植实际上开展较早，例如输全血。现今，临床应用日益广泛而受人瞩目的则是骨髓与造血干细胞移植治疗遗传性联合免疫缺陷病、重症地中海贫血等遗传性疾病、重症再生障碍性贫血以及包括各种白血病的血液系统恶性肿瘤等；此外，还有如胰岛移植治疗胰岛素依赖型糖尿病等。

二、肝脏移植

（一）供体的选择

供移植用的肝脏可来自活体或尸体。活体主要是指有血缘关系的亲属，仅用作为部分肝移植的供体；尸体供肝要求肝热缺血时间不超过 30 min，最好是有心跳的"脑死亡"尸体。无论活体或尸体供肝，最好能通过一系列检查和化验证实供体主要器官，如心、脑、肝、肾功能正常。肝脏供体的选择应按如下标准：①年龄范围为新生儿至 50 岁。②血型与受体相同。③供肝大小与受体病肝接近或稍小。④临终前血流动力学稳定，动脉血氧分压 ≥ 80 mmHg。⑤肝功能正常。⑥凝血功能正常。⑦无肝脏外伤。⑧非恶性肿瘤。⑨无感染病灶。⑩无明显高血压和动脉硬化。⑪HBs-Ag 阴性。

（二）受体选择的一般标准

一切肝病经内外科治疗均不能治愈且预计在短期内无法避免死亡者均适合做肝移植，但患者必须能够耐受手术的巨大创伤。总体来说，受体必须满足以下条件：①患有不可逆的、进行性、致死性肝脏疾患。②除肝移植外目前无有效的治疗方法。③能够耐受肝移植手术。④患者本人及家属对肝移植有充分地理解和同意。

（三）肝移植的适应证

随着外科技术的发展和临床经验的积累，原位肝移植的适应证不断增多，目前已用于治疗 60 多种肝脏疾病，概括起来可分为以下四类。

1. 肝实质疾病

肝实质疾病包括肝炎后肝硬化、酒精性肝硬化、急性肝功能衰竭、慢性活动性肝炎、先天性肝纤维性疾病、囊性纤维性肝病、多发性肝囊肿、新生儿肝炎、布-加综合征和严重的、难复性肝脏外伤等。

2. 先天性代谢障碍性疾病

先天性代谢障碍性疾病包括铜蓄积症、血红蛋白沉积症、家族性非溶血性黄疸、糖原累积综合征、肝豆状核变性、血友病甲、血友病乙等。

3. 胆汁瘀滞性疾病

胆汁瘀滞性疾病包括原发性胆汁性肝硬化、硬化性胆管炎、继发性胆汁性肝硬化、家族性胆汁瘀滞病、肝内胆管闭锁等。

4. 肝脏肿瘤

肝脏良性肿瘤如多发性肝腺瘤病、巨大肝血管瘤等，若超过肝三叶切除范围则为原位肝移植的适应证；原发性肝脏恶性肿瘤，如肝细胞癌、胆管细胞癌、肝血管内皮肉瘤、黑色素瘤等病变范围广泛或合并肝硬化，病变尚未侵犯肝外组织者。胆管细胞癌移植术后预后差；转移性肝癌是否适宜行肝移植术争议较大，多数移植中心认为预后差。

（四）肝移植的禁忌证

1. 绝对禁忌证

绝对禁忌证包括：①持续性低氧血症，$PaO_2<60$ mmHg。②肝胆管以外的全身性感染。③肝胆管以外的恶性肿瘤。④严重的酒精中毒者（未戒酒者）。⑤脑、心、肾等重要生命器官功能衰竭者。⑥HBs-Ag 和 HBe-Ag 均为阳性的肝硬化患者。⑦对肝移植无充分理解者（小儿除外）。

2. 相对禁忌证

相对禁忌证包括：①门静脉血栓或栓塞者。②肝胆管感染所致的败血症。③HBs-Ag 阳性的肝硬化患者。④重度酒精中毒者（戒酒不够半年者）。⑤上腹部（特别是右上腹部）有手术史者。⑥有腹主动脉瘤的患者。⑦年龄 60 岁以上者。⑧患有胆管细胞型肝癌者。⑨既往有精神病史者。

（五）受体的术前准备

1. 详细询问病史

询问病史时要特别注意有无出血倾向、手术史、输血史、肝病病史。

2. 体格检查

体格检查要注意全身有无感染病灶，有无黄疸、腹水征、门脉高压体征。

3. 化验

（1）血液学：血型、HLA 配型（包括供体）、Rh 因子、血常规、出凝血时间、凝血机制、凝血因子（Ⅰ~Ⅻ）。

（2）生化：肝肾功能、电解质、血糖、血氨、乙肝五项、抗 HIV、血气分析。

（3）免疫机制：淋巴细胞毒性试验，淋巴细胞混合培养试验。

（4）其他：尿、便常规，肺功能等。

4. 影像学检查

（1）心电图、超声心动图检查。

（2）胸部 X 线检查。

（3）腹部超声、CT 检查，注意胆总管直径、有无腹水。

（4）腹部血管彩超检查，注意肝动静脉、门静脉、下腔静脉直径、有无解剖变异，必要时作选择性动脉造影检查。

5. 其他必要检查

（1）肝脏肿瘤患者，需行头、胸部 CT、核素骨扫描检查。

（2）怀疑感染时，作细菌培养及药敏试验（血液、尿、腹水、痰、脑脊液等）。

（3）怀疑 Wilson 病时，眼科会诊。

（4）怀疑内科疾患时，内科会诊并作相应处理。

（六）手术方式

肝移植的标准术式是原位肝移植，即将移植肝与受体的肝上及肝下下腔静脉、门静脉、肝动脉和胆总管分别作端端吻合。背驮式肝移植是保留受体下腔静脉的原位肝移植，与标准式原位移植不同，其优点是当供肝的肝上下腔静脉吻合完成之后，即可一直维持下腔静脉的回心血流，术中可不必用静脉转流系统。为了充分利用和开拓供肝渠道，还创建了许多新术式。减体积肝移植，是把成人的肝减体积后（如仅用肝左外叶即Ⅱ、Ⅲ段）植入儿童体内。劈离式肝移植，是把一个尸体供肝劈成两半，同时分别移植给两个不同的受体。活体亲属供肝移植多为父（或母）的供肝，主要是左外叶移植，对供者危害性不大，效果与一般肝移植相似。急性重症肝炎肝衰竭还可采用异位和辅助肝移植，其优点是如果受体的肝功能恢复，可以不必长期用免疫抑制药物，让植入的肝自行萎缩或将其切除。

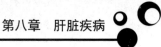

第三节　肝脏外伤

一、诊断

（一）病因

肝区直接暴力伤、战时火器伤、平时的刺伤、胸部穿透伤贯通横膈引起的肝损伤、交通事故等。

（二）临床表现

1. 肝包膜下出血和/或肝实质挫裂伤

肝区疼痛、肝大，腹膜刺激征不明显，疼痛程度渐减轻，生命体征渐平稳，有时张力很大的肝包膜下血肿，会出现迟发性急性腹痛和内出血（伤后数小时，数天甚至更长时间）。

2. 真性破裂

以内出血为主，可有胆汁性腹膜炎表现，右上腹疼痛，可向右胸及右肩放射，腹膜炎由右上腹开始渐累及全腹。表浅裂伤出血易自行停止，病情趋于平稳；深在肝破裂，病情加重，逐渐发展为失血性休克；伴有大血管撕裂者致严重出血和胆汁性腹膜炎，早期就出现休克。

3. 腹部检查

腹部平坦或高度膨隆，腹式呼吸减弱或消失，右上腹有局限性压痛或全腹压痛，反跳痛，肌紧张。移动性浊音阳性或阴性，肠鸣音减弱或消失。血液经胆管进入十二指肠时，可出现呕血或黑便。

（三）实验室检查

血常规白细胞增多，动态测定红细胞、血红蛋白和血细胞比容逐渐下降。早期或表浅裂伤无明显变化。

（四）辅助检查

1. 腹腔穿刺抽出不凝血

腹腔灌洗肉眼血性液（25 mL 血可染红 1 000 mL 灌洗液），红细胞计数超过 10×10^9/L。

2. 腹部 B 超

B 超示肝包膜下血肿形成或腹腔游离液体。

3. X 线检查

X 线示右膈升高，肝正常外形消失及右胸肋骨骨折。局限于肝裸区的实质破裂引起腹膜后血肿形成，腰大肌影消失。肝损伤诊断明确，伴有休克者，应抓紧时间处理，不必再行 X 线检查。

4. CT 检查

CT 检查能更准确揭示肝脏形态、大小、肝实质内出血。

二、鉴别诊断

肝损伤应鉴别肝内多发损伤。有严重内出血，休克患者应除外脾损伤和胃和十二指肠损伤。合并肝外胆管损伤、胃和十二指肠损伤可有严重腹膜炎。

三、治疗原则

（一）保守治疗

保守治疗包括卧床休息、控制饮食、止痛、应用抗生素等，借助 B 超、CT 对局部伤情进行动态观察。

钝性肝脏损伤或表浅裂伤可试行保守治疗，其指征如下：①血流动力学稳定。②腹部体征轻。③神志清楚。④CT 示创伤小。⑤不伴有其他脏器损伤。⑥输血少于 2 单位。⑦CT 示创伤随时间延长而改善或不加重。

（二）手术治疗

肝脏火器伤和累及空腔脏器的非火器伤都应手术治疗，清创，去除坏死组织。常用方法有：①缝合，同时用明胶海绵和止血药物填塞或喷涂，适于单纯肝损伤无肝坏死者。②肝动脉结扎，适于深在而复杂的肝裂伤经缝扎创面血管仍不能控制出血时。③肝切除术，适于肝脏组织严重碎裂、伤及肝内主要血管和／或胆管、创伤造成大片失活组织、无法控制的出血。④碘仿纱布压迫填塞。⑤术后引流，应用广谱强效抗生素，支持治疗，保肝治疗。

第四节　肝脓肿

一、细菌性肝脓肿

（一）诊断

1. 症状

寒战和高热，体温在 38～40℃，呈弛张热，寒热往来伴大量出汗，脉率增快，反复发作。肝区疼痛，早期为持续钝痛，后期常为剧痛。随呼吸加重者常提示肝膈顶部脓肿。疼痛有时可向右肩放射，左肝脓肿也可向左肩放射。伴有乏力、食欲缺乏、恶心和呕吐。少数患者出现腹泻、腹胀或难以忍受的呃逆等症状。

2. 体征

肝脏肿大和压痛。肝区或右肋下有明显叩击痛和压痛，相应部位呈水肿、饱满并有触压痛。重症患者出现腹水。并发胆管梗阻或重度肝损伤时，可能会出现黄疸。

3. 实验室检查

血常规化验白细胞及中性粒细胞增高，中性粒细胞在 90％ 以上，并可能出现核左移或中毒颗粒。谷丙转氨酶、碱性磷酸酶升高，也可伴有总胆红素升高、血清蛋白降低等肝功异常。血培养中若有细菌生长，说明肝脓肿患者已有败血症存在。肝脓肿穿刺脓液培养，常可培养出致病菌，必要时行脓液厌氧菌培养，提高阳性率。

4. 辅助检查

B 超检查是诊断肝脓肿最简便而准确的方法，应首选。在脓肿形成前表现为大片边界不清的低回声区，可与肝癌相鉴别。脓肿形成后，该区表现为液性暗区。CT 是诊断肝脓肿最敏感和特异性较高的方法。CT 图像表现为密度减低区。

（二）鉴别诊断

1. 阿米巴性肝脓肿

阿米巴性肝脓肿有阿米巴肠炎和脓血便病史，肝脓肿病程长，贫血明显，但全身情况良好，肝脏肿大及压痛明显，粪便中可阿米巴原虫或滋养体，肝脓肿穿刺液为"巧克力"样，其中可找到冈米巴滋养体。

2. 胆囊炎、胆石症

胆囊炎、胆石症可有右上绞痛反复发作，疼痛放射到右肩背，右上腹肌紧张，胆囊区有压痛或可触及肿大的胆囊，X 线检查无膈肌抬高及运动受限，B 超检查肝脏无任何病变，胆囊肿大，壁厚毛糙，内有结石。

3. 肝囊肿合并感染

先天性肝囊肿及肝包虫囊肿在未感染前多已明确诊断，对原先不知有肝囊肿存在，后因感染就诊，需详细询问病史和仔细检查加以鉴别。

4. 膈下脓肿

膈下脓肿有腹膜炎或上腹部手术后感染，全身中毒症状轻，主要表现胸痛，呼吸时加重，X 线检查膈肌抬高，运动受限，出现液气面，B 超膈下有液性暗区，CT 有助于鉴别，当肝脓肿穿破合并感染时，鉴别则较困难。

5. 原发性肝癌

原发性肝癌多有病毒性肝炎及肝硬化病史，结合 B 超、CT、肝动脉造影及 AFP 等不难鉴别，必要时可穿刺活检。

（三）治疗原则

细菌性肝脓肿的治疗包括非手术治疗和手术治疗。非手术治疗原则是在治疗原发病的同时，采用大剂量有效抗生素和全身支持疗法，控制炎症促使脓肿吸收自愈。下列情况应考虑手术治疗：①脓肿较大经非手术治疗后，全身中毒症状仍较严重或出现并发症。②脓肿穿透胸腔，穿入腹腔引起腹膜炎或穿入胆管。③脓肿壁厚非手术治疗无效，④脓肿局限一个肝叶也可考虑手术治疗。

二、阿米巴性肝脓肿

（一）诊断

1. 病史

有阿米巴痢疾病史或于阿米巴痢疾发病中。

2. 症状

持续发热，体温在38～39℃，常以呈弛张热或间歇热居多，多伴有乏力、食欲缺乏、腹胀、恶心和呕吐、消瘦和贫血等。肝区持续疼痛、胀痛，偶有刺痛或剧烈疼痛，可随呼吸、咳嗽或体位变动而加剧。脓肿位于膈顶部时，疼痛可放射至右肩部或右腰背等处。

3. 体征

肝脏肿大呈弥漫性，病变部位有明显的局限性压痛及叩击痛，右肋缘下可扪及肿大的肝脏，触痛明显，多伴腹肌紧张。

4. 实验室检查

血常规化验白细胞及中性粒细胞增高。少数患者新鲜粪便中可找到阿米巴原虫。血清补体结合试验对阿米巴病的诊断有较大价值，阿米巴性肝脓肿的阳性率可达92%～98%。血清学间接血凝法、微量免疫电泳、间接免疫荧光试验及酶标免疫吸附测定也有一定诊断价值。

5. 辅助检查

B超诊断准确率可达90%以上，显示肝内液性暗区，并了解肝脓肿大小、范围、数目，有助于引导穿刺定性诊断和治疗。X线显示右侧膈肌抬高、运动受限、局部隆起及肝区有特征性的不规则透光影——气影。CT图像肝脓肿呈不均或均匀低密度区。放射性核素扫描呈放射性缺损区。诊断性肝穿刺可抽得巧克力色、无色、无臭、黏稠的脓液，离心沉淀物内可找出阿米巴滋养体。

6. 诊断性治疗

经上述方法仍难以确诊时，可试用抗阿米巴药甲硝唑治疗，若症状改善，肝体缩小，即可确诊。

（二）鉴别诊断

1. 原发性肝癌

原发性肝癌多有病毒性肝炎及肝硬化病史，结合B超、CT、肝动脉造影及AFP等不难鉴别，必要时可穿刺活检。

2. 细菌性肝脓肿

细菌性肝脓肿常有胆管感染、败血症腹腔器官感染病史，起病急骤，全身中毒症状深，易中毒休克，肝大不明显，多无局部隆起，脓肿小，多发性，肝穿刺液无阿米巴滋养体，细菌培养多为阳性，血清阿米巴间接血凝试验等阳性，粪便无阿米巴包囊或滋养体，抗生素治疗有效。

3. 膈下脓肿

膈下脓肿有腹膜炎或上腹部手术后感，全身中毒症状轻，主要表现为胸痛，呼吸时加重，X线检查膈肌抬高，运动受限，出现液气面，B超膈下有液性暗区，CT有助于鉴别，当肝脓肿穿破合并感染时，鉴别则较困难。

（三）治疗原则

阿米巴性肝脓肿治疗首先是抗阿米巴药物治疗，多种抗阿米巴药物交替使用可提高疗效。经药物治疗症状无明显改善者，或脓腔大，或合并细菌感染病情严重者，应在抗阿米巴药物治疗同时，进行穿刺抽脓及引流。下列情况应考虑手术引流：①经抗阿米巴药物治疗及穿刺排脓后症状无改善者。②脓肿伴继发细菌感染，经综合治疗不能奏效者。③脓肿深在或由于位置不好不宜穿刺排脓者。④脓肿穿入胸腔或腹腔并发脓胸或腹膜炎者。⑤肝左外叶脓肿经抗阿米巴药物治疗不见效，穿刺有可能损伤腹腔脏器者。

第五节 肝棘球蚴病

一、诊断

（一）病史

有牧区居住史或与犬、羊等动物频繁接触史。

（二）症状

早期临床表现不明显，常于 B 超检查被偶然发现，或偶有上腹部肿块就诊。囊肿发展一定阶段，上腹部可出现胀满感、肝区隐痛，或囊肿压迫邻近器官而引起相应症状。压迫胆管可引起阻塞性黄疸；压迫门静脉引可起脾肿大和腹水等。

（三）体征

常可见右肋缘略隆起或上腹部局限性隆起。扪诊为圆形肿块，表面光滑，边界清楚，有一定韧性或弹性，多无压痛。有时可触及波动感或震颤。

（四）实验室检查

血常规化验嗜酸性粒细胞升高。包虫皮内试验阳性率可达 90%，补体结合试验阳性率可达 70% ~ 90%。

（五）辅助检查

囊肿位于肝膈顶部 X 线透视可见膈肌抬高，活动度减弱。X 线平片可显示右上腹密度均匀边缘整齐阴影，可伴有钙化。B 超表现单个或多个圆形或椭圆形液性暗区，边界清晰。囊壁常在 3 mm 以上，部分囊壁钙化表现为强回声，囊内可有多数点状强回声漂浮，随体位改变而移位，系子囊或棘球砂所致。CT 常表现大小不一，单发或多发，边缘光滑的圆形、椭圆形或分叶状低密度灶。囊壁较厚，有时可见弧形或环状钙化影。囊内具有子囊，多个子囊使病灶呈多房性。MR 在 T1 加权图像上，包虫囊肿壁呈连续光滑、壁厚均一的低信号环状边缘；T2 加权图像上更清晰。囊内容物在 T1 加权图像上呈低信号，在 T2 加权图像上呈高信号，在质子密度像呈低信号或等信号。放射性核素显像肝包虫囊肿表现为边缘非常清晰的放射性缺损区。

二、鉴别诊断

（一）肝囊肿

肝囊肿患者一般无牧区生活史，实验室检查无特殊发现。囊肿壁较薄，在 B 超、CT 及 MR 上显示不清。

（二）肝脓肿

肝脓肿患者一般无牧区生活史，包虫皮内试验及补体结合试验阴性。

（三）原发性肝癌

除流行病学外，肝棘球蚴病患者多无肝炎病史，AFP 阴性，而包虫皮内试验阳性，B 超、CT 及 MR 典型表现可鉴别。

（四）肝海绵状血管瘤

肝海绵状血管瘤在 CT 增强扫描上表现造影剂肿瘤充填，在 MR T2 加权图像呈均匀一致的高信号，核素肝血池扫描可见病灶呈过度充填。

三、治疗原则

肝棘球蚴病目前尚无达到治愈的药物，仍以手术治疗为主。手术原则应争取包括外囊在内的整个囊肿切除，对不能手术切除者应彻底清除内囊，防止囊液外溢，消灭或缩小外囊残腔，预防术后并发症和复发。

第九章　胆管疾病

第一节　胆囊结石

一、发病情况

胆囊结石是世界范围的常见病、多发病，其发病总体呈上升趋势，而且近些年的研究提示胆囊结石与胆囊癌的关系密切，因而，对胆囊结石的发病研究越来越重视，目的是找出与其发病相关的因素，以便更好地预防其发生，同时减少并发症，也可能对降低胆囊癌的发病率起到一定作用。我国胆石病的平均发病率为 8% 左右，个别城市普查可高达 10% 以上，而且胆石病中 80% 以上为胆囊结石。

胆囊结石的发病与年龄、性别、肥胖、生育、种族和饮食等因素有关，也受用药史、手术史和其他疾病的影响。

（一）发病年龄

大多的流行病学研究表明，胆囊结石的发病率随着年龄的增长而增加。本病在儿童期少见，其发生可能与溶血或先天性胆管疾病有关。一项调查表明，年龄在 40 ~ 69 岁的 5 年发病率是低年龄组的 4 倍，高发与低发的分界线为 40 岁，各国的报道虽有一定差异，但发病的高峰年龄都在 40 ~ 50 岁这一年龄段。

（二）发病性别差异

近年来超声诊断研究结果男女发病之比约为 1 : 2，性别比例的差异主要体现在胆固醇结石发病方面，胆囊的胆色素结石发病率无明显性别差异。女性胆固醇结石高发可能与雌激素降低胆流、增加胆汁巾中胆固醇分泌、降低总胆汁酸量和活性，以及孕酮影响胆囊动力、使胆汁瘀滞有关。

（三）发病与肥胖的关系

临床和流行病学研究显示，肥胖是胆囊胆固醇结石发病的一个重要危险因素，肥胖人发病率为正常体重人群的 3 倍。肥胖人更易患胆囊结石的原因在于其体内的胆固醇合成量绝对增加，或者比较胆汁酸和磷脂相对增加，使胆固醇过饱和。

（四）发病与生育的关系

妊娠可促进胆囊结石的形成，并且妊娠次数与胆囊结石的发病率呈正相关，这种观点已经临床和流行病学研究所证明。妊娠易发生结石的原因有：①孕期的雌激素增加使胆汁成分发生变化，可增加胆汁中胆固醇的饱和度。②妊娠期的胆囊排空滞缓，B 超显示，孕妇空腹时，胆囊体积增大，收缩后残留体积增大，胆囊收缩速率减小。③孕期和产后的体重变化也影响胆汁成分，改变了胆汁酸的肠肝循环促进了胆固醇结晶的形成。

（五）发病的地区差异

不同国家和地区发病率存在一定差别，西欧、北美和澳大利亚人胆石病患病率高，而非洲的许多地方胆石病罕见；我国以北京、上海、西北和华北地区胆囊结石发病率较高。国家和地区间的胆石类型亦也不同，在瑞典、德国等国家以胆固醇结石为主，而英国则碳酸钙结比其他国家发病率高。

（六）发病与饮食因素

饮食习惯是影响胆石形成的主要因素，进食精制食物、高胆固醇食物者胆囊结石的发病率明显增高。因为精制碳水化合物增加胆汁胆固醇饱和度。我国随着生活水平提高，即胆囊结石发病已占胆石病的主要地位，且以胆固醇结石为主。

（七）发病与遗传因素

胆囊结石发病在种族之间的差异亦提示遗传因素是胆石病的发病机制之一。即凡有印第安族基因的人群，其胆石发病率就高。以单卵双胎为对象的研究证明，胆石症患者的亲属中发生胆石的危险性亦高，而胆石病家族内的发病率，其发病年龄亦提前，故支持胆石病可能具有遗传倾向。

（八）其他因素

胆囊结石的发病亦与肝硬化、糖尿病、高脂血症、胃肠外营养、手术创伤和应用某些药物有关。如肝硬化患者胆石病的发病率为无肝硬化的 3 倍，而糖尿病患者胆石病的发病率是无糖尿病患者的 2 倍。

二、病因及发病机制

胆囊结石成分主要以胆固醇为主，而胆囊结石的形成原因至今尚未完全清楚，目前考虑与脂类代谢、成核时间、胆囊运动功能、细菌基因片段等多种因素密切相关。

人类对于胆囊结石形成机制的研究已有近百年历史，并且在很长的一段时间内一直处于假说的水平。20 世纪 60 年代 Small 等人提出胆囊结石中胆固醇的主要成分是其单水结晶，胆囊结石的形成实际上是单水结晶形成、生长、凝固和固化的结果。他们并对胆汁中胆固醇的溶解过程进行了详细的研究，最终发现胆固醇与胆盐、磷脂酰胆碱三者以微胶粒的形式溶解于胆汁中，并且于 1968 年提出了著名的"Admriand-Small"三角理论。1979 年 Holan 等在实验中将人体胆汁进行超速离心，用偏光显微镜观察胆汁中出现单水结晶所需的时间即"成核时间"，发现胆囊结石患者胆汁的成核时间要明显短于正常胆汁成核时间，在正常的胆囊胆汁其成核时间平均长达 15 d，因而胆汁中的胆固醇成分可通过胆管系统而不致被析出；相反，胆囊结石患者的胆汁，其成核时间可能缩短至 2.9 d。目前显示胆汁中的黏液糖蛋白、免疫球蛋白等均有促成核的作用。至于抑制成核时间的物质可能与蛋白质成分有关，多为小分子蛋白质，但具体性质尚未确定。因而初步发现胆囊结石的形成与胆汁中胆固醇过饱和的程度无关。其实验结果明显与 Small 等研究结果相矛盾，这样使胆石成因的研究工作一度处于停顿状态。

在以后的胆石成因探讨中，人们发现胆囊结石的形成不仅与胆固醇有关，而且与细菌感染存在一定的联系，细菌在胆石形成中的作用开始被重视。过去的结果显示细菌在棕色结石的病因发生中具有至关重要的作用，较典型的证据是细菌多在胆总管而非胆囊中发生。然而形成鲜明对照的是进行胆囊结石手术的患者约 10% ~ 25% 可得到胆汁阳性细菌培养结果，并发胆囊炎时则更高。但由于过去人们把研究目标集中到胆囊结石中的主要成分胆固醇上，细菌在其发生中的作用被忽略了。Vitetta 终于注意到了这一点，并在胆囊结石相关胆汁中发现了胆色素沉积，他通过进一步研究发现近半数的胆囊结石尽管胆固醇是其主要成分，但在其核心都存在着类似胆色素样的沉积，这其中一部分甚至是胆汁细菌培养阴性的患者。Stewart 用扫描电镜也发现细菌不仅存在于色素型胆囊结石中，而且也存在于混合型胆囊结石中。在这诸多探讨中，Goodhart 的研究应当说是最为接近的，在他实验中约半数无症状胆囊结石患者的胆石、胆汁及胆囊壁培养出有丙酸杆菌生长，但最为可惜的是当时由于培养出的细菌浓度较低和缺乏应有的生物学性状，最终把实验结果归结于细菌污染而没有进行更深入的探讨。

无论前人的研究如何接近，由于受研究方法的限制一直没有从胆囊结石中可靠地繁殖到大量细菌，而且用传统方法所培养出来的细菌往往不能代表原始的菌群，因此只有在方法上改进才能使这一研究得以深入。现代分子生物学的飞速发展为胆囊结石成因的探讨提供了新途径，尤其是具有细菌"活化石"之称的 16S rRNA 的发现，为分析胆囊结石形成中的细菌序列同源性提供了有力手段。Swidsinsk 通过对 20 例胆汁培养阴性患者的胆囊结石标本行 PCR 扩增，结果在胆固醇含量 70% ~ 80% 的 17 例患者中 16 例发现有细菌基因片段存在，而胆固醇含量在 90% 以上的 3 例患者则未发现细菌 DNA。此后细菌在胆

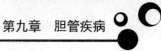

囊结石形成中的作用才真正被人们所关注，有关该方面的报道日渐增多。由此认为细菌是胆石症患者结石中一个极其重要的分离物，初步揭示了细菌在胆囊结石的形成初期具有重要作用。然而由于16S rRNA的同源性分析仅适合属及属以上细菌菌群的亲缘关系，因此该方法并不能彻底确定细菌的具体种类，也就无法确定不同细菌在胆囊结石形成中的不同作用。因此确定胆囊结石形成中细菌的种类成为胆石成因研究中的关键问题。而目前只有在改良传统培养方法的基础上，确定常见的胆囊结石核心细菌菌种，才能设计不同的引物，进行更深入的探讨。

国内学者通过对胆固醇结石与载脂蛋白B基因多态性的关系研究，发现胆固醇组X–等位基因频率明显高于对照组，并且具有X+等位基因者其血脂总胆固醇、低密度脂蛋白胆固醇及ApoB水平显著高丁非X+者，提示X+等位基因很可能是胆固醇结石的易感基因。

三、临床表现

约60%的胆囊结石患者无明显临床表现，于查体或行上腹部其他手术而被发现。当结石嵌顿引起胆囊管梗阻时，常表现为右上腹胀闷不适，类似胃炎症状，但服用治疗胃炎药物无效，患者多厌油腻食物；有的患者于夜间卧床变换体位时，结石堵塞于胆囊管处暂时梗阻而发生右上腹和上腹疼痛，因此部分胆囊结石患者常有夜间腹痛。

因胆囊结石多伴有轻重不等的慢性胆囊炎，疼痛可加剧而不缓解，可引起化脓性胆囊炎或胆囊坏疽、穿孔，而出现相应的症状与体征。胆囊结石可排入胆总管而形成继发性胆总管结石、胆管炎。

当胆囊结石嵌顿于胆囊颈或胆囊管压迫肝总管和胆总管时，可引起胆管炎症，狭窄、胆囊胆管瘘，也可引起继发性胆总管结石及急性重症胆管炎，这是一种少见的肝外梗阻性黄疸，国外报道其发生率为0.7%～1.8%，国内报道为0.5%～0.8%。

四、鉴别诊断

1. 慢性胃炎

慢性胃炎主要症状为上腹闷胀疼痛、嗳气、食欲减退及消化不良史。纤维胃镜检查对慢性胃炎的诊断极为重要，可发现胃黏膜水肿、充血、黏膜色泽变为黄白或灰黄色、黏膜萎缩。肥厚性胃炎可见黏膜皱襞肥大，或有结节并可见糜烂及表浅溃疡。

2. 消化性溃疡

有溃疡病史，上腹痛与饮食规律性有关，而胆囊结石及慢性胆囊炎往往于进食后疼痛加重，特别进高脂肪食物。溃疡病常于春秋季节急性发作，而胆石性慢性胆囊炎多于夜间发病。钡餐检查及纤维胃镜检查有明显鉴别价值。

3. 胃神经官能症

虽有长期反复发作病史，但与进食油腻无明显关系，往往与情绪波动关系密切。常有神经性呕吐，每于进食后突然发生呕吐，一般无恶心，呕吐量不多且不费力，吐后即可进食，不影响食欲及食量。本病常伴有全身性神经官能症状，用暗示疗法可使症状缓解，鉴别不难。

4. 胃下垂

本病可有肝、肾等其他脏器下垂。上腹不适以饭后加重，卧位时症状减轻，立位检查可见中下腹部胀满，而上腹部空虚，有时可见胃型并可有振水音，钡餐检查可明确诊断。

5. 肾下垂

常有食欲不佳、恶心呕吐等症状，并以右侧多见，但其右侧上腹及腰部疼痛于站立及行走时加重，可出现绞痛，并向下腹部放射。体格检查时分别于卧位、坐位及立位触诊，如发现右上腹肿物因体位改变而移位则对鉴别有意义，卧位及立位肾X线平片及静脉尿路造影有助于诊断。

6. 迁延性肝炎及慢性肝炎

本病有急性肝炎病史，尚有慢性消化不良及右上腹不适等症状，可有肝大及肝功不良，并在慢性肝炎可出现脾肿大、蜘蛛痣及肝掌，B超检查胆囊功能良好。

7. 慢性胰腺炎

常为急性胰腺炎的后遗症，其上腹痛向左肩背部放射，X 线平片有时可见胰腺钙化影或胰腺结石，纤维十二指肠镜检查及逆行胆胰管造影对诊断慢性胰腺炎有一定价值。

8. 胆囊癌

本病可合并有胆囊结石。本病病史短，病情发展快，很快出现肝门淋巴结转移及直接侵及附近肝组织，故多出现持续性黄疸。右上腹痛为持续性，症状明显时多数患者于右上腹肋缘下可触及硬性肿块，B 超及 CT 检查可帮助诊断。

9. 肝癌

原发性肝癌如出现右上腹或上腹痛多已较晚，此时常可触及肿大并有结节的肝脏。B 超检查，放射性核素扫描及 CT 检查分别可发现肝脏有肿瘤图像及放射缺损或密度减低区，甲胎蛋白阳性。

五、治疗

胆囊结石的治疗方法很多，自 1882 年 Langenbuch 在德国实行了第一例胆囊切除术治疗胆囊结石以来，已延用了一百多年，目前仍不失为一种安全有效的治疗方法。但对患者和医师来讲，手术毕竟不是最理想的方案，因此这一百多年来，医务工作者不断探讨非手术治疗胆囊结石的方法，如溶石、碎石、排石等，但均有其局限性和不利因素。

（一）非手术治疗

1. 溶石治疗

自 1891 年 Walker 首创乙醚溶石治疗以来，医务工作者不断探讨溶石药物如辛酸甘油三酯、甲基叔丁醚等。它们在体外溶石试验具有一定的疗效，但体内效果不佳，且具有一定的毒性，而这种灌注溶石的药物在临床适用术后由 T 管灌注治疗胆管残余结石，而对胆囊结石进行溶解则需要穿刺插管再灌注的方法，其复杂性不亚于手术，且溶石后易再复发。

1972 年，美国的 Danzinger 等用鹅去氧胆酸溶解胆囊结石取得成功以来，鹅去氧胆酸、熊去氧胆酸作为口服溶石方法一直被人们沿用，其机制是通过降低胆固醇合成限速酶、还原酶的活性，降低内源性胆固醇的合成，扩大胆酸池，减少胆固醇吸收与分泌，因而使胆固醇结晶在不饱和胆汁中得以溶解，达到溶石目的。但溶石率较低且用药时间长，费用高。1983 年全美胆石协作组报道连续服药 2 年完全溶石率只达 5% ~ 13%，停药后复发率达 50%，且多在 1 ~ 2 年内复发，此二药对肝脏具有一定的毒性，可导致 GTP 升高、腹泻、肝脏和血浆胆固醇的蓄积。

2. 体外冲击波碎石术

70 年代中期慕尼黑大学医学院首先采用体外冲击波碎石方法治疗肾结石以来，得到广泛应用。在此基础上 1984 年医务工作者对胆石也采用体外冲击波碎石的方法治疗胆囊结石，但实验和临床结果表明其与肾结石碎后排石截然不同，胆结石不易排出体外，其原因有：胆汁量明显少于尿量而较黏稠；胆囊管较细，一般内径在 0.3 cm 左右，内有多数螺旋瓣，而且多数有一定的迂曲，阻碍了破碎结石的排出；体外震波碎石后，胆囊壁多半受到冲击导致水肿充血，影响胆囊的收缩，进而导致胆囊炎发作，所以部分病例，在碎石后常因同时发生急性胆囊炎而行急诊胆囊切除术，所以体外震波碎石术对胆囊结石的治疗目前已较少应用，对肝内结石、胆总管单发结石尚有一定疗效。

（二）手术治疗

鉴于上述非手术治疗未获满意的效果，所以一百多年来胆囊切除术治疗胆囊结石一直被公认为有效措施。

1. 胆囊切开取石术

简化手术方法的同时治疗外科疾病，一直是外科医师努力奋斗的目标。胆囊切开取石与胆囊切除相比确实创伤小、简便，但对于胆囊结石的治疗是一个不可取的方法。因为胆囊结石的形成是多因素作用的结果，一是胆汁成分的改变，二是胆囊运动功能的障碍，三是感染因素。另外胆囊本身分泌的黏蛋白等多种因素导致胆石的形成，胆囊切开取石术后胆囊周围的粘连无疑增加了胆囊运动功能的障碍，影响

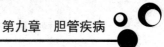

胆囊的排空，同时增加了感染因素，所以切开取石术后胆石复发率较高。因此，笔者认为胆囊切开取石只适用于严重的急性胆囊结石，胆囊壁的炎症和周围粘连，导致手术时大量渗血，胆囊三角解剖关系不清，易造成胆管损伤。这种患者可采用切开取石胆囊造瘘，待手术 3 个月到半年后再次行胆囊切除术。目前随着影像学的发展，有人采用硬质胆管镜在 B 超定位下经皮肝胆囊穿刺取石，虽然手术创伤进一步缩小，但仍存在着上述缺点，且操作难度大，故不易推广，适应证与胆囊切开取石相同。

2. 开腹胆囊切除术

（1）适应证：胆囊结石从临床症状上大致分为三类：第一类为无症状胆囊结石；第二类具有消化不良表现，如食后腹胀、剑下及右季肋隐痛等症状的胆囊结石；第三类具有典型胆绞痛的胆囊结石。从临床角度上讲，除第一类无症状的胆囊结石外，第二、第三类患者均为手术适应证。所谓无症状胆囊结石是指无任何上腹不适的症状，而是由于正常查体或其他疾病检查时发现胆囊结石的存在，这一类胆囊结石的患者是否行切除术具有一定的争议。无症状胆石可以不采用任何治疗，包括非手术疗法在内，但是随着胆囊结石病程的延长，多数患者所谓无症状胆石会向有症状发展，加之近年来胆囊结石致胆囊癌的发病率有增高趋势，故无症状胆囊结石是否需要手术治疗是一值得探讨的问题。胆囊结石并发症随着年龄增长而升高，故所谓"静止"的胆囊结石终生静止者很少，70% 以上会发生一种或数种并发症而不再静止，且随着年龄的增长，癌变的风险增加。胆囊结石并发胆囊炎很少有自行痊愈的可能，因此，现在比较一致的意见是有条件地施行胆囊切除术，即选择性预防性的胆囊切除术。综合国内外的研究，以下胆石患者应行预防性胆囊切除术：年龄大于 50 岁的女性患者；病程有 5 年以上者；B 超提示胆囊壁局限性增厚；结石直径在 2 cm 以上者；胆囊颈部嵌顿结石；胆囊萎缩或囊壁明显增厚；瓷器样胆囊；以往曾行胆囊造瘘术。

（2）手术方法：有顺行胆囊切除术、逆行胆囊切除术、顺逆结合胆囊切除术之分。对 Calot 三角粘连过多、解剖不明者，多采用顺逆结合法进行胆囊切除，既能防止胆囊管未处理而导致胆囊内的小结石挤压至胆总管，又能减少解剖不清造成的胆管或血管损伤。下面以顺逆结合法为例介绍胆囊切除术。

麻醉和体位：常用持续硬膜外腔阻滞麻醉，对高龄、危重以及精神过于紧张者近年来选择全身麻醉为妥。患者一般取仰卧位，不需背后加垫或使用腰桥。

切口：可采用右上腹直或斜切口。多选用右侧肋缘下斜切口，此种切口对术野暴露较满意、术后疼痛轻，而且很少发生切口裂开、切口疝或肠粘连梗阻等并发症。切口起自上腹部中线，距肋缘下 3 ~ 4 cm 与肋弓平行向右下方，长度可根据患者的肥胖程度、肝脏高度等具体选择。

显露胆囊和肝十二指肠韧带。

游离胆囊管：将胆囊向右侧牵引，在 Calot 三角表面切开肝十二指肠韧带腹膜，沿胆囊管方向解剖分离，明确胆囊管、肝总管和胆总管三者的关系。穿过 4 号丝线靠近胆囊壁结扎胆囊管，并用作牵引，胆囊管暂不离断。

游离胆囊动脉：在胆囊管的后上方 Calot 三角内解剖分离找到胆囊动脉，亦应在靠近胆囊壁处结扎。若局部炎性粘连严重时不要勉强解剖胆囊动脉，以防不慎离断回缩后出血难止或损伤肝右动脉。

游离胆囊：自胆囊底部开始，距肝脏约 1 cm 切开胆囊浆膜层，向体部用钝性结合锐性法从肝床上分离胆囊壁，直至胆囊全部由胆囊窝游离。此时再明确胆囊动脉的位置、走行，贴近胆囊壁离断胆囊动脉，近心端双重结扎；另外，仅剩的胆囊管在距胆总管约 0.5 cm 处双重结扎或缝扎。

对于胆囊结石并慢性炎症很重及肥胖的病例，胆囊壁明显水肿、萎缩或坏死，Calot 三角处脂肪厚、解剖关系难辨，胆囊从肝床上分离困难，可做逆行切除或胆囊大部切除术。逆行切除游离胆囊至颈部时不必勉强分离暴露胆囊动脉，在靠近胆囊壁处钳夹、切断、结扎胆囊系膜即可，只留下胆囊管与胆囊和胆总管相连时较容易寻找其走行便于在适当部位切断结扎。有时胆囊炎症反复发作后 Calot 三角发生明显的纤维化，或胆囊壁萎缩纤维化与肝脏紧密粘连愈着，不适宜勉强行常规的胆囊切除术，可行胆囊大部切除术，保留小部分后壁，用电刀或用石炭酸烧灼使黏膜坏死。胆囊管距胆总管适当长度予以结扎，留存的胆囊壁可缝合亦可敞开。

胆囊床的处理：慢性胆囊炎的胆囊浆膜层往往较脆，切除后缝合胆囊床困难，是否缝合存在争议。

主张缝合的理由是防止出血和预防术后粗糙的胆囊床创面引起粘连性肠梗阻，但是依作者的经验，胆囊去除后对胆囊窝创面认真地用结扎或电凝止血、用大网膜填塞创面，数百例患者不缝合胆囊床无一例发生此类并发症。

放置引流管：在 Winslow 孔处常规放置双套管引流，自右侧肋缘下腋中线处引出体外。对于病变较复杂的胆囊切除术，应常规放置引流，这样可减少渗出液吸收，减轻局部和全身并发症。另外胆囊切除术后大量渗胆和胆外瘘仍有发生的报道，引流在其诊治方面可起重要作用。

部分胆囊结石患者同时合并胆管结石，当有下列指征时，应在胆囊切除术后行胆总管探查术：既往有梗阻性黄疸病史；有典型的胆绞痛病史，特别是有寒战和高热病史；B 超、MRCP、PTC 检查发现胆总管扩张或胆总管结石；手术中扪及胆总管内有结石、蛔虫或肿瘤；手术中发现胆总管扩张大于 1.5 cm，胆管壁炎性增厚；术中行胆管穿刺抽出脓性胆汁、血性胆汁、或胆汁内有泥沙样胆色素颗粒；胰腺呈慢性炎症而无法排除胆管内有病变者。

3. 腹腔镜胆囊切除术

自 1987 年法国 Mouret 实行了第一例腹腔镜胆囊切除术，短短的十余年间腹腔镜胆囊切除术迅速风靡全世界，同时也促进了微创外科的发展。腹腔镜胆囊切除术有创伤小、恢复快、方法容易掌握等优点，其手术适应证基本同开腹胆囊切除术。但是必须清楚地认识到腹腔镜不能完全代替开腹胆囊切除术，有些报道腹腔镜胆囊切除术合并胆管损伤率明显高于开腹手术，所以腹腔镜胆囊切除术是具有一定适应证的，特别是对于初学者应选择胆囊结石病程短、B 超提示胆囊壁无明显增厚的胆囊结石患者。腹腔镜探查时若发现胆囊周围粘连较重，胆囊三角解剖不清，应及时中转开腹手术。即使对于熟练者也应有一定的选择，对于老年、病程长、胆囊壁明显增厚、不排除早期癌变者，最好不要采用腹腔镜手术，以免延误治疗。

第二节　胆总管结石

一、概况

胆总管结石多位于胆总管的中下段。但随着结石增多、增大和胆总管扩张、结石堆积或上下移动，常累及肝总管。胆总管结石的含义实际上应包括肝总管在内的整个肝外胆管结石。胆总管结石的来源分为原发性和继发性。原发性胆总管结石为原发性胆管结石的组成部分，它可在胆总管中形成，或原发于肝内胆管的结石下降落入胆总管。继发性胆总管结石是指原发于胆囊内的结石通过胆囊管下降到胆总管。

继发性胆总管结石的发生率，各家报道有较大的差异。国内报道胆囊及胆总管同时存在结石者占胆石病例的 5% ~ 29%，平均 18%。我国 1983-1985 年和 1992 年的两次调查，胆囊及胆总管均有结石者分别占胆石病的 11% 和 9.2%，分别占胆囊结石病例的 20.9% 和 11.5%。国外报告胆囊结石患者的胆总管含石率为 10% ~ 15%，并随胆囊结石的病程延长，继发性胆总管结石相对增多。

原发性胆总管结石，西方国家很少见，东方各国多发。我国 20 世纪 50 年代原发性胆管结石约占胆石病的 50% 左右。1983-1985 年全国 11307 例胆石症手术病例调查结果，胆囊结石相对构成比平均为 52.8%。胆囊与胆管均有结石为 10.9%。肝外胆管结石占 20.1%，肝内胆管结石 16.2%，实际的原发性胆管结石应为 36.3%。1992 年我国第二次调查结果相对构成比有明显变化：胆囊结石平均为 79.9%，胆囊、胆管结石 9.2%，肝外胆管结石 6.196，肝内胆管结石 4.7%，原发性胆管结石平均为 10.8%。这与我国 20 世纪 80 年代以后生活水平提高、饮食结构改变和卫生条件改善密切相关。不过这两次调查资料主要来自各省、市级的大医院，对于农村和基层医院的资料尚觉不足。我国幅员辽阔、人口众多，地理环境、饮食结构和卫生条件的差异很大，其发病构成比亦有较大差别。总的状况为我国南方地区和农村的原发性胆管结石发病率要比西北地区和城市的发病率高。如广西地区 1991-1999 年胆石病调查的构成比：肝外胆管结石和肝内胆管结石仍分别占 23.6% 和 35.8%，农民占 36.7% 和 53.1%。因此目前我国原发性胆管结石仍然是肝胆外科的重要课题。

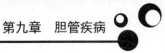

原发性胆总管结石，可在胆总管内形成或原发于肝内胆管的结石下降至胆总管。全国 4197 例肝内胆管结石病例同时存在肝外胆管结石者占 78.3%。提示在诊治胆总管结石过程中要高度重视查明肝内胆管的状况。

二、病因

（一）继发性胆总管结石

形状、大小、性状基本上与同存的胆囊结石相同或相似。数量多少不一，可为单发或多发，若胆囊内多发结石的直径较小、并有胆囊管明显扩张者，结石可以大量进入胆总管、肝总管或左右肝管。

（二）原发性胆总管结石

原发性胆总管结石是发生在胆总管的原发性胆管结石。外观多呈棕黑色、质软、易碎、形状各异、大小及数目不一。有的状如细沙或不成形的泥样，故有"泥沙样结石"之称。这种结石的组成是以胆红素钙为主的色素性结石。经分析其主要成分为胆红素、胆绿素和少量胆固醇以及钙、钠、钾、磷、镁等矿物质和多种微量元素。在矿物质中以钙离子的含量最高并易与胆红素结合成胆红素钙。此外尚有多种蛋白质及黏蛋白构成网状支架。有的在显微镜下可见寄生虫的壳皮、虫卵和细菌聚集等。

原发性胆管结石的病因和形成机制尚未完全明了。目前研究结果认为这种结石的生成与胆管感染、胆汁瘀滞、胆管寄生虫病有密切关系。

胆总管结石患者，绝大多数都有急性或慢性胆管感染病史。胆汁细菌培养的阳性率达 80%～90%，细菌谱以肠道细菌为主。其中 85% 为大肠杆菌，绝大多数源于上行感染。带有大量肠道细菌的肠道寄生虫进入胆管是引起胆管感染的重要原因。这是我国农民易发胆管结石的主要因素。此外，Oddi 括约肌功能不全，肠内容物向胆管反流，乳头旁憩室等都是易发胆管感染的因素。胆管炎症水肿，特别是胆总管末端炎症水肿，容易发生胆汁瘀滞。感染细菌和炎症脱落的上皮可以成为形成结石的核心。

肠道寄生虫进入胆管，一方面引起感染炎症，另一方面虫卵和死亡的虫体或残片可以成为形成结石的核心。青岛市立医院先后报告胆石解剖结果，以蛔虫为核心者占 69.86%～84.00%。

胆汁瘀滞是结石生成和增大、增多的必需条件。如果胆流正常通畅，没有足够时间的瘀滞积聚，即使胆管内存在感染、寄生虫等成石因素，胆管内的胆红素或胆红素钙等颗粒，可随胆流排除，不至增大形成结石病。反复胆管感染，胆总管下段或乳头慢性炎症，管壁纤维组织增生管腔狭窄，胆管和 Oddi 括约肌功能障碍等因素都可影响胆流通畅，导致胆总管胆汁瘀滞，利于结石形成。但临床常可遇见胆总管结石患者经胆管造影或手术探查，虽有胆总管扩张而无胆总管下段明显狭窄，有的患者 Oddi 括约肌呈松弛状态，通畅无阻甚至可以宽松通过直径 1 cm 以上的胆管探子。此种情况，可能与 Oddi 括约肌功能紊乱，经常处于痉挛状态有关。胆管结石形成之后又容易成为胆管梗阻的因素。因此，梗阻－结石－梗阻，互为因果，致使结石增大、增多甚至形成铸形结石或成串堆积。

三、临床表现

胆总管结石的临床表现比较复杂，其临床症状和体征主要表现为胆管梗阻和炎症并存的特征。由于结石的生成、增大和增多为一缓慢过程，其病史往往长达数年、数十年之久。在长期的病理过程中，多为急、慢性的梗阻、炎症反复发生。病情和表现的轻、重、缓、急，均取决于胆管梗阻是否完全和细菌感染的严重程度。

胆总管结石患者的典型临床表现多为反复发生胆绞痛、梗阻性黄疸和胆管感染的症状。常为餐后无原因的突然发生剧烈的胆绞痛，疼痛以右上腹为主，可向右侧腰背部放散，多伴恶心呕吐，常需口服或注射解痉止痛类药物才能缓解。绞痛发作之后往往伴随出现四肢冰冷、寒战、高热等感染症状，体温可达 39℃～41℃。持续数小时后全身大汗，体温逐渐降低。一般在绞痛发作后 12～24 h 出现黄疸、尿色深黄或浓茶样。如不及时给予有力的抗感染等措施，则可每天发作寒战、高热，甚至高热不退、黄疸加深、疼痛不止。有的很快发展成急性梗阻化脓性重症胆管炎、胆源性休克、肝脓肿、器官衰竭等严重并发症，预后凶险。

结石引起胆总管梗阻，除非结石嵌顿，则多属不完全性。梗阻发生后，胆管内压力增高，胆总管多有不同程度扩张，随着炎症消退或结石移动，胆流通畅，疼痛减轻，黄疸很快消退，症状缓解，病情好转。

继发性胆总管结石的临床表现特点。一般为较小的胆囊结石通过胆囊管进入胆总管下端，突然发生梗阻和 Oddi 括约肌痉挛，故多为突然发生胆绞痛和轻中度黄疸，较少并发明显胆管炎。用解痉挛、止痛等对症处理，多可在 2 ~ 3 d 左右缓解。如果结石嵌顿于胆总管下端或壶腹部而未并发胆管感染者，疼痛可以逐渐减轻，但黄疸加深。若长时间梗阻，多数患者将会继发胆管感染。

原发性胆总管结石由于胆管感染因素长期存在，一旦急性发作，多表现为典型的疼痛、寒战高热和黄疸三联征（Charcot's triad）等急性胆管炎的症状。急性发作缓解后，可呈程度不同的慢性胆管炎的表现。常为反复出现右上腹不适、隐痛、不规则低热、消化紊乱，时轻时重，并可在受冷、疲劳时症状明显，颇似"感冒"。有的患者可以从无胆管炎的病史。在体检或首次发作胆管炎进行检查时发现胆总管多发结石并胆管扩张，或已明确诊断后数年无症状。这种情况可能因为 Oddi 括约肌功能良好，结石虽多但间有空隙、胆管随之扩张，没有发生明显梗阻和感染。说明胆总管虽有结石存在，若不发生梗阻或感染，可以不出现临床症状。

腹部检查在胆总管梗阻、感染期，多可触及右上腹压痛、肌紧张或反跳痛等局限性腹膜刺激征。有时可扪到肿大的胆囊或肝脏边缘或肝区叩击痛。胆管炎恢复后的缓解期或慢性期，可有右上腹深部压痛或无明显的腹部体征。

实验室检查在急性梗阻性胆管炎时主要为白细胞增多和中性粒细胞增加等急性炎症的血液像，血胆红素增高和转氨酶增高等梗阻性黄疸和肝功受损的表现。若较长时间的胆管梗阻、黄疸或短期内反复发作胆管炎肝功明显受损，可出现低蛋白血症和贫血征象。

四、治疗

胆总管结石患者多因出现疼痛、发热或黄疸等急性胆管炎发作时就诊。急性炎症期手术，难以明确结石位置、数量和胆管系统的病理改变，不宜进行复杂的手术处理，需要再手术的机会较多。但若梗阻和炎症严重，保守治疗常难以奏效。因此急诊情况下恰当掌握手术与非手术治疗的关系，具有重要性。

一般情况下，应尽量避免急诊手术。采用非手术措施，控制急性炎症期，待症状缓解后，择期手术为宜。经强有力的抗炎、抗休克、静脉输液保持水、电解质和酸碱平衡、营养支持和对症治疗，PTCD 或经内镜乳头切开取石，放置鼻胆管引流减压，多能奏效。经非手术保守治疗 12 ~ 24 h，不见好转或继续加重，如持续典型的 Charcot's 三联征或出现休克，神志障碍等严重急性梗阻性化脓性重症胆管炎表现者，应及时行胆管探查减压。

胆总管结石外科治疗原则和目的主要是取净结石、解除梗阻，胆流通畅，防止感染。

（一）经内镜 Oddi 括约肌切开术或经内镜乳头切开术

经内镜 Oddi 括约肌切开术（Endoscopic Sphinc Terotomy，EST）或经内镜乳头切开术（Endoscopic Pap-illec Tomy，EPT）适于数量较少和直径较小的胆总管下段结石。特别是继发性结石，多因结石小、数量少，容易嵌顿于胆总管下段、壶腹或乳头部。直径 1 cm 以内的结石可经 EPT 或 EST 取出。此法创伤小，见效快，更适于年老、体弱或已做过胆管手术的患者。

经纤维内镜用胆管子母镜取石，需先行 EST，然后放入子母镜，用取石网篮取石。若结石较大，应先行碎石才能取出。此法可以取出较高位的胆管结石，但操作比较复杂。

（二）开腹胆总管探查取石

目前仍然是治疗胆总管结石的主要手段。采用右上腹经腹直肌切口或右肋缘下斜切口都能满意显露胆总管。开腹后应常规触扪探查肝、胆、胰、胃和十二指肠等相关脏器。对于择期手术，有条件者在切开胆总管之前最好先行术中胆管造影或术中 B 超检查，进一步明确结石和胆管系统的病理状况。尤其原发性胆总管结石，多数伴有肝内胆管结石或胆管狭窄等改变，需要在术中同时解决。

切开胆总管取出结石后，最好常规用纤维胆管镜放入肝内外胆管检查和取石。直视下观察肝胆管系统有无遗留结石、狭窄等病变并尽可能取净结石。然后用 F10 ~ 12 号导尿管，若能顺利通过乳头进入十二指肠并从导尿管注入 10 mL 左右的生理盐水试验无误，表明乳头无明显狭窄。如果 F10 导尿管不能进入十二指肠，可用直径 2 ~ 3 mm 的 Bakes 胆管扩张器试探。正常 Oddi 乳头可通过直径 3 ~ 4 mm 以上的扩张器，使用金属胆管扩张器应从直径 2 ~ 3 mm 的小号开始，能顺利通过后逐渐增大一号的扩张器。随胆总管的弯度轻柔缓慢放入，不可猛力强行插入，以免穿破胆总管下端形成假道，发生严重后果。胆总管明显扩张者可将手指伸入胆总管探查。有时质软、泥样的结石可以黏附在扩张胆管一侧的管壁或壶腹部，不阻碍胆管探子和导尿管通过，此时手感更为准确。还应再次强调，无论采用导尿管、Bakes 扩张器，或手指伸入探查，都不能准确了解有无胆管残留结石或狭窄，特别是肝内胆管的状况。而术中胆管镜观察和取石，可以弥补这一不足，有效减少或避免残留结石。北京大学第三医院手术治疗 1589 例原发性肝胆管结石病例，单纯外科手术未使用胆管镜检查取石的 683 例中，残留结石达 42.8%（292/683）。术中术后联合使用胆管镜检查碎石取石的 906 例中，残留结石仅 2.1%（19/906）。因此择期胆管探查手术，常规进行胆管镜检查取石具有重要意义。

　　胆总管切开探查后，是否放置胆管引流意见不一。目前认为不放置胆管引流，仅适于单纯性胆总管内结石（主要是继发结石），胆管系统基本正常。确切证明无残留结石、无胆管狭窄（特别是无胆总管下段或乳头狭窄）、无明显胆管炎等少数情况。可以缩短住院时间，避免胆管引流的相关并发症。严格掌握适应证的情况下可以即期缝合胆总管。在缝合技术上最好使用无创伤的带针细线，准确精细严密缝合胆总管切口，预防胆汁溢出。但应放置肝下腹腔引流，以便了解和引出可能发生的胆汁溢出。

　　胆总管探查取石放置"T"形管引流，是多年来传统的方法。可以有效防止胆汁外渗，避免术后胆汁性腹膜炎和局部淤胆感染，安全可靠，并可在术后通过"T"管了解和处理胆管残留结石等复杂问题。特别是我国原发性胆管结石发病率高，并存肝内胆管结石和肝内外胆管扩张狭窄等复杂病变者较多，很难保证胆总管探查术中都能完善处理。因此大多数情况下仍应放置"T"形管引流为妥。"T"形管材料应选择乳胶管，容易引起组织反应，一般在 2 ~ 3 周可因周围粘连形成窦道。用硅胶管或聚乙烯材料的 T 形管，组织反应轻，不易形成窦道，拔管后发生胆汁性腹膜炎的机会较多，不宜采用。"T"形管的粗细，应与胆总管内腔相适应。经修剪后放入胆总管的短臂直径不宜超过胆管内径，以免缝合胆管时有张力。因为张力过大、过紧，有可能导致胆管壁血供不足或裂开、胆汁溢出和日后发生胆管狭窄。若有一定程度胆总管扩张者，最好选用 22 ~ 24F 的"T"管，以便术后用纤维胆管镜经窦道取石。缝合胆总管切口，以 00 或 000 号的可吸收线为好。因为丝线等不吸收线的线结有可能进入胆总管内成为结石再发的核心。胆总管缝合完成后，可经 T 管长臂，轻轻缓慢注入适量生理盐水试验是否缝合严密，若有漏水应加针严密缝合，以免术后发生胆汁渗漏。关腹前将"T"管长臂和肝下腹腔引流管另戳孔引出体外，以免影响腹壁切口一期愈合。

（三）腹腔镜胆总管探查取石

　　主要适于单纯性胆总管结石，并经术前或术中胆管造影证明确无胆管系统狭窄和肝内胆管多发结石者。因此这一方法多数为继发性胆总管结石行腹腔镜胆囊切除术时探查胆总管。切开胆总管后多数需要经腹壁戳孔放入纤维胆管镜用取石网篮套取结石，难度较大，需要有熟练的腹腔镜手术基础。取出结石后可根据具体情况决定直接缝合胆总管切口或放置"T"形管引流。

（四）胆总管下段狭窄、梗阻的处理

　　无论原发性或继发性胆总管结石并胆总管明显扩张者，常有并存胆总管下端狭窄梗阻的可能。术中探查证实胆总管下端明显狭窄、梗阻者，应同时行胆肠内引流术，建立通畅的胆肠通道。

　　1. 胆总管十二指肠吻合术

　　手术比较简单、方便、易行，早期效果较好，过去常被采用。但因这一术式不可避免发生胆管反流或反流性胆管炎，反复炎症容易导致吻合口狭窄，复发结石，远期效果欠佳。特别是吻合口上端胆管存在狭窄或肝内胆管残留结石未取净者，往往反复发生严重胆管炎或胆源性肝脓肿。笔者总结 72 例胆总管十二指肠吻合术后平均随访 5 年半的效果，优良仅占 70.8%，死于重症胆管炎或肝脓肿者占 6.3%。分析研究远期效果不良的原因：吻合口上端胆管存在不同程度的狭窄或残留结石占 52.7%，吻合口狭窄占 21%，单纯反流性胆管炎占 26.3%。因此，胆总管十二指肠吻合术今已少用。目前多主张仅用于年老、体弱、

难以耐受较复杂的手术并已明确吻合口以上胆管无残留结石、无狭窄梗阻者。吻合口径应在2～3 cm以上，防止日后回缩狭窄。

2. 胆总管十二指肠间置空肠吻合术

将一段长约20～30 cm带血管的游离空肠两端分别与胆总管和十二指肠吻合，形成胆总管与十二指肠间用空肠架桥式的吻合通道。虽然在与十二指肠吻合处做成人工乳头或延长空肠段达50～60 cm，仍难以有效防止胆管反流并易引起胆汁在间置空肠段内滞留，增加感染因素。手术过程也比较复杂，远期效果和手术操作并不优于胆总管空肠吻合术。目前较少采用。

3. 胆总管空肠Roux-en-Y吻合术

利用空肠与胆总管吻合，容易实现3～5 cm以上的宽大吻合口，有利于防止吻合口狭窄。空肠的游离度大、操作方便、灵活，尤其并存肝总管、肝门以上肝胆管狭窄或肝内胆管结石者，可以连续切开狭窄的肝门及左右肝管乃至Ⅲ级肝胆管，解除狭窄，取出肝内结石，建立宽畅的大口吻合。适应范围广、引流效果好。辅以各种形式的防反流措施，防止胆管反流和反流性胆管炎，是目前最常用的胆肠内引流术式。

4. Oddi括约肌切开成形术

早年较多用于胆总管末端和乳头狭窄患者，切开十二指肠行Oddi括约肌切开、成形。实际上如同低位胆总管十二指肠吻合，而且操作较十二指肠吻合复杂、较易发生再狭窄，远期效果并不优于胆总管十二指肠吻合术。特别是近年来EST成功用于临床和逐渐普及，不开腹、创伤小、受欢迎。适于Oddi括约肌切开的病例，几乎均可采用EST代替，并能获得同样效果，因此开腹Oddi括约肌切开成形术已极少采用。

第三节　肝胆管结石

肝胆管结石（Intrahepatic Lithiasis）亦即"肝内胆管结石"，是指肝管分叉部以上原发性胆管结石，绝大多数是以胆红素钙为主要成分的色素性结石。虽然肝内胆管结石属原发性胆管结石的一部分，有其特殊性，但若与肝外胆管结石并存，则常与肝外胆管结石的临床表现相似。由于肝内胆管深藏于肝组织内，其分支及解剖结构复杂，结石的位置、数量、大小不定，诊断和治疗远比单纯肝外胆管结石困难，至今仍然是肝胆系统难以处理、疗效不够满意的疾病。

一、病因和发病情况

原发性肝内胆管结石的病因和成石机制，尚未完全明了。目前比较肯定的主要因素为胆系感染、胆管梗阻、胆汁瘀滞、胆管寄生虫病、代谢因素，以及胆管先天性异常等。

几乎所有肝胆管结石患者都有不同程度的胆管感染，胆汁细菌培养阳性率达95%～100%。细菌谱以大肠杆菌、克雷白菌属和脆弱类杆菌等肠道细菌为主。这些细菌感染时所产生的细菌源性β-葡萄糖醛酸苷酶（β-glucuronidase，β-G）和由肝组织释放的组织源性β-G，可将双结合胆红素分解为单结合胆红素，再转变成非结合胆红素。它与胆汁中的钙离子结合，形成不溶解的胆红素钙。当胆管中的胆红素钙浓度增加处于过饱和状态，则可沉淀并形成胆红素钙结石。在胆红素钙结石形成的过程中，尚与胆汁中存在的大分子物质——黏蛋白、酸性黏多糖和免疫球蛋白等形成支架结构并与钙、钠、铜、镁、铁等金属阳离子聚合有关。

胆管寄生虫病与肝胆管结石形成的关系，已得到确认。已有许多资料证实在一些胆管结石的标本内见到蛔虫残体。显微镜下观察，在结石的核心中找到蛔虫的角质层残片或蛔虫卵等。1983-1985年的全国调查资料中，26%～36%的原发性胆管结石患者有胆管蛔虫病史。推测蛔虫或肝吸虫的残骸片段、虫卵等为核心，由不定形的胆色素颗粒或胆红素钙沉淀堆积，加上炎症渗出物、坏死组织碎片、脱落细胞、黏蛋白和胆汁中其他固定成分沉淀形成结石。

胆管梗阻、胆流不畅、胆汁瘀滞是发生肝内胆管结石的重要因素和条件。胆汁瘀滞、积聚或流速减

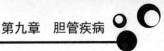

慢，一方面为成石物质的聚集、沉淀提供了条件，另一方面也是发生和加重感染的重要因素。正常情况下，胆管内胆汁的流动呈层流状态。胆汁中的固体质点沿各自流线互相平行移动，胆汁中的固体成分不易发生聚合。当肝胆管发生狭窄或汇合异常等因素，上端胆管扩张，胆汁停滞；胆管狭窄或扩张后胆汁流动可出现环流现象，有利于成石物质集结，聚合形成结石。胆汁瘀滞的原因，多为胆管狭窄、结石阻塞、胆管或血管的先天异常，如肝内胆管的解剖变异，血管异位压迫胆管导致胆流不畅。结石和炎症往往并发或加重狭窄，互为因果，逐渐加重病理和病程进展。

我国各地肝内胆管结石的调查结果，农民所占的比例较多，达 50% ~ 70%。提示肝内胆管结石的发生可能与饮食结构、机体代谢、营养水准和卫生条件等因素有关。

我国和东亚、东南亚一些国家和地区，均属肝内胆管结石的高发区。据 1983–1985 年全国调查结果和近年收集的资料，我国肝内胆管结石占胆系结石病的 16.1% ~ 18.2%，但存在明显的地区差别：华北和西北地区仅 4.1% 和 4.8%，华中和华南地区高达 25.4% 和 30.5%。虽然目前我国尚缺乏人群绝对发病率的资料，但就近年国内文献表明，肝内胆管结石仍然是肝胆系统多见的、难治性的主要疾病之一。

二、病理生理改变

肝胆管结石的基本病理改变是由于结石引起胆管系统的梗阻、感染，导致胆管狭窄、扩张，肝脏纤维组织增生、肝硬化、萎缩，甚至癌变等病理改变。

肝内胆管结石约 2/3 以上的患者伴有肝门或肝外胆管结石。据全国调查资料 78.3% 合并肝外胆管结石，昆明某医院 559 例肝内胆管结石的资料中有 3/4（75.7%）同时存在肝外胆管结石。因此有 2/3 ~ 3/4 的病例可以发生肝门或肝外胆管不同程度的急性或慢性梗阻，导致梗阻以上的胆管扩张，肝脏淤胆，肝大、肝功损害，并逐渐加重肝内汇管区纤维组织增生。胆管梗阻后，胆管压力上升，当胆管内压力高达 2.94 kPa（300 mmH_2O）时肝细胞停止向毛细胆管内分泌胆汁。若较长时间不能解除梗阻，最后难免出现胆汁性肝硬化、门静脉高压、消化道出血、肝功障碍等。若结石阻塞发生在肝内某一叶、段胆管，则梗阻引发的改变主要局限于相应的叶、段胆管和肝组织。最后将导致相应的叶、段肝组织由肥大、纤维化至萎缩，丧失功能。相邻的叶、段肝脏可发生增生代偿性增大。如左肝萎缩则右肝代偿性增大。由于右肝占全肝的 2/3，右肝严重萎缩则左肝及尾叶常发生极为明显的代偿增大。这种不对称性的增生、萎缩，常发生以下腔静脉为中轴的肝脏转位，增加外科手术的困难。

感染是肝胆管结石难以避免的伴随病变和临床主要表现之一。炎症改变累及肝实质。胆管结石与胆系感染多同时并存，急性、慢性的胆管炎症往往交替出现、反复发生。若结石严重阻塞胆管并发感染，即成梗阻性化脓性胆管炎，并可累及毛细胆管，甚至并发肝脓肿。较长时间的严重梗阻、炎症、感染的胆汁、胆沙、微小结石，可经小胆管通过坏死肝细胞进入肝中央静脉，造成胆沙血症、败血症、肺脓肿和全身性脓毒症、多器官衰竭等严重后果。反复急慢性胆管炎的结果，多为局部或节段性胆管壁纤维组织增生，管壁增厚。逐渐发生纤维瘢痕组织收缩，管腔缩小，胆管狭窄。这种改变多发生在结石部位的附近或肝的叶、段胆管汇合处，如肝门胆管、左右肝管或肝段胆管口等部位。我国 4197 例肝内胆管结石手术病例的资料，合并胆管狭窄平均占 24.28%，高者达 41.96%。昆明某医院 1448 例中合并胆管狭窄者占 43.8%，日本 59 例肝内胆管结石合并胆管狭窄占 62.7%。可见肝胆管结石合并胆管狭窄的发生率很高。狭窄部位的上端胆管多有不同程度的扩张，胆汁停滞，进一步促进结石的形成、增大、增多。往往在狭窄、梗阻胆管的上端大量结石堆积，加重胆管感染的程度和频率。肝胆管结石的病情发展过程中结石、感染、狭窄互为因果，逐渐地不断地加重胆管和肝脏的病理改变，肝功损毁，最终导致肝叶或肝段纤维化或萎缩。

长期慢性胆管炎或急性炎症反复发生，有些病例的整个肝胆管系统，直至末梢胆管壁及其周围组织炎性细胞浸润，胆管内膜增生，管壁增厚纤维化，管腔极度缩小甚至闭塞，形成炎性硬化性胆管炎的病理改变。

肝内胆管结石合并胆管癌，是近年来才被广泛重视的一种严重并发症。其发生率各家报告的差别较大，从 0.36% ~ 10% 不等。这可能与诊断和治疗方法不同、病程长短等因素有关。

三、临床表现

肝胆管结石虽然以 30 ~ 50 岁的青壮年多发，但亦可发生在不满 10 岁儿童等任何年龄。女性略多于男性，男：女约为 0.72 ∶ 1。50% 以上的病例为农民。

（一）合并肝外胆管结石表现

肝内胆管结石的病例中有 2/3 ~ 3/4 与肝门或肝外胆管结石并存。因此大部分病例的临床表现与肝外胆管结石相似。常表现为急性胆管炎、胆绞痛和梗阻性黄疸。其典型表现按严重程度，可出现 Charcot 三联征（疼痛、畏寒发热、黄疸）或 Reynolds 五联征（前者加感染性休克和神志改变）、肝大等。有些患者在非急性炎症期可无明显症状，或仅有不同程度的右上腹隐痛，偶有不规则的发热或轻、中度黄疸，消化不良等症状。

（二）不合并肝外胆管结石表现

不伴肝门或肝外胆管结石，或虽有肝外胆管结石，而胆管梗阻、炎症仅发生在部分叶、段胆管时，临床表现多不典型。常不被重视，容易误诊。单纯肝内胆管结石、无急性炎症发作时，患者可以毫无症状或仅有轻微的肝区不适、隐痛，往往在 B 超、CT 等检查时才被发现。

一侧肝内胆管结石发生部分叶、段胆管梗阻并急性感染，引起相应叶、段胆管区域的急性化脓性胆管炎（Acute Obstructive Suppurating Hepato Cholangitis，AOSHC）。其临床表现，除黄疸轻微或无黄疸外，其余与急性胆管炎相似。严重者亦可发生疼痛、畏寒、发热、血压下降、感染性休克或神志障碍等重症急性胆管炎的表现。右肝叶、段胆管感染、炎症，则以右上腹或肝区疼痛并向右肩、背放散性疼痛和右肝大为主。左肝叶、段胆管梗阻、炎症的疼痛则以中上腹或剑突下疼痛为主，多向左肩、背放散，左肝大。由于一侧肝叶、段胆管炎，多无黄疸或轻微黄疸，甚至疼痛不明显，或疼痛部位不确切，常被忽略，延误诊断，应于警惕。一侧肝内胆管结石并急性感染，未能及时诊断有效治疗，可发展成相应肝脏叶、段胆管积脓或肝脓肿。长时间消耗性弛张热，逐渐体弱、消瘦。

反复急性炎症必将发生肝实质损害，肝包膜、肝周围炎和粘连。急性炎症控制后，亦常遗留长时间不同程度的肝区疼痛或向肩背放散痛等慢性胆管炎症的表现。

（三）腹部体征

非急性肝胆管梗阻、感染的肝内胆管结石患者，多无明显的腹部体征。部分患者可有肝区叩击痛或肝大。左右肝内存在广泛多发结石，长期急慢性炎症反复交替发作者，可有肝、脾肿大，肝功能障碍，肝硬化，腹水或上消化道出血等门静脉高压征象。

肝内胆管急性梗阻并感染患者，多可扪及右上腹及右肋缘下明显压痛、肌紧张或肝大。同时存在胆总管结石和梗阻，有时可扪及肿大的胆囊或 Murphy 征阳性。

四、诊断

由于肝内胆管解剖结构复杂，结石多发，分布不定，治疗困难，因此对于肝内胆管结石的诊断要求极高。应在手术治疗之前全面了解肝内胆管解剖变异，结石在肝内胆管具体位置、数量、大小、分布以及胆管和肝脏的病理改变。如肝胆管狭窄与扩张的部位、范围、程度、肝叶、段增大、缩小、硬化、萎缩或移位等状况，以便合理选择手术方法，制定手术方案。

肝内胆管结石常可落入胆总管，形成继发于肝内胆管的胆总管结石或同时伴有原发性胆总管结石。故所有胆总管结石患者都有肝内胆管结石可能，均应按肝内胆管结石的诊断要求进行各种影像学检查。

（一）病史

要详细询问病史，重视临床表现。

（二）实验室检查

慢性期可有贫血、低蛋白血症。急性感染期多有白细胞增高，血清转氨酶、胆红素增高。严重急性感染菌血症者，血液培养常有致病菌生长。

（三）影像学检查

最后确定诊断并明确结石和肝胆系统的病理状况，主要依靠现代影像学检查。

1. B 型超声波检查

简便、易行、无创。对肝内胆管结石的阳性率为 70% 左右。影像特点是沿肝胆管分布的斑点状或条索状、圆形或不规则的强回声、多数伴有声影，其远端胆管多有不同程度的扩张。但不足之处是难以准确了解结石在胆管内的具体位置、数量和胆管系统的变异和病理状况，并易与肝内钙化灶混淆，难以满足外科治疗的要求。

2. CT 扫描

肝内胆管结石 CT 检查的敏感性和准确率平均 80% 左右，略高于超声波检查。一般结石密度高于肝组织，对于一些含钙少，散在、不成型的泥沙样胆色素结石可成低密度。在扩张胆管内的结石容易发现，但不伴胆管扩张的小结石不易与钙化灶区别。对于伴有肝内胆管明显扩张、肝脏局部增大、缩小、萎缩或并发脓肿甚至癌变者，CT 检查有很高的诊断价值。但不能准确了解肝胆管的变异和结石在肝胆管内的准确位置和分布。

3. 经皮肝穿刺胆系造影和经内镜逆行胆胰管造影

PTC 成功后肝胆管的影像清晰，对肝胆管的狭窄、扩张、结石的诊断准确率达 95% 以上。伴有肝胆管扩张者穿刺成功率 90% 以上，但无胆管扩张者成功率较低，约 70% 左右。此检查有创，平均有 4% 左右较严重并发症及 0.13% 的死亡率。不适于有凝血机制障碍、肝硬化和腹水的病例。ERCP 的成功率在 86%～98% 之间，并发症约 6%，但一般比 PTC 的并发症轻，死亡率约 8/10 万。相比之下，ERCP 比 PTC 安全。但若肝门或肝外胆管狭窄者，肝内胆管显影不良或不显影。因此 ERCP 还不能完全代替 PTC。

阅读分析胆系造影片时应特别注意肝胆管的正常典型分支及变异，仔细辨明各叶段胆管内结石的具体位置、数量、大小、分布以及肝胆管狭窄、扩张的部位、范围、程度和移位等。若某一叶段胆管不显影或突然中断，很可能因结石阻塞或严重狭窄，应在术中进一步探明。因此显影良好的胆系造影是诊断肝内胆管结石病不可缺少的检查内容。

4. 磁共振胆系成像

磁共振胆系成像（MR cholangiography，MRC）可以清楚显示肝胆管系统的影像，无创。用于胆管肿瘤等梗阻性黄疸的影像诊断很有价值。但对于胆固醇和钙质含量少的结石，仅表现为低或无 MR 信号的圆形或不规则形阴影和梗阻以远的胆管扩张。对肝胆管结石的诊断不如 PTC 和 ERCP 清晰。

5. 影像检查鉴别结石和钙化灶

目前 B 超和 CT 已广泛用于肝胆系统的影像诊断，或一般体检的检查内容。由于肝内胆管结石和钙化灶在 B 超和 CT 的影像表现相似，常引起患者不安，需要鉴别。一般情况下肝内钙化无胆管梗阻、扩张及感染症状，鉴别不难。但遇无明显症状和无明显胆管扩张的肝内胆管结石或多发成串排列的钙化灶，在 B 超、CT 影像中难于准确区别。昆明某医院曾总结 B 超或 CT 检查报告为肝内胆管结石或钙化灶的 225 例进行了 ERCP 或肝区 X 线平片检查，结果证实有 73.8%（166/225）属肝内胆管结石，26.2%（59/225）为肝内钙化病灶。ERCP 显示钙化灶在肝胆管外、结石在肝胆管内。钙化灶多可在 X 线平片上显示肝内胆管结石 X 线平片为阴性，因此最终需要显影良好的胆系造影和 / 或 X 线平片才能区别。

6. 术中诊断

由于肝内胆管的解剖结构、结石状况复杂病情因素或设备条件限制，有时未能在术前完成准确定位诊断的检查。有的术前虽已进行 ERCP 或 PTC 等影像检查，但结果并不满意，或术中发现新的病理状况或定位诊断与术前诊断不相符合等情况时，则需在术中进行胆系影像学检查，进一步明确诊断。胆管探查取石后，不能确定结石是否取净或疑有其他病理因素者，最好在术中重复影像检查，以求完善术中措施。

术中常用的影像检查方法有术中胆管造影、术中胆管镜检查和术中 B 超检查，可根据具体情况和设备条件选择。一般常用术中胆管造影，影像清晰，准确率高。术中胆管镜检查发现结石，可随即取出，兼有诊断与治疗两者的功能。

五、手术治疗

由于肝内胆管的解剖结构和结石的部位和分布复杂多样，并发胆管狭窄的发生率高，取石困难。残留和再发结石率高，迄今治疗效果尚不够满意。目前仍然是肝胆系统难治性疾病之一。

1. 术前准备

肝内胆管结石，特别是复杂性肝内胆管结石病情复杂，手术难度大，时间长，对全身各系统功能的影响和干扰较大。除按一般常规手术的术前准备外，还应特别注意下列问题。

（1）改善全身营养状况：肝内胆管结石常反复发作胆管炎或多次手术，长期慢性消耗，多有贫血、低蛋白等营养状况不佳。术前应给予高蛋白、高碳水化合物饮食，补充维生素。有低蛋白血症或贫血者应从静脉补充人体清蛋白、血浆或全血，改善健康状况，提高对手术创伤的耐受性和免疫功能。

（2）充分估计和改善肝、肾功能、凝血机制；术前要求肝、肾功能基本正常，无腹水。凝血酶原时间和凝血酶时间在正常范围。

（3）重视改善肺功能：肝胆系统手术，对呼吸功能影响较大，易发生肺部并发症。术前应摄胸片，必要时检查肺功能。有慢性支气管炎或肺功能较差，应在术前治疗基本恢复后进行手术。

（4）抗感染治疗；肝内胆管结石，多有肠道细菌的感染因素存在，术前应使用对革兰阴性细菌和厌氧菌有效的抗菌药物，控制感染。

2. 麻醉

可根据病情、术前诊断、估计手术的复杂程度选择麻醉。若为单纯切开肝门或肝外胆管取石，连续硬膜外麻醉多可完成手术。但肝内胆管结石多为手术复杂、时间较长，术中需要严密监控呼吸、循环状况，选择气管内插管全身麻醉比较安全。

3. 体位和切口

一般取仰卧位或右侧抬高 20° ～ 30° 左右的斜卧位。若遇体形宽大或肥胖患者，适当垫高腰部或升高肾桥便以操作。切口最好选择右肋缘下斜切口，必要时向左肋缘延伸呈屋顶式。如果术前能够准确认定右肝内无胆管狭窄等病变存在，手术不涉及右肝者，也可采用右上腹经腹直肌切口，必要时向剑突方向延长，亦可完成左肝切除或左肝内胆管切开等操作。

4. 手术方式的选择

肝内胆管结石手术治疗的原则和目的是：取净结石、解除狭窄、去除病灶、胆流通畅和防止感染。为了达到上述目的，需要根据结石的部位、大小、数量、分布范围和肝胆管系统、肝脏的病理改变以及患者的全身状况综合分析，选择合理、效佳的手术方式。

治疗肝内胆管结石的术式较多，目前较常用的主要术式有：胆管切开取石、引流，胆管整形，胆肠吻合，肝叶、肝段切除等基本术式和这几种术式基础上的改进术式，或几种术式的联合手术。

（1）单纯肝外胆管切开取石引流术：仅适用于不伴肝内外胆管狭窄，Oddi 括约肌功能和乳头正常，局限于肝门和左右肝管并容易取出的结石。取石后放置 T 形管引流。

（2）肝外胆管切开、术中、术后配合使用纤维胆管镜取石引流术：适用于肝内 Ⅱ、Ⅲ 级以上胆管结石并有一定程度的胆管扩张，允许胆管镜到达结石部位附近，而无明显肝胆管狭窄或肝组织萎缩者。取石后放置 T 形管引流。若术后经 T 形管造影发现残留结石，仍可用纤维胆管镜通过 T 形管的窦道取石。昆明某医院按此适应证的 461 例，平均随访 5 年半的优良效果达 85.7%。

（3）肝叶、肝段切除术：1957 年我国首次报道用肝叶切除术治疗肝内胆管结石，今已得到确认和普遍采用。肝切除可以去除病灶，效果最好，优良达 90% ～ 95%。其最佳适应证为局限性的肝叶肝段胆管多发结石，合并该叶段胆管明显狭窄或已有局部肝组织纤维化、萎缩者。对于肝内胆管广泛多发结石或合并多处肝胆管狭窄者，则需与其他手术方法联合使用，才能充分发挥其优越性。

（4）狭窄胆管切开取石、整形：单纯胆管切开取石、整形手术，不改变胆流通道，保留 Oddi 括约肌的生理功能为其优点。但此法仅适于肝门或肝外胆管壁较薄、瘢痕少、范围小的单纯环状狭窄。取石整形后应放置支撑管半年以上。对于狭窄部胆管壁厚或其周围结缔组织增生、瘢痕多、狭窄范围大者，日后瘢痕收缩、容易再狭窄。因此大多数情况下，胆管狭窄部整形应与胆肠吻合等联合应用，才能获得远期良好的效果。

（5）胆管肠道吻合术：胆肠吻合的目的是为了解除胆管狭窄、重建通畅的胆流通道，并有利于残留或再发结石排入肠道，目前已广泛应用于治疗肝胆管结石并狭窄者。胆肠吻合的手术方式包括胆总管十二指肠吻合、胆管空肠 Roux-en-Y 吻合、胆管十二指肠空肠间置三种基本形式，或在此基础上设置空肠皮下盲瓣等改进的术式。

胆总管十二指肠吻合术：不可避免地发生明显的十二指肠内容物向胆管反流。此术式用于肝内胆管结石的优良效果仅为 42% ~ 70%。不适于难以取净的肝内胆管结石或合并肝门以上的肝内胆管狭窄、肝萎缩者。对于无肝门、肝内胆管狭窄或囊状扩张、不伴肝纤维化、肝萎缩、肝脓肿，并已确认结石取净无残 留结石，仅单纯合并胆总管下段狭窄者，可以酌情选用。总之肝内胆管结石在多数情况下不宜采用这一术式，应当慎重。

胆管空肠 Roux-en-Y 吻合术：空肠袢游离性好、手术的灵活度大，几乎适用于各部位的胆管狭窄。无论肝外、肝门和肝内胆管狭窄段切开，取出结石后均可将切开的胆管与空肠吻合。可以达到解除狭窄、胆流通畅的目的。辅于各种形式的防反流措施，可以减轻胆管反流，减少反流性胆管炎。优良效果 85% ~ 90% 左右。

胆管十二指肠空肠间置术：适应证和效果与胆管空肠 Roux-en-Y 吻合相近，但其胆管反流和胆汁淤积比 Roux-en-Y 吻合明显，较少采用。

（6）游离空肠通道式胆管造口成形术：切取带蒂的空肠段 12 ~ 10 cm，远侧端与切开的肝胆管吻合，近端缝闭成盲瓣留置于腹壁皮下。既可解除肝胆管狭窄又保留 Oddi 括约肌的正常功能。日后再发结石，可通过皮下盲瓣取石。适于胆总管下段、乳头无狭窄和 Oddi 括约肌正常者。

（7）肝内胆管结石并感染的急诊手术：肝内胆管结石并发梗阻性的重症急性胆管炎，出现高热、休克或全身性严重中毒症状，非手术治疗不能缓解者，常需急诊手术。急诊情况下，不宜进行复杂手术。一般以解除梗阻、疏通胆管引流胆汁为目的。应根据梗阻部位选择手术方式。肝外胆管、肝门胆管或左右肝管梗阻，一般切开肝外或肝门胆管可以取出结石，放置 T 管引流有效。肝内叶、段胆管梗阻，切开肝外或肝门胆管取石困难者，可在结石距肝面的浅表处经肝实质切开梗阻的肝胆管，取出结石后放置引流管。待病情好转、恢复后三个月以上再行比较彻底的根治性手术为妥。

第十章　胰腺疾病

第一节　胰岛素瘤

胰岛素瘤是一种罕见肿瘤，但在胰腺内分泌瘤中却最常见。约95%为良性。男：女比约为2：1。胰岛素瘤是起源于胰岛 B 细胞的肿瘤。B 细胞分泌胰岛素，大量的胰岛素进入血流，引起以低血糖为主的一系列症状。

一、病理

胰岛素瘤90%以上是单发的圆形肿瘤，直径多在 1 ~ 2 cm 之间，在胰头、胰体和胰尾三部分的发生率基本相等。但胰岛素瘤的大小，以及数目可以有很大变异。与其他内分泌肿瘤一样，肿瘤的大小和功能不一定呈平行关系。胰岛素瘤常有完整的包膜，呈红色或褐色，与正常胰腺组织分界较清楚。它主要由 B 细胞构成，间质一般很少，常有淀粉样变。电镜下瘤细胞内可见 B 细胞分泌颗粒。从形态学上鉴别良性和恶性胰岛细胞瘤有一定困难，诊断恶性胰岛素瘤的最可靠指标是发现有转移灶。

二、临床表现

胰岛素瘤可发生在任何年龄，平均年龄40岁左右，男性较女性多见（2：1）。常在空腹时发作，主要表现为低血糖引起的中枢神经系统和自主神经系统方面的症状。

（一）意识障碍

意识障碍为低血糖时大脑皮质受到不同程度抑制的表现，如嗜睡、精神恍惚以至昏睡不醒，也可表现为头脑不清，反应迟钝，智力减退等。

（二）交感神经兴奋

交感神经兴奋为低血糖引起的代偿反应，如出冷汗、面色苍白、心慌、四肢发凉、手足颤软等。

（三）精神异常

精神异常为反复多次发作低血糖，大脑皮质受到损害的结果。

（四）癫痫样发作

癫痫样发作为最严重的神经精神症状，发作时意识丧失，牙关紧闭，四肢抽搐，大小便失禁等。

三、诊断

该病的诊断首先要依靠医务人员，如果他们能意识到本病的可能性，及时检查血糖，则多数患者可得到早期诊断。空腹血糖一般在 2.8 mmol/L（50 mg/dL）以下。Whipple 三联征对提示本病有重要的意义。

1. 症状往往在饥饿或劳累时发作。
2. 重复测定血糖在 2.8 mmol/L（50 mg/dL）以下。

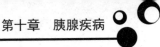

3. 口服或静脉注射葡萄糖后症状缓解。

现代的诊断手段可以提供定性和定位诊断，B 超、CT、MRI 以及选择性腹腔动脉造影对胰岛素瘤的发现和定位均有帮助。经皮经肝门静脉内置管，分段采血，测定胰岛素浓度，可达到定性和定位的目的，且可发现多发性胰岛素瘤的部位，有助于术中找到和不致遗漏多发的肿瘤。

四、治疗

一旦诊断明确，应及早进行手术治疗，以免引起脑细胞进一步损害。如为恶性肿瘤，延迟手术将会增加转移的机会，手术应注意：

1. 彻底检查胰腺各部分，特别注意胰腺背部、钩突部肿瘤。术中 B 超帮助瘤体定位非常有效。

2. 摘除一个肿瘤后，仍应警惕有多发肿瘤存在的可能，要避免遗漏，术中可连续测血糖以了解肿瘤组织是否切净。

3. 应以冰冻切片检查手术中摘除物是否为肿瘤组织。

4. 如病理检查证实为胰岛增生，则往往需要切除 80% 以上的胰腺组织。对于微小而数量众多不能切除干净的胰岛素瘤和已有转移的恶性胰岛素瘤可采用药物如二氮嗪、链佐霉素等，但这些药物长期应用均有一定不良反应。

第二节　胰腺囊肿

一、胰腺真性囊肿

（一）诊断

1. 症状

胰腺先天性囊肿常伴发肝肾等多发囊肿，很少见，常无明显症状。潴留性囊肿常有上腹部胀痛或钝痛，囊肿增大压迫胃肠道可出现消化道症状，还可以出现体重下降等。

2. 体征

部分患者在上腹部可扪及肿块，常为单发、圆形、界限清楚的囊性肿块，可有不同程度的压痛。

3. 实验室检查

部分潴留性囊肿患者可出现血液白细胞计数增加、血清淀粉酶升高。穿刺检查可发现囊液淀粉酶含量高。囊壁活检可以发现上皮样囊壁结构。

4. 辅助检查

B 超检查先天性囊肿，一般较小，常伴有肝肾等多发囊肿；潴留性囊肿多为沿主胰管或其分支处出现单房无回声区。CT 检查能明确肿物为囊性及其与周围器官的关系，了解胰腺的情况。

（二）鉴别诊断

1. 胰腺囊性疾病

如胰腺假性囊肿、胰腺囊性肿瘤，仅能通过手术切除后的病理诊断进行确诊。

2. 胰腺脓肿

胰腺脓肿可出现发热、畏寒等脓毒血症表现，上腹部可出现腹膜刺激征，血液中白细胞计数显著增加，腹平片和 CT 上有时可见气体影。

3. 胰腺癌

部分胰腺癌出现中心区坏死液化，可出现小囊肿，影像学检查有助于鉴别诊断。

（三）治疗原则

如无禁忌证需行手术探查，明确病理诊断。对于较大的囊肿，尤其是突出于胰腺表面的囊肿应尽量予以切除。难以切除的囊肿可考虑行胰腺囊肿空肠 Roux-en-Y 吻合术。

二、胰腺假性囊肿

（一）诊断

1. 症状

病史多有急、慢性胰腺炎或胰腺外伤史。有不同程度的腹胀和腹部隐痛，常放射至右肩部。有胃肠道症状；压迫胆管可引起胆管扩张和黄疸；胰腺外分泌功能受损引起吸收不良。并发感染、消化道梗阻、破裂和出血时，可出现相应的症状。

2. 体征

可在上腹部扪及肿块，圆形或椭圆形，边界不清，较固定，不随呼吸移动，有深压痛，巨大囊肿可测出囊性感。

3. 实验室检查

在早期囊肿未成熟时部分患者可有血尿淀粉酶升高。囊壁活检无上皮细胞覆盖。囊液一般混浊，淀粉酶一般很高。

4. 辅助检查

腹平片可见胃和结肠推挤移位，胃肠钡餐造影则可见到胃、十二指肠、横结肠移位及压迹。B超可显示分隔或不分隔的囊性肿物。CT检查对假性囊肿影像更清晰明确，并可了解胰腺破坏的情况。必要时行逆行胰胆管造影（ERCP），观察囊肿与胰管是否相通。

（二）鉴别诊断

术前不易与其他胰腺囊性疾病（胰腺真性囊肿、胰腺囊性肿瘤）进行鉴别诊断，仅能通过手术切除后的病理诊断进行确诊。

（三）治疗原则

（1）胰腺假性囊肿形成早期（<6周），囊壁较薄或较小时，如无明显并发症，无全身中毒症状，可在B超或CT随诊下观察。

（2）急性假性囊肿，特别是在伴有感染时，以及不适于手术的慢性胰腺假性囊肿，可在B超和CT引导下行囊肿的穿刺外引流。

（3）囊肿直径超过6 cm，且有症状的胰腺假性囊肿，特别是胰头部假性囊肿而又不适宜手术的患者，可选择内镜进行囊肿造瘘或十二指肠囊肿造瘘。

（4）手术疗法是治疗胰腺假性囊肿的主要方法，对非手术疗法无效的病例，均应在囊壁充分形成后进行手术疗法，一般在发病后3个月以上手术为宜。

外引流术作为急症手术用以治疗囊肿破裂，出血及感染。术后多形成胰瘘或囊肿复发，而需再次行内引流术。

内引流术有囊肿胃吻合和囊肿空肠Roux-en-Y吻合术，吻合口应尽可能足够大，宜切除一块假性囊肿壁，而不是切开囊壁。吻合口应尽量选择在囊肿的最低点，以便重力引流。术中应注意：①先行囊肿穿刺，抽取部分囊液送淀粉酶测定。②对囊腔应做全面探查，发现赘生物应冰冻切片检查，同时切取部分囊壁做冰冻切片，确定是否囊腺瘤和有无恶变，并除外腹膜后肿瘤或恶性肿瘤坏死后囊性变。③如发现囊内有分隔，应将其分开，变成单囊后再做引流术。

对于一些多房性胰腺假性囊肿，估计内引流术的引流效果不彻底，可选择切除，如假性囊肿位于胰腺尾部可以连同脾脏一并切除外，胰头部囊肿可行胰十二指肠切除术。

三、胰腺囊腺瘤和胰腺囊腺癌

（一）诊断

1. 症状

早期多无症状，生长慢，随肿瘤生长和病情发展可能出现上腹部持续性隐痛或胀痛。位于胰头部的囊腺瘤可压迫胆总管下端，发生梗阻性黄疸。病变广泛时，胰腺组织受损范围大，部分患者出现糖尿病；

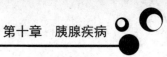

压迫胃肠道可发生消化道梗阻。位于胰尾部的囊性肿瘤，可压迫脾静脉导致脾肿大、腹水、食管静脉曲张。恶性变时体重减轻，胰腺囊性癌可发生远处转移。

2. 体征

上腹部可有压痛，程度不一，多不伴有肌紧张。上腹部可扪及无压痛的肿块，稍活动，可出现腹水和脾肿大。

3. 实验室检查

穿刺囊液测定的淀粉酶一般正常，囊液涂片发现富有糖原的浆液或黏液细胞，对囊腺瘤的诊断具有较高的特异性。囊液中 CEA 等肿瘤标记物有助于鉴别诊断。

4. 辅助检查

（1）B 超发现病变部位的液性暗区，囊腔内为等回声或略强回声光团，并有粗细不等的分隔光带及等回声漂浮光点：囊壁厚薄不均或有乳头状突起，常提示恶性病变的可能。多数胰管不扩张，胰腺组织本身形态回声正常。

（2）CT 和 MRI 检查：可了解肿瘤的大小，部位和内部情况。进行增强扫描后出现囊壁结节提示囊性癌可能性大。

（3）X 线检查：腹平片可见上腹部肿块影，胃肠钡餐检查可出现周围肠管、胃等脏器受压移位。囊壁出现钙化灶影提示恶变的可能。

（4）术中必须进行全面探查，囊肿外观无特异性，良性病变和恶性病变可以并存，并多点多次取材才能避免误诊。

（二）鉴别诊断

1. 胰腺假性囊肿

胰腺假性囊肿多发生在胰腺外伤或胰腺炎后，囊壁无上皮覆盖，而由囊肿与周围脏器共同构成。B超和 CT 多显示单腔囊肿，呈水样密度，腔内无分隔。囊壁薄而均匀无强化，无囊壁结节。ERCP 检查常发现胰管变形，大部分囊肿与胰管相通，囊液淀粉酶明显增高。

2，乳头状囊性肿瘤

乳头状囊性肿瘤极少见疾病，极易与黏液性囊腺瘤或囊性癌混淆。瘤体部分较黏液性囊腺瘤更多，壁厚而不规则，可见乳头伸入，囊内充斥血块和坏死组织，CT 值较高，内无分隔。恶性程度低，根治术后可长期存活。

3. 胰腺导管扩张症

胰腺导管扩张症多发生于胰腺钩突部，是由主胰管及其分支局限性囊状扩张所致，瘤体约 3 mL 大小早葡萄串状，囊内无分隔。ERCP 的典型表现是囊腔与主胰管相通充满造影剂。

（三）治疗原则

胰腺囊腺癌对放疗化疗不敏感，手术切除是其唯一的治疗方法，彻底切除肿瘤可获长期存活。肿瘤一般与周围组织粘连较少，切除不难。因囊腺癌的囊腔较大并且呈多房性，故不可做外引流术和内引流术，以免引发感染或贻误手术切除时机。手术中注意进行全面探查并行病理检查，如怀疑胰腺囊腺瘤应多处取材送病理检查，注意局部恶变的可能。手术方式：位于胰体尾者可行胰体尾切除，一般同时行脾切除术；位于胰头者可行胰头十二指肠切除术。除非病变范围广泛，患者不能耐受根治性手术，或肿瘤已经有转移外，一般不作单纯肿瘤切除。

第三节　胰腺癌

一、概述

胰腺癌是一种较常见的恶性肿瘤，其发生率有逐年增加的趋势。本病 40 岁以上好发，男性多见，男女之比为 1.6：1。胰腺癌恶性程度高，不易早期发现，切除率低，预后差。癌肿约 70% ~ 80% 发生于胰头部，少数为多中心癌肿。Vater 壶腹周围癌是指 Vater 壶腹部、十二指肠乳头周围及胆总管下端所发生的癌肿。胰头部的恶性肿瘤与壶腹周围恶性肿瘤在临床上有很多相似之处，故在本节中一并予以叙述。

二、病因与病理

胰腺癌的病因尚不十分清楚，慢性胰腺炎和糖尿病可能和胰腺癌的发生有一定关系。胰腺癌可以发生在胰腺的任何部位，胰头癌较胰体、胰尾癌约多一倍。胰体癌又较胰尾癌多见。也有少数癌弥散于整个腺体，而难于确定其部位。胰腺癌常位于胰腺实质的深部，边界不清，与周围组织不可分开。胰腺癌多数起源于导管上皮，只有少数发生于腺泡。这种癌的特点为长成致密的纤维性硬癌或硬纤维癌，肿瘤硬实，浸润性强，切面常呈灰白色。胰头癌常早期侵犯胆总管。壶腹周围癌一般在发现时较胰头癌小，约 1 ~ 2 cm 直径，为实质性，可侵入胰头组织，也可向十二指肠腔内生长，显微镜下多为分化较好的乳头状腺癌。

三、临床表现

（一）症状

1. 黄疸

黄疸为梗阻性黄疸，是胰腺癌，特别是胰头癌的重要症状。约 1/3 的患者黄疸为最初症状。伴有小便深黄及陶土样大便。黄疸为进行性加重，虽可以有轻微波动，但不可能完全消退。壶腹癌所产生的黄疸因肿瘤的坏死脱落，较容易出现波动。约 1/4 的患者合并顽固性皮肤瘙痒，往往为进行性的。

2. 腹痛

约 2/3 ~ 3/4 的患者会有腹痛表现，以往认为胰头癌的特点是无痛性进行性加重的黄疸，这是不完全符合实际情况的。一般表现为上腹部深在的疼痛，根据肿瘤部位的不同可偏左或偏右，开始为隐痛，多伴有胀满不适。腹痛为持续性，逐渐加重，常有后背牵涉痛。典型的胰腺疼痛是平卧时诱发上腹部疼痛或原有的腹痛加重，夜间上腹尤其是腰背部疼痛是胰腺癌特征性的表现。

3. 体重减轻

在消化道肿瘤中，胰腺癌造成的体重减轻最为突出，发病后短期内即出现明显消瘦，伴有衰弱乏力等症状。

4. 消化道症状

胰腺癌常有不同程度的各种消化道症状，最常见的是消化不良和食欲不振，有时伴有恶心、呕吐。也有发生腹泻、上消化道出血者。

5. 精神症状

胰腺癌患者往往有郁闷、急躁、焦虑、失去信心等情绪变化，且常自觉有身患重病感。

（二）体征

胰腺癌早期一般无明显体征，患者出现症状而就诊时，多已有显著的消瘦，巩膜及皮肤黄染，皮肤可见抓痕。胆囊肿大是胰头癌或壶腹周围癌的一个重要体征。部分患者可在上腹部摸到结节状或硬块状肿物。晚期患者出现腹水，少数患者出现锁骨上淋巴结肿大。

四、辅助检查

（一）实验室检查

（1）血、尿和粪便常规检查：可发现贫血、尿糖、尿胆红素，以及大便潜血阳性或大便中有脂肪滴。血生化检查，血清胆红素有不同程度的升高，以直接胆红素升高为主。转氨酶会有不同程度升高。碱性磷酸酶升高提示胆管梗阻。凝血酶原时间可以延长。

（2）癌胚抗原（CEA）、胰腺肿瘤胎儿抗原（POA）和用人结肠癌细胞制备的单克隆抗体的对应抗原物质 CA19–9 均可升高，但它们对胰腺癌的诊断缺乏特异性。

（二）影像学检查

1. B 超

B 超是怀疑胰腺癌患者的首选检查方法。可发现胰腺有无占位，肝内外胆管是否扩张，胆囊是否肿大，肝脏是否有转移灶。

2. CT 和 MRI

CT 和 MRI 能够提供与 B 超基本类似的信息，但能发现更小的病灶。可以了解胰腺的外形、质地和与周围组织的关系，有无胰腺外浸润，肠系膜上静脉和门静脉是否受到侵犯，腹膜后有无肿大的淋巴结等。

3. 超声内镜检查

经纤维十二指肠镜（带有 B 超探头），在接近病变的部位进行扫描，对乳头肿瘤的诊断很有帮助。

4. 钡剂造影

上消化道低张造影可发现十二指肠曲增宽，十二指肠降部可见"反 3 字征"等。

5. 逆行胰胆管造影（ERCP）

ERCP 可发现壶腹部有无肿瘤。通过造影可发现胆管有无占位、胰管是否有扩张、狭窄、扭曲或中断。

6. 经皮肝穿刺胆管造影（PTC）

胰腺癌并发较重的黄疸时，静脉胆管造影多不显影，PTC 可显示胆总管下端梗阻的情况，同时可确定梗阻的部位以及与结石鉴别。

7. 选择性动脉造影

选择性动脉造影可了解肿物的血供情况以及肿物与周围血管的关系，尤其是肠系膜上动脉是否受到侵犯。

（三）细胞学检查

可在 B 超或 CT 引导下用细针穿刺肿瘤，吸取活组织做病理检查。对疑难患者可提供有意义的证据。

五、诊断与鉴别诊断

胰腺癌早期无明显症状，患者就诊时多属晚期，因此早期诊断十分困难。对中老年突然患有糖尿病、不明原因腹泻等的患者应有所警惕。临床上出现明显黄疸等症状的患者，借助上述辅助检查等手段，进行全面检查和综合分析，诊断不难做出。在鉴别诊断方面要注意与肝炎、胆石症、慢性胰腺炎等疾病进行鉴别。还要注意鉴别恶性肿瘤的部位，是胰头癌还是壶腹癌，或者是胆管癌、胆囊癌等。

六、治疗

（一）手术治疗

手术治疗效果虽不满意，但仍然是胰腺癌的主要治疗方法。适应证包括：凡临床症状明显，不能排除胰腺癌，但经过各种检查仍不能确定诊断的患者，均应手术探查；诊断比较明确，患者一般情况较好，无晚期转移体征的患者应手术探查，争取施行根治术。如有锁骨上淋巴结转移、肝转移或出现腹水则放弃探查。术前应给予积极的准备，如输血、补充蛋白质、改善肝功能等。黄疸患者应用维生素 K 以改善凝血机制。有的作者主张黄疸患者，特别是重症黄疸患者术前应做胆管内引流或外引流，以降低血清胆红素水平，改善肝肾功能，从而降低术后并发症及手术死亡率。但该方法增加了再次手术的难度，并使切除率降低。胰体尾癌一般施行包括脾切除在内的胰体尾切除术；现重点叙述胰头癌的手术方法。

1. 胰十二指肠切除术（Whipple 手术）

切除范围包括胰头部、十二指肠全部及胆囊、胆总管远侧段，然后将近侧胆总管、胰体部断端以及胃体部的断端和空肠吻合，恢复胃、胆管、胰管和肠道的连续。做此手术应严格掌握如下适应证：

（1）胰腺癌的诊断已肯定。

（2）患者一般情况尚好，可以耐受这种手术。

（3）肿瘤局限于胰头，或仅侵及十二指肠，其周围的重要器官如门静脉、下腔静脉、肠系膜上动脉和静脉未受侵犯。

（4）无腹腔内组织如肝、腹主动脉周围淋巴结或腹膜、大网膜的广泛转移。

2. 全胰腺十二指肠切除术

为了提高手术治愈率及减少胰瘘这一最常见并发症的发生，有作者主张施行全胰腺十二指肠切除术，但该手术死亡率并不低于胰十二指肠切除术，5年生存率无显著提高，且术后丧失了胰腺的全部内分泌和外分泌功能，故多数报告不主张施行这种术式。

3. 胰腺癌扩大根治术

切除范围包括全胰腺、十二指肠，还切除胰腺后方的一段门静脉，甚至切除一段肠系膜上动脉、腹腔动脉及肝动脉，并清扫区域淋巴结。切除的血管用吻合或移植的方法重建。对这种手术的价值也尚难做出结论。

4. 姑息性手术

晚期患者合并较严重的黄疸而又无法行根治术时，可以做胆囊空肠，或胆总管空肠吻合内引流术，以减轻黄疸及有关症状。并可经动脉插管术后行区域性灌注化疗。

5. 疼痛的对症处理

晚期胰腺癌可引起顽固而剧烈的疼痛，开腹探查时可在腹腔神经丛处注射95%酒精。也可应用X线照射的方法。

（二）放疗和化疗

胰腺癌对于放疗和化疗均不敏感，但可以作为辅助治疗手段。

微信扫码
◆临床科研
◆医学前沿
◆临床资讯
◆临床笔记

第十一章　肾脏疾病

第一节　肾损伤

一、肾脏损伤的分类与发生机制

（一）病因与分类

1. 闭合性损伤

造成肾脏闭合性损伤的外力因素可以是直接外力，也可以是间接外力。直接外力引起的闭合性损伤往往是钝性外力直接撞击腹部、腰部或背部造成的肾实质损伤。由交通事故、体育活动撞击或暴力冲突等产生的外力挤压肾脏，并导致肾脏与脊柱、肋骨相撞引起肾实质损伤或裂伤。

间接外力引起的闭合性损伤主要是指身体剧烈运动或体位变化导致的肾实质损伤。机动车突然减速、高处坠落等可以诱发瞬间的肾脏过度活动，进而导致肾实质裂伤、肾血管内膜撕脱或肾盂输尿管连接部断裂等。由于轻微外力引起肾损伤的患者往往提示其肾脏可能存在某种先天性或病理性改变如肾盂输尿管连接部狭窄导致的肾积水、肾肿瘤等。

2. 开放性损伤

开放性肾脏损伤主要以刀刺伤、枪击伤多见。刀刺伤引起的肾损伤往往为肾脏贯通伤，严重时可以同时穿透肾实质、集合系统及肾血管。此外，肾损伤的程度与刀具或匕首的长短、粗细、刺入部位和深度密切相关。枪击伤引起的肾脏贯通伤通常伴有延迟性出血、尿外渗、感染及脓肿形成等表现。这是由于子弹穿过肾脏可产生放射性或爆炸性能量，其气流冲击作用使软组织呈洞状损坏，其组织破坏程度与发射子弹的速度相关，并易出现延迟性组织坏死。

3. 医源性损伤

医源性损伤是指在疾病诊断或治疗过程中发生的肾损伤。如体外冲击波碎石、肾盂输尿管镜、经皮肾镜以及腹腔镜检查或治疗时造成的损伤。常见的医源性肾损伤是肾血管损伤引起的大量出血、肾实质损伤引起的肾周血肿、肾裂伤以及肾脏集合系统损伤引起的尿外渗等。

4. 自发性肾破裂

自发性肾破裂是指在无明显外伤情况下突然发生的肾实质、集合系统或肾血管的损伤，临床较罕见。自发性肾破裂的发生往往由肾脏本身病变所致，如巨大肾错构瘤或肾癌、肾动脉瘤、肾积水以及肾囊肿等疾患引起。

（二）发病机制

肾损伤的发生机制和肾损伤的分类密切相关。对于闭合性肾损伤的患者来讲，直接外力和间接外力引起损伤的机制也有所不同。直接外力引起的闭合性肾损伤是由于肾脏局部承受的压力突然增加导致肾脏移位并撞击邻近骨骼，或肾被膜破裂而产生。间接外力引起的闭合性肾损伤主要是由于肾脏随呼吸正常活动的范围突然加大导致肾脏过度活动而产生。

显而易见，开放性肾损伤的发生就是肾脏直接受到外界创伤的结果。一般认为贯通性肾损伤约80%同时合并多处脏器的损伤。肾损伤的发生机制也与是否发生泌尿系以外的脏器损伤相关，腹部贯通伤涉及肾脏的占6%～17%。文献报道贯通性肾损伤合并胸腔或腹腔脏器损伤的比例高达85%～95%。而贯通性肾损伤的发生与体表受伤的部位相关。当刀刺进入部位在腋前线或腋后线时，肾损伤同时合并其他脏器损伤的仅占12%。

肾蒂血管损伤的发生主要见于开放性肾损伤的患者，但是也有20%左右闭合性肾损伤的患者可以表现为肾血管损伤。国内外的文献报道显示在肾蒂血管损伤的患者中，肾动脉、肾静脉均损伤者占47%，肾静脉损伤者占34%，而肾动脉损伤者仅占19%。

二、肾脏损伤的诊断与分级

（一）诊断

在肾损伤的诊断中最主要的一项内容就是创伤或外伤史的了解，同时配合全面的体格检查和各种辅助检查对患者进行全面的评估，获得明确的诊断。

1. 创伤史

创伤史的了解应该首先考虑患者的受伤程度和病情的危急状况，尽可能在较短的时间内了解外伤或创伤现场的情况，有无体表创伤的发生，体表创伤的部位，深度和利器的种类。无论损伤是来自钝器直接暴力或刀刺贯通伤，根据体表解剖特点，如果受伤部位是从后背、侧腰部、上腹部或下胸部，均可能导致肾损伤。贯通伤的利器或子弹类型等也是询问并记录的重要内容，这不仅可评估损伤程度，也有助于考虑对失去血供组织清创术的范围。如因机动车交通事故所致，需了解机动车车速、伤者是司机、乘客或是行人。高处坠落伤应了解坠落高度及坠落现场地面情况。无论是机动车或高处坠落突然减速致伤，虽然未出现血尿也不能忽略有肾损伤的可能，必须进一步检查以明确有无肾损伤和是否需要外科治疗。

2. 临床表现

患者受到各种创伤后的临床表现非常复杂，同时临床表现会随时发生变化，因此在了解创伤史的同时应该掌握其临床表现的特征，做到不延误治疗时机的目的。

（1）休克：患者受到各种创伤后发生的休克分为创伤性休克和失血性休克。创伤性休克是由于创伤后腹腔神经丛受到创伤引起的强烈刺激，导致血管张力下降和心排出量下降出现暂时性血压下降所致，一般情况下经输液治疗后可以获得恢复。而失血性休克是因为肾损伤伴随的大量出血和血容量的减少导致血压下降，需要及时输血补充患者的血容量，并同时采用各种方法止血，迅速达到救治目的。

（2）血尿：尽管血尿被认为是肾损伤最常见，也是最重要的临床表现，但是我们不能忽略的是有5%～10%肾损伤的患者可以暂时没有血尿的表现。出现肉眼血尿通常预示患者有较严重的肾损伤，但是血尿的严重程度并不完全和损伤机制及肾损伤的程度相关。某些重度肾损伤如肾血管断裂、肾盂输尿管连接部破裂、输尿管断裂或血块阻塞输尿管，可能表现为镜下血尿，甚至无血尿。而在受到创伤前明确有肾脏疾病的患者如肾肿瘤、肾血管畸形、肾囊肿等，有时较轻的创伤也会出现不同程度的血尿。

（3）疼痛：疼痛往往是患者受到外伤之后的第一个症状。一般情况下，疼痛部位和程度与受创伤的部位和程度是一致的。疼痛症状可以由肾被膜下出血导致的张力增加引起，表现为腹部或伤侧腰部的剧烈胀痛等疼痛症状。输尿管血块梗阻引起的疼痛常表现为钝痛。血块在输尿管内移动可导致痉挛，出现肾绞痛症状。肾损伤后出现的肾周血肿和尿外渗通常伴随明显的进行性的局部胀痛，在部分患者可以触及腰部或侧腹部肿块。

如果肾损伤引起的出血仅局限于腹膜后，疼痛症状以腰肌紧张、僵直以及较剧烈的疼痛为主。如果腹膜后血肿或尿液刺激腹膜或后腹膜破裂，血肿进入腹膜腔就会出现明显的腹痛和腹膜刺激征。同时合并腹腔脏器损伤的患者也会表现为明显的腹膜刺激征，但是应该注意的是出现腹膜刺激征并非一定有腹腔脏器损伤。在我国一项250例肾损伤中有腰痛症状者占96%，有腹膜刺激者占30%，而合并有腹腔脏器损伤者仅占8.8%。

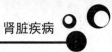

（4）多脏器损伤：肾损伤合并其他脏器损伤的发生率和创伤部位与创伤程度有关。与肾损伤同时出现的合并伤主要涉及与肾相邻的脏器如肝、脾、胰腺、胸腔、腔静脉、主动脉、胃肠道、骨骼及神经系统等。有合并伤的肾损伤患者其临床表现更为复杂。合并腹腔内脏器损伤者主要表现为急腹症及腹胀等症状。合并胸腔脏器损伤者多表现为呼吸循环系统症状。合并大血管损伤的患者可以表现为失血性休克，合并不同部位骨折及神经系统损伤的患者也会出现相应的临床表现。国内近期多篇报道肾损伤合并其他脏器损伤占 14% ~ 41%，而国外报道明显高于国内，闭合性损伤合并其他脏器损伤者 44% ~ 100%。贯通性肾损伤合并腹腔胸腔脏器损伤者 80% ~ 95%，其中枪伤全部合并其他脏器损伤。

3. 体格检查

对所有创伤患者首先应该积极监测各项生命体征的变化。定时监测患者的血压、脉搏、呼吸及意识等。如果患者的收缩压 <12.0 kPa（90 mmHg）应该考虑有发生休克的可能。在进行全面体格检查时，注意观察创伤的部位和创伤程度。如果受伤部位在下胸部、上腹部、腰部并伴随有血尿等症状时，应考虑有肾损伤的可能。腰部或腹部触及肿块表明有严重肾损伤和腹膜后出血的可能。对于体表或体内有利器残留的患者，应该观察利器扎入体内的深度，是否伴随有出血或尿液样体液的流出，以及利器是否随呼吸移动等特征。因肾损伤同时合并腹部脏器损伤发生率高达 80%，临床检查时要除外是否合并腹部脏器损伤。对于已经明确有腹部脏器损伤的患者，应该注意有无同时发生肾损伤的可能。

4. 尿液检查与分析

对于疑有肾损伤的患者应尽早获取尿液标本进行检测，判断有无血尿的发生。血尿的判断分为肉眼血尿和镜下血尿两种，出现肉眼血尿的患者同时还应该通过血尿的状况，如有无血块等初步判断出血量的多少以及是否需要留置尿管进行膀胱冲洗等。尿液标本收取过程中应该特别注意收集伤后第一次尿液进行检测，因为有些伤者在受伤后第一次排尿为血尿，而之后的几次排尿由于输尿管血块堵塞的原因出现暂时性血尿消失的现象。

5. 影像学检查

影像学检查包括腹部平片、静脉尿路造影、计算机断层扫描（CT）、肾动脉造影、超声检查、磁共振成像（MRI）及逆行造影等各种类型检查手段。

（1）B超：由于B超检查的普及以及快捷方便的特点，对于怀疑有肾损伤，尤其是闭合性损伤的患者应该尽早进行B超检查。必要时可以反复进行B超检查进行动态对比，目的就是对肾损伤获得早期诊断。由于方便可靠的特点，在肾损伤的影像学检查中B超检查被认为是首选检查手段。

B超检查可以判断肾脏体积或大小的变化，有无严重肾实质损伤的存在，肾血管的血流是否正常等，同时也能够对肾脏有无积水，肿瘤占位等病变做出判断。对造影剂过敏、不能接受X线检查的患者（如妊娠妇女）及有群体伤员时可以作为一种筛查性手段。

（2）腹部平片与静脉尿路造影：腹部平片应包括双肾区、双侧输尿管及膀胱区。在获得腹部平片后应该首先观察骨骼系统有无异常、伤侧膈肌是否增高等泌尿系之外的变化，及时判断有无多脏器损伤的可能。对于开放性肾损伤的患者，通过腹部平片还可以了解体内有无金属利器，断裂刀具以及子弹或碎弹片的残留。

静脉尿路造影通常采用大剂量造影剂快速静脉推入后连续观察的手段。当静脉尿路造影显示患肾不显影表明功能严重受损，可能为肾损伤严重或肾动脉栓塞，而肾动脉栓塞的可能性约占 50%。

（3）CT：CT对肾周血肿及尿外渗范围的判断能力均优于静脉尿路造影。采用增强扫描可观察肾实质缺损部位、程度、辨别有无肾动脉或分支的损伤和栓塞。采用螺旋CT可更清晰地显示复杂肾损伤的生理解剖学图像。CT应包括全腹及盆腔，必要时口服对比剂或灌肠以排除胃肠道的破裂，达到了解腹膜内脏器有无合并伤的目的，为重度肾损伤患者是否能采用非手术治疗提供更多信息，避免过多开放手术导致肾切除的风险，尤其是孤立肾及双肾损伤患者。

CT平扫对创伤部位、深度、肾血管损伤，有无尿外渗及肾功能的判断效果差，常需增强扫描补充。临床经验认为无论是闭合性还是贯通性损伤常常以CT作为首选，减少过多地搬动患者，并能为医生对病情判断提供更快更有价值的信息。

（二）分级

肾损伤的分级在肾损伤的诊断与治疗中意义重大，对肾损伤严重程度的正确评估是制订合理的进一步检查和处理措施的基础。而根据肾损伤的分级判断患者能否进行进一步检查，选择何种治疗手段，最大限度地达到救治患者及保护患肾的目的。

最初肾损伤按其损伤机制进行分类，即分为闭合性损伤及贯通性损伤，其中包括医源性损伤及自发性肾破裂等。肾创伤有多种分类，而其中被广泛接受和使用的分类（表11-1）是美国创伤外科协会提出的。

表 11-1　美国创伤外科协会肾创伤分级

级别	分型	临床表现
I	挫伤	肉眼或镜下血尿，其他泌尿系统检查正常
	血肿	无肾实质裂伤的包膜下血肿
II	血肿	腹膜后肾周血肿
	撕裂伤	< 1 cm 的肾皮质裂伤，无尿外渗
III	撕裂伤	> 1 cm 的肾皮质裂伤，无尿外渗及集合系统裂伤
IV	撕裂伤	肾皮质、髓质及集合系统全层裂伤
	血管	肾动脉或静脉主干损伤，伴出血
V	撕裂伤	肾碎裂
	血管	肾蒂撕脱伤，肾无血供

为了临床诊治的方便，有学者提出肾损伤只分轻度和重度。轻度损伤为肾挫伤、被膜下少量血肿、肾浅表裂伤。重度损伤为肾深层实质裂伤、裂伤深达髓质及集合系统、肾血管肾蒂损伤、肾破碎、肾周大量血肿。并认为轻度损伤占70%，破碎肾和肾蒂损伤占10%～15%。也有学者将肾损伤分为轻度、中度、重度。轻度为肾挫伤和小裂伤占70%，中度为较大裂伤，约占20%，重度为破碎伤及肾蒂损伤，约占10%。

然而，这些分级及分类方法只是根据肾脏本身的损伤程度限定的，并不完全反映伤者的整体状况。创伤患者的特点和整体状况密切相关，如肾损伤常常同时合并多脏器的损伤。然而，目前关注更多的问题是对肾损伤的评估应该建立在对患者全身状况正确评估的基础上，尤其是合并多脏器损伤的患者，在进一步的临床检查和治疗过程中常常需要多个科室医师的密切配合。因此，不论何种肾损伤的分级方法都不能替代对患者全身状况的评估。

三、肾脏损伤的治疗

在肾损伤的临床治疗中，如何选择手术时机和手术方法一直都是泌尿外科医师关注的问题。在决定治疗方式之前，更重要的一点就是需要判断患者是否具有手术适应证。而手术适应证的判断主要是根据患者的创伤史、损伤的种类与程度、送入急诊室后的临床表现及全面检查的结果决定。

（一）急诊救治

实际上，对送入急诊室的创伤患者来讲，临床治疗和检查是同步进行的。通过对血压、脉搏、呼吸及体温等生命体征的监测，需要立即决定患者是否需要输血、输液或复苏处理。在询问创伤史的同时，完成各项常规检查。根据创伤的分类即闭合性或开放性损伤，初步判断患者是单纯肾损伤还是多脏器损伤。对于仅怀疑为单纯肾损伤的患者，应该根据患者有无血尿以及血尿常规检查和B超等辅助检查的结果决定患者进一步的治疗计划。如果是多脏器损伤需要与相关科室的医师取得联系，共同决定下一步临床检查的内容和救治方案。

（二）保守治疗

肾脏闭合性损伤的患者90%以上可以通过保守治疗获得治疗效果。近年来随着影像技术的进展与普及，尤其是CT检查，对闭合性肾损伤患者肾脏损伤的程度能够获得明确的判断，手术探查发生率明显下降。手术探查往往会出现难以控制的出血而导致患肾切除，因此，需要严格把握手术探查的适应证。

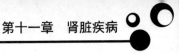

一般认为接受保守治疗的患者应该具备以下条件：①各项生命体征平稳。②闭合性损伤。③影像学检查结果显示肾损伤分期为Ⅰ、Ⅱ期的轻度损伤。④无多脏器损伤的发生。

在保守治疗期间应密切观察各项生命体征是否平稳，采取输液，必要时输血补充血容量和维持水电解质平衡等支持疗法，并给以抗生素预防感染。注意血尿的轻重腹部肿块扩展及血红蛋白、红细胞压积的改变。患者尿量减少，要注意患者有无休克或伤后休克期过长发生急性肾衰可能。患者有先天性畸形或伤前有病理性肾病如先天性孤立肾，对侧肾有病理性肾功能丧失而发生肾血管栓塞，尿路血块梗阻等均可导致尿量减少或无尿。必要时进行影像学检查或复查，随时对肾损伤是否出现进展或并发症进行临床判断和救治。在观察期间病情有恶化趋势时应及时处理或手术探查。

接受保守治疗的患者需要绝对卧床2周以上，直到尿液变清，并限制活动至镜下血尿消失。因伤后损伤组织脆弱，或局部血肿，尿外渗易发生感染，因此往往在伤后1～3周内因活动不当常可导致继发出血。

（三）介入治疗

随着血管外科介入治疗的发展，越来越多的肾损伤患者可以通过介入治疗获得明确的效果。当肾损伤合并出血但血流动力学平稳，由于其他损伤不适宜开腹探查或延迟性再出血，术后肾动静脉瘘及肾动脉分支损伤，均可采用选择性动脉插管技术，在动脉造影的同时栓塞出血的肾动脉。由于介入治疗失败后还存在外科治疗的可能，因此对暂时不具备外科治疗适应证，同时存在出血风险的患者可以考虑进行血管造影及介入治疗。目前介入治疗可以达到超选择性血管栓塞的效果，对止血以及保护肾功能都具有临床意义。介入治疗尤其适用于对侧肾缺如，或对侧肾功能不全的肾损伤患者。肾损伤患者介入治疗后需要卧床休养和观察，在此期间一旦病情发生变化需要外科治疗时应该积极准备下一步外科治疗的实施。

（四）外科治疗

对于肾损伤患者，在决定外科治疗时应该考虑的几个问题是该患者是否需要手术治疗，手术治疗的目的足外科探查还是目标明确的肾修补术。在外科治疗之前一定要明确对侧肾脏的状况，同时要告知患者及其家属伤侧肾脏有切除的可能。因为不论是手术探查还是肾修补术，手术前都很难判断伤侧肾脏的具体情况，必要时术者需要术中和向患者家属交代病情，决定手术方式。

1. 外科探查

外科探查主要见于下列几种状况：

（1）难以控制的出血：由于肾外伤导致大量的持续性显性出血或全身支持疗法不能矫正休克状态的患者，应立即手术止血挽救生命。可以在手术中进行静脉尿路造影了解双肾功能。

（2）腹部多脏器损伤：腹部脏器损伤是手术适应证。肾损伤往往伴有腹部多脏器损伤。腹部多脏器损伤采用CT、超声波等综合诊断后可以进行手术，同时探查肾脏损伤状况。

（3）大量尿外渗：尿外渗是由于肾损伤导致肾脏集合系统包括肾盂、输尿管连接部损伤断裂所致。少量的尿外渗大部分可以自然愈合，大量的尿外渗可形成尿性囊肿，若继发感染后导致脓肿及肾出血。肾损伤后出现大量尿外渗的患者，应该积极进行手术探查尽早修补集合系统的损伤。

2. 外科探查原则

（1）外科探查前或打开腹膜后血肿前未做影像学检查者应手术中行大剂量静脉尿路造影，了解肾损伤严重程度及对侧肾功能。对侧肾脏有病理性改变及先天缺如者应尽力保留伤肾。对侧肾功能正常者原则上也需尽力保留，不能轻易切除伤肾。

（2）在打开后腹膜清除肾周血肿暴露肾脏前必须控制肾脏的血液循环，以避免出现难以控制的出血而导致生命危险及患肾切除。

（3）探查时肾血管控制温缺血时间不应超过60 min，如超时需用无菌冰降温并给予肌苷以保护肾功能的恢复。

（4）暴露整个肾脏并仔细检查肾实质、肾盂、输尿管及肾血管，并评估损伤程度，注意有无失去活力组织及尿外渗。

（5）需彻底清创，尤其是因枪伤所致的肾损伤。清除因子弹爆炸效应出现的组织缺血坏死，可减少术后感染、出血及高血压等并发症。

（6）腹膜后留置导管引流。因肾损伤常累及集合系统，术后尿外渗及渗血可经引流管导出，避免术后尿性囊肿及感染等并发症。

3. 外科探查手术入路

（1）急性肾创伤的手术探查最好采取经腹途径，以便探查腹腔脏器和肠管。通常取剑突下至耻骨的腹正中切口，此入路能在打开肾周筋膜清理血肿前较易游离并控制双肾的动脉及静脉。

（2）迅速进入腹腔，在出血不严重时探查腹腔脏器并可修补。在探查肾脏之前，如有必要，应先对大血管、肝脏、脾脏、胰腺和肠管创伤进行探查及处理。当出血证实主要来自肾脏应尽快暴露肾血管及肾脏控制出血。

（3）由于腹膜后有大量血肿使正常解剖关系破坏变形，需仔细辨别标志。可提起小肠暴露后腹膜，在肠系膜下动脉、主动脉前壁向下剪开后腹膜。血肿过大难以辨认主动脉时可以肠系膜静脉作为标志，祛除血肿找到主动脉前壁向下剪开后腹膜。

（4）从左肾静脉与下腔静脉连接处提起左肾静脉较易暴露双侧肾动脉和腹主动脉。游离双肾的动脉静脉，注意约 25% 患者双侧有多个肾动脉而 15% 患者有多个肾静脉。多个肾静脉者约 80% 发生在右侧肾脏。

（5）将游离的肾脏血管分别用橡皮带提起或用无损伤血管钳夹住。确保肾血管已得到控制后，提起伤肾侧结肠，剪开侧腹膜并打开肾周筋膜清理肾周血肿并完全暴露肾脏，观察肾脏损伤程度及范围。也可分别从升结肠或降结肠外侧腹膜处剪开上至肝区或脾区，将结肠推向中线，暴露肾脏血管。

4. 肾修补缝合术和肾部分切除术

当肾裂伤比较局限时可行肾脏修补缝合术控制出血。在肾上极或下极有严重裂伤也可采用肾部分切除术。在控制肾血管及暴露肾脏之后，剥离肾包膜并尽可能保留肾包膜，锐性清除破碎及无活力组织。肾创伤断面有撕裂肾盏或肾盂及较大血管可用蚊式钳夹住并以 4-0 可吸收铬制线间断缝扎关闭破碎集合系统及止血。再以 2-0 铬制缝线通过肾包膜贯穿褥式缝合裂开肾实质，以游离的包膜遮盖肾裂伤处，避免术后出血。结扎缝线时应松紧适度，于裂伤及缝线处置垫备好的脂肪或可吸收的明胶海绵，避免结扎缝线用力过度，撕裂肾实质。包膜短缺也可用带蒂网膜或邻近裂伤处腹膜遮盖创面并缝合止血。网膜中间切开勿损伤主要血管。将其网膜片由外侧裹向前方，可用 1-0 可吸收肠线绑扎数道避免大网膜滑脱。开放肾循环观察无出血后，冲洗伤口并腹膜后留置引流管一根，缝合伤口。大网膜包裹伤肾，取材方便，能增加伤肾血供，可促进其恢复。

肾脏损伤后的修复技术可影响损伤的愈合。过多的缝合肾实质可能导致局部压迫性坏死，破坏肾实质的结构。因此尽可能缝合肾包膜而少缝肾实质。包膜不够时可用腹膜或大网膜移植皮片或特殊结构网套（聚乙醇酸网）包绕肾脏。应用该网套 60 d 可完全吸收。肾被膜重建完整而用肠线缝合 3 个月仍有肠线残留且伴炎性反应。因此采用合成缝线较铬制肠线更佳。

5. 肾切除术

术中发生难以控制的出血，肾蒂损伤，集合系统断裂无法修复与吻合，或肾栓塞时间过长，功能难以恢复时，在对侧肾功能良好的情况下可考虑肾切除术。以肾蒂钳双重钳夹肾蒂，剪断肾蒂血管，用 10 号丝线双重结扎及缝扎肾蒂血管，钳夹及剪断上段输尿管，以 7 号丝线结扎输尿管远端。切除伤肾后清除血肿并冲洗肾窝，如止血充分可不置引流管。如放置引流可于术后 1~3 d 祛除。

6. 肾切除术的适应证

肾创伤修补术受很多因素影响。体温低、凝血功能差的病情不稳定患者，如果对侧肾脏功能良好则不应冒险进行肾修补术。如前所述，24 h 内有计划的紧急处理（包扎伤口、控制出血和纠正代谢和凝血异常）为治疗提供了选择机会。对于广泛肾创伤，如行肾修补术危及患者生命时，应立即采取完整肾切除术。Nash 和同伴回顾由于肾创伤行肾切除术的病例时发现，77% 的肾切除是因为肾实质、血管创伤和严重的复合伤，其余的 23% 是在肾修补术中因血流动力学不稳定而被迫施行肾切除术。

7. 肾损伤外科治疗术后观察要点

（1）注意观察生命体征，包括血压、脉搏、体温、尿量、尿颜色、伤口出血、血红蛋白、血细胞比容等变化，必要时可用止血药物。

（2）保持卧床2周以上，直到尿液变清。

（3）引流管无血性液体或尿外渗等分泌物排出可于术后5～10 d祛除。

（4）采用抗感染治疗一个月。

（5）定期检测肾功能及影像学检查。

（6）观察可能发生的并发症如延迟性出血，局部血肿，尿性囊肿，脓肿形成及高血压等，必要时应用超声及CT检查。根据不同情况选用穿刺引流，选择性肾动脉栓塞或再次手术肾切除等方法治疗。

（五）医源性损伤的救治

在医源性损伤的救治过程中，及时明确诊断非常重要。由于医源性损伤主要是由于各种腔镜操作不当引起，因此规范化的腔镜操作是预防医源性损伤的唯一途径。一旦发生医源性损伤，应该及时进行治疗，以免延误最佳治疗时机。

1. 肾血管损伤引起的大量出血

腔镜操作引起肾血管或腔静脉损伤并继发的大量出血往往来势迅猛，突然之间腔镜的视野全部被出血掩盖。这时就需要迅速判断可能的出血部位。经过迅速的腔内处理仍然达不到止血效果时应该及时改开放手术，在清晰的视野下完成损伤血管的修复手术。腹腔镜操作引起肾静脉或腔静脉损伤的另一个特点是由于气腹的高压状态，即使发生了损伤也有可能无明显的出血。当解除或降低气腹压力后，才能表现出明显的出血。对于这类状况最好的处理也是及时发现出血，可以在降低气腹压力后再次观察，或及时观察引流管的引流液，一旦确认有活动性出血应该积极处理。

2. 肾周血肿、肾裂伤或尿外渗

腔镜操作引起的肾周血肿、肾裂伤或尿外渗一般通过手术中的缝合处理都能够达到救治的目的，但是需要引起重视的是手术后应该按照肾外伤的处理原则观察引流液的状况、必要的卧床休息和追加的抗感染治疗。

四、肾脏损伤的并发症

（一）尿外渗和尿性囊肿

国外报道闭合性肾损伤尿外渗发生率为2%～18%，而贯通伤为11%～26%。未处理的尿外渗一般伤后2～5 d可在腹膜后脂肪组织蓄积，随着尿液蓄积增多，周围组织纤维化反应，形成纤维包膜或囊壁而成尿性囊肿。尿性囊肿可在伤后数周内形成，也可在数年后形成，尿外渗或尿性囊肿的出现表明肾的集合系统损伤，也可能因血块、输尿管壁及周围血肿压迫导致尿液引流不畅而外渗。持久的尿外渗可以导致尿囊肿、肾周感染和肾功能受损。这些患者应早期给予全身抗生素治疗，同时严密观察病情。在多数情况下，尿外渗会自然消退。如果尿外渗持续存在，那么置入输尿管支架常常可以解决问题。尿性囊肿可采用在超声或CT引导下的穿刺引流，将22号穿刺针，经腰部皮肤进入囊腔，抽取液体标本做常规检查、培养，用扩张器逐个扩张通道至使F12～F16导管等进入囊内，排空渗出的尿液。长期引流尿液不能减少或消失，应考虑损伤严重或远端输尿管有狭窄或梗阻因素。尿性囊肿长期刺激和梗阻可使肾周组织纤维化，影响肾脏功能，当肾已失去功能，破坏严重，在对侧肾功能良好情况下可考虑肾切除术。

（二）延迟性出血

迟发的肾脏出血在创伤后数周内都有可能发生，但通常不会超过3周。最基本的处理方法为绝对卧床和补液。迟发性出血的处理应该根据患者全身状况，出血严重程度及影像学检查结果而定，大量出血危及生命应急诊手术。如果表现为持续性的出血，可以进行血管造影确定出血部位后栓塞相应的血管。

（三）肾周脓肿

肾创伤后肾周脓肿极少发生，但持续性的尿外渗和尿囊肿是其典型的前兆。肾周脓肿可有急性及慢性表现两种。急性表现可在伤后5～7 d出现高热、腰背疼痛、叩击痛，甚至腹胀、肠梗阻症状。慢性特点仅表现为低烧、盗汗、食欲下降、体重下降，出现感染迹象时应特别注意有可能发生继发性出血。

其诊断主要根据超声与 CT 检查。

早期可以经皮穿刺引流，必要时切开引流。应注意肾周脓肿往往是多房性，当引流不畅时，应手术将其间隔破坏，保证引流通畅，或切除已破坏的肾脏。根据感染细菌类型及敏感性选用相应抗生素控制感染。

（四）肾性高血压

创伤后早期发生高血压很少有报道，多数患者出现肾损伤后高血压一般在伤后一年内。然而临床发现有早在伤后一天内就有高血压表现，也有在 20 年后才出现高血压。创伤后发生肾性高血压的机制为：①肾血管外伤直接导致血管狭窄或阻塞。②尿外渗压迫肾实质。③创伤后发生的肾动静脉瘘。在以上因素的作用下，肾素 – 血管紧张素系统由于部分肾缺血而受到刺激，进而引起高血压。

第二节　肾结石

肾结石发病男性多于女性。青壮年多见，根据国内统计 20 ~ 50 岁患者占 83.2%。左右两侧发病率相似，双侧肾结石占 10%。结石大多数位于肾盂内，其次是肾下盏。

一、临床表现

肾结石的临床表现与结石的大小，数目、部位、活动度以及有无引起尿路梗阻和继发感染有关。疼痛及血尿是肾结石最常见的症状。根据病史、全面体格检查和影像学检查，对肾结石诊断应该不困难，当然，肾结石的诊断不应局限于了解结石的位置、大小、数目、形态，还应全面了解引起结石的原发病变、有无尿路畸形、感染、异物等。

1. 疼痛

疼痛是肾结石的主要症状，主要由于尿流梗阻使肾内压升高所致，其疼痛性质分腰部钝痛和绞痛。钝痛常固定于患侧脊肋角及肾区部分，少数患者可有对侧腰痛。当结石引起梗阻时常可出现肾绞痛，绞痛常突然发生，呈刀割样，一般起始于一侧脊肋角或上腹部，常放射至下腹，腹股沟及股内侧，男性可放射至阴囊和睾丸，女性则放射至阴唇。当绞痛发作时，患者面色苍白，精神萎靡，全身冷汗，脉搏细速，甚至出现血压下降，并常伴有恶心、呕吐等胃肠道症状，绞痛持续时间长短不一，短者数分钟，长者达数小时以上。肾绞痛经对症解痉治疗后可缓解，亦可自行停止，疼痛多在体力活动多时，尤其在剧烈活动后发生。疼痛缓解后常伴有多尿现象。

2. 血尿

血尿是肾结石的另一主要症状。血尿是结石损伤尿路黏膜所致，多在绞痛发作后出现。一般较轻，多为镜下血尿，有时是肉眼血尿，活动后血尿可加重。有 20% ~ 25% 结石患者可不出现血尿。

3. 脓尿

结石合并感染时可出现脓尿，感染严重时常出现寒战、发热、腰痛等全身症状，并有尿频、尿急、尿痛。感染可加重肾结石引起的疼痛、血尿等其他症状。

4. 尿路梗阻

少数病例可因结石梗阻引起患侧肾积水，患者就诊时可见到上腹部或腰部有肿块。结石引起急性梗阻时可出现尿闭，这是临床上少见但较为严重的并发症，由于双侧肾结石同时引起急性梗阻或孤立肾被梗阻时可引起尿闭。一侧上尿路急性梗阻时可引起患肾暂时丧失功能。有资料表明，约有约 2% 结石患者出现尿闭。

5. 排石史

部分肾结石患者可自行排出沙粒或小结石，多在肾绞痛和血尿发作时出现，表现为尿内混有沙粒或小结石。若结石较大通过尿道时可有排尿堵塞感及血尿，结石排出后排尿立即恢复通畅。

6. 慢性肾衰竭

在某些经济不发达地区，肾结石往往是引起慢性肾衰的主要原因之一。单肾结石长期阻塞，尤其在合并感染时，可引起一侧肾积水和患肾功能减退。若孤立肾或双侧肾结石引起梗阻，最终可造成慢性肾衰竭。

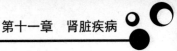

少数肾结石患者，尤其是肾盏内结石，可长期无症状，只是在偶然的情况下作B超、腹部平片或CT检查时发现。肾结石患者应详细询问病史，包括职业、工作环境、饮食习惯、饮水习惯及平时喜欢何种饮料等，平时多饮葡萄汁的人患肾结石的危险性较大。儿童患者应了解生长发育、母乳喂养情况，若母乳喂养缺乏，先天营养欠佳则容易发生膀胱结石。应了解是否有代谢性或泌尿系疾病，一半以上的甲旁亢患者合并有尿路结石，其他如肾小管酸中毒、髓质海绵肾等疾病常发生尿路结石，泌尿系本身疾病如前列腺增生是老年性尿路结石的重要原因。某些药物易引起肾结石，如大量服用维生素C、碱性药物、磺胺药等，需注意询问；结石与遗传因素有关，应注意了解家族成员有无肾结石病史，本人过去有无肾绞痛、排石史等。详细了解病史对诊断很有帮助。

肾绞痛未发作时，体检可能完全正常，但大多数患者有患侧脊肋角叩痛；肾绞痛发作时，患侧可有肌肉痉挛及局部保护性肌紧张，肾区有明显压痛及叩击痛；并发肾盂积水时肾区可能触及肿大的肾脏，并发感染时，患者可有畏寒、发热及肾区叩击痛。

二、实验室检查

肾结石的实验室检查对病因诊断极为重要，主要包括尿液检查、血液检查，结石成分分析及某些特殊代谢检查。

（一）尿液检查

1. 尿常规

镜检时大多数患者可见有红细胞，合并感染时可见有脓细胞，新鲜尿液中可见有特殊类型的结晶，常见的有草酸钙、磷酸钙及尿酸等，发现尿结晶则高度提示有相应类型的结石存在。

2. 细菌培养及药物敏感试验

合并感染时作细菌培养及药敏试验可了解感染类型并指导治疗。

3. 尿pH

尿pH高低可提示某种类型的结石，如感染性结石尿pH常高于7.0，而尿酸结石时尿pH值常在5.5以下。

4. 24 h尿定量检查

24 h尿中尿钙，尿磷、草酸、胱氨酸排泄量增加，或镁、枸橼酸钠降低，均提示有结石形成的可能。

（二）血液检查

可了解肾功能并对结石病因诊断有帮助。甲旁亢时有血清钙增高而血磷降低，尿酸结石患者常有高尿酸血症。合并尿毒症时，血肌酐、尿素氮升高，肾功能障碍伴有肾性酸中毒时可出现低钾、二氧化碳结合力降低。

（三）特殊代谢检查

结石合并某些代谢性疾病如甲旁亢、肾小管酸中毒时，需做一些特殊检查。

（四）结石成分分析

可明确结石类型，据此制定相应的预防措施以防止结石复发。结石分析方法较多，包括化学定性分析方法，红外线光谱分析、偏光显微镜、差热分析、电子显微镜扫描。目前在我国各医院主要采用简单的化学定性分析法。

1. 常见结石成分及肉眼形态

（1）含钙结石：为最常见结石类型，主要为草酸钙结石，还有草酸钙和磷酸钙混合结石，罕见有单纯的磷酸钙结石。结石一般为褐色或灰白色，呈圆形或卵圆形，桑葚样，表面较为粗糙、有突起，坚硬、不透X线。

（2）尿酸结石：结石表面一般较光滑，呈圆形或卵圆形，浅黄色或棕色，质硬，能透X线。

（3）胱氨酸结石：少见，结石呈淡黄色，蜡样，表面光滑，质地较柔软，不透X线。

（4）磷酸镁铵结石：多为感染性结石，一般为灰白色，表面较粗糙，质脆。

2. 结石化学成分分析

详见表11-2。

表 11-2　尿路结石化学成分分析

化学成分	分析方法	阳性结果
尿酸	微量结石粉加 20% 碳酸氢钠及尿酸试剂各 1~2 滴	蓝色
磷酸盐	微量结石粉加 2~3 滴钼酸蚀剂	黄色沉淀
铵	微量结石粉加奈氏试剂 2 滴、20% 氢氧化钠 1 滴	橘黄色沉淀
胱氨酸	微量结石粉加 20% 氢氧化钠 1 滴，5 min 后再加入新配亚硝酰氰化钠 2~3 滴	紫红色
碳酸盐	大量结石粉加 3N 盐酸 1 mL，（保留供草酸盐，钙使用）	气泡产生
草酸盐	5 管溶液加少量二氧化锰	
钙	5~10 mg 结石粉加 3N 盐酸 1 mL，加热溶解冷却后加等量 20% 氢氧化钠	白色沉淀产生
镁	取 7 管溶液加镁试剂 2 滴	蓝色环形成并逐渐沉淀

三、诊断

根据病史、全面体格检查、B 超、X 线检查及化验检查，大多数肾结石诊断应该不困难，当然，肾结石的 诊断不应局限于了解结石的位置、大小、数目、形态，还应全面了解引起结石的原发病变、肾功能状态，有无尿路梗阻、畸形、感染、异物以及结石的成分等。

（一）腹部 X 线平片

可以诊断出 90% 以上的肾结石。腹部平片（KUB）必须包括全泌尿系统，KUB 检查前需行肠道准备。含钙结石均能在平片上显影，而纯尿酸结石密度低，能透过 X 线，常不能在平片上显影。各种常见类型结石的密度从高到低依次是草酸钙、磷酸钙、磷酸镁铵、胱氨酸和尿酸。若患者有典型肾结石的临床表现，但腹部平片未见结石，其原因可能有：①阴性结石，不能透 X 线，主要是尿酸结石。②肠道准备久佳，肠气多，影响观察。③肥胖。④微小结石。

另外，判断结石阴影应与腹腔内其他钙化斑相鉴别。

1. 肾内钙化斑：肾内某些病变如钙化肾乳头、肿瘤、肉芽肿、结核干酪病灶等均可在平片上显示阴影。根据各自临床表现及钙化特点，就不难鉴别。

2. 腹腔钙化淋巴结：常为多发、散在，阴影密度不均匀。由于肠系膜淋巴结活动度较大；不同时期腹部平片钙化影常有明显移位，侧位 X 线可见钙化斑位于腰椎前方。

（二）静脉肾盂造影

静脉肾盂造影可清楚地显示肾脏轮廓、肾盂和肾盏形态、有无肾积水及积水的程度以及分析肾功能情况，并明确结石确切位置及对尿路影响。对于腹部 X 线平片未能显示的阴性结石，在造影片上可显现充盈缺损。静脉肾盂造影还有助于判断可能有无诱发结石的泌尿系疾病的存在，如肾先天性异常、肾盂输尿管连接处狭窄、多囊肾、马蹄肾、海绵肾、异位肾等。有尿路梗阻时延迟摄片，以较好地显示扩张的肾盂、输尿管。肾功能欠佳时，可采用大剂量静脉尿路造影法。

（三）逆行肾盂造影

检查前需放入膀胱镜，通过膀胱镜插入输尿管导管，患者有一定痛苦，可带来逆行感染及加重梗阻。一般不作为常规检查。其适应证为：

1. 静脉尿路造影显影不满意。

2. 对碘造影剂过敏者可改用 12.5% 溴化钠。

3. 静脉尿路造影不能鉴别阴性结石及肾盂肿瘤，若无输尿管肾镜，则可插入带毛刷的导管至肾盂，刷取尿石结晶或肿瘤细胞来鉴别，肾盂阴性结石可采用较稀释造影剂或采用气体造影，注入气体时应采取头高脚位。

（四）CT 及磁共振

诊断准确性高，因其费用昂贵，仅做为常规检查的一个补充，可明显提高微小结石（<3 mm）的检出率；其适应证：

1. 有典型尿石症临床表现而 B 超、普通 X 线检查未见异常。

2. 结石过小，常规检查怀疑有结石者。

3. 不能排除肿瘤者。

（五）B超检查

B超检查是一种简便、再现性好的无创性检查方法，目前已广泛用于尿路结石的诊断。B超不仅可了解结石的位置、数目、大小，尤其是无症状而较大的鹿角形结行或X线不显影的阴性结石，还可用于估计肾积水程度及肾皮髓质厚度等。无论是X线阳性或阴性尿路结石，B超均具有同样的声像图。典型的肾结石声像图表现为强回声光团，常伴有典型的声影。

（六）放射性核素扫描及肾图

肾扫描可帮助了解有无肾结石的存在并显示其位置，表明尿路梗阻情况及肾功能损害程度。肾图能证实有否尿路梗阻，主要用于：

1. 患者对碘造影剂过敏。

2. 阴性结石。

3. 静脉造影显影不满意，有明显尿路梗阻致逆行肾盂造影失败。

四、鉴别诊断

肾结石需与能引起急性腹痛的胆囊炎、胆石症、急性阑尾炎、消化道溃疡、急性胰腺炎相鉴别。女性有时应与宫外孕、卵巢囊肿蒂扭转鉴别。上述病变疼痛有各自的特点，如急性阑尾炎有转移性腹痛，消化道溃疡有典型的空腹或餐后痛，且尿中常无红细胞，结合影像学及实验室检查应不难鉴别；女性应询问停经期、怀疑有宫外孕、卵巢囊肿蒂扭转时可查妊娠试验，行盆腔穿刺了解有无盆腔出血，一般可明确诊断。X线显示阴影应与胆管结石、腹腔淋巴结钙化、肾内钙化斑相鉴别，其鉴别要点已在本节X线检查处前详述。

五、治疗

肾结石的治疗原则是解除疼痛，排出结石，保护肾脏功能，明确病因，防止复发。目前临床上主要采取非手术治疗肾结石，手术病例在10%以下（图11-1）。

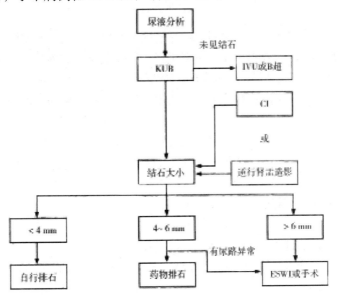

图11-1 尿路结石诊断顺序及基本治疗方案

（一）一般治疗

大量饮水，使每日尿量尽可能维持在2～3 L，并养成睡前饮水的习惯以保持夜间尿量。大多数患者因肾绞痛发作而就诊，应先给予解痉止痛治疗，常用药物有阿托品、普鲁苯辛，疼痛剧烈时可用度冷丁、吗啡等药物，若无好转，可4 h重复给予1次；也可采用消炎痛栓剂肛门给药或针灸强刺激肾俞、京门、三阴交或阿是穴。若剧烈疼痛上述方法均无效,则可采用0.25%普鲁卡因行肾周封闭。肾结石合并感染时,应做尿细菌培养和药物敏感试验,给予细菌敏感的抗生素。肾绞痛发作时常伴恶心、呕吐,症状严重应静脉补充液体及电解质。

(二)排石治疗

小于4 mm的结石,若无泌尿系畸形、梗阻,一般多可自行排出。小结石短期内未排出,肾功能良好者,可采用中西医结合治疗,通过饮磁化水、口服排石饮液、肌注黄体酮或山莨菪碱,适当活动如跳绳等联合治疗,结石多能自行排出。

(三)体外冲击波碎石

体外冲击波碎石是利用体外冲击波聚集后击碎体内的结石。自1980年用于临床以来,从根本上取代了传统的开放式尿路取石手术,使尿石症的治疗发生了质的飞跃,迄今已成为治疗上尿路结石的首选标准方法,90%以上的肾结石患者可用此法治疗。目前常用的冲击波震源有液电、压电晶体、电磁波、聚能激光及微型炸弹。定位仪主要有X线定位、B超定位或X线、B超双定位。X线定位较清晰,B超定位为断层图像,不能窥见结石全貌,但阴性阳性结石均能观察到。冲击波传播方式主要有水槽式(Dornier HM3多数国产机)、半水槽式(Wolf及Sonolith3000)、水囊式f干式,包括Dornier HM2西门子、EDAP碎石机等。过去需在麻醉下碎石,随着碎石机的改进,现一般不用麻醉。治疗肾结石时采用仰卧位,输尿管中上段结石可稍向患侧倾斜,输尿管下段结石及膀胱结石均采用俯卧位。

目前认为几乎所有的肾、输尿管、膀胱结石均可行体外冲击波碎石,其主要禁忌证如下:①全身性出血性疾病。②严重的心、脑血管疾病。③装有起搏器而震波源为水下电极。④结石以下有器质性梗阻,估计碎石后结石不易排出。⑤肾脏本身病变引起的结石,碎石可加重肾脏损伤。⑥过度肥胖。⑦妊娠。⑧结石合并尿路感染,应先用抗生素控制感染,待全身症状控制3～4 d后方可碎石。

体外冲击波碎石的主要并发症有:①血尿。②疼痛。③感染。④尿路梗阻。

前二者并发症一般无须特殊处理,并发感染时可给予抗生素治疗,有梗阻时应及时排除梗阻。大的肾结石碎石后容易形成石街,若石街未引起梗阻且尚在排石,则可在严密观察下不予处理;若梗阻引起高热、疼痛,则应马上行经皮肾穿刺造瘘或行输尿管镜取石。现在认为除了较大的孤立肾结石,对于一般肾结石碎石前均不采用输尿管内置管。

(四)腔内治疗

大的鹿角状结石(>2.5 cm)体外冲击波碎石失败,开放性手术损伤较大,可采用经皮肾镜取石术(PCN);对某些胱氨酸结石,单纯ESWL治疗效果不佳,可采用经皮肾镜化学冲洗液溶石(冲洗液可为THAM-E)或结合超声波、液电碎石联合治疗;蹄铁肾肾结石,体外冲击波碎石后不易排出,可采用PCN联合超声波碎石治疗;肾结石伴肾积水,不能排除有先天性肾盂输尿管连接处狭窄的,可采用经皮肾镜取右术。

(五)手术治疗

虽然大部分患者经体外冲击波碎石、腔内泌尿外科技术治疗均可取得满意效果,但在基层医院,ESWL及腔内设备不齐全,技术不熟练,传统的手术取石亦能取得满意的效果。

1. 手术指征

(1)结石大(>3 cm),嵌顿时间长。

(2)双侧鹿角形结石。

(3)复杂性多发性结石,估计碎石后不易排出且易引起尿路梗阻。

(4)结石引起尿路梗阻,合并感染,不能排除结石嵌顿下方有梗阻性病变时,即使结石较小,亦因考虑手术治疗。

(5)结石梗阻引起梗阻性少尿或无尿,需行急诊手术。

2. 常用的手术方法

(1)肾盂肾窦内肾盂切开取石术,多用于肾盂结石、鹿角形结石,其优点是手术简单,出血少,但对于肾小盏内结石则不易取出。

(2)肾实质切开取石术,多用于不能通过肾窦切开取出的多发性或鹿角形结石。

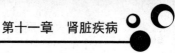

（3）肾部分切除术，多用于结石局限于一极。由于其损伤大，出血多，目前已很少采用。

（4）肾切除术，患侧肾功能基本丧失，对侧肾功能正常，可考虑行患侧肾切除术。

对于泌尿系梗阻引起的结石，需在取出结石后，同时解除梗阻。如有先天性肾盂输尿管连接处狭窄时，需在结石取出后做肾盂成形术。近年来，由于复杂性多发性结石术后容易残余结石，有人提倡行体外肾切开取石术，但此操作复杂，合并感染时，血管吻合处易发生感染，可引起术后血管堵塞，肾功能丧失，此方法不易推广。

手术治疗主要目的是解除梗阻，因此，对于一侧肾结石对侧输尿管结石，应先处理易致严重梗阻的输尿管结石；对于双侧肾结石，若总肾功能正常时，应先处理梗阻严重的一侧，若总肾功能欠佳，宜选择肾功能较好的一侧。

六、病因诊断及防治

单纯排石或手术取石后，若不针对肾结石病因采取相应措施，则在 10 年之内结石一般会复发。明确肾结石病因是预防结石复发的基础。由于结石的形成与饮食习惯有密切关系，因此调节饮食对结石的治疗及预防有一定的重要意义。下面重点介绍含钙结石、尿酸结石、胱氨酸结石及感染性结石的病因诊断，并探讨各自的防治措施。

（一）含钙结石

含钙结石是泌尿系最常见的结石，约占全部结石的 80% 左右，大部分含钙肾结石病因不明确，仅有 20% 左右病例与甲旁亢、肾小管酸中毒、髓质海绵肾、结节病、肾先天发育异常等病变有关（图 11-2）。

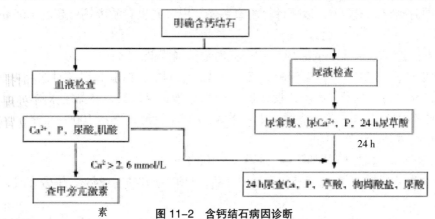

图 11-2　含钙结石病因诊断

1. 多发性高尿钙

（1）分型及诊断：正常人 24 h 尿钙应低于 6.25 mmol，给予低钙（5 mmol/d）、低磷（2.26 mmol/d）饮食 3 d 后，尿钙低于 5 mmol 为正常，超过此值则为原发性高尿钙，因肠钙吸收过度增加，使血钙升高致尿钙增加，其确切的原因尚不清楚，部分患者可能与维生素 D3 有关。吸收性高尿钙分为三型：Ⅰ型，患者在限钙及高钙饮食时均出现高尿钙；Ⅱ型患者仅在高钙饮食时出现高尿钙；而Ⅲ型则同时伴有高尿磷，即使低钙饮食后仍有尿钙增加。临床上最常见的是吸收性高尿钙。

高尿钙患者可通过低钙饮食和钙负荷试验进行分型。方法如下：低钙饮食 1 周后，实验前 1 d 晚 9 时起禁食，实验日饮水 600 mL，然后收集 7 ~ 9 h 尿液测尿钙、肌酐及 CAMP，9 时测空腹血钙，然后口服 1 g 钙（以葡萄糖酸钙为主），收集 9 时至下午 1 时尿液测尿钙、肌酐及 CAMP。根据实验结果，吸收性高尿钙患者在低钙饮食后尿钙恢复正常，钙负荷试验后尿钙明显升高，尿 CAMP 减少，而肾性高尿钙，在低钙饮食及钙负荷试验后尿钙均增加，尿 CAMP 正常。

（2）治疗：应根据肾性或吸收性型高尿钙不同类型，采用相应的药物治疗以促进排石，减少复发。

多饮水：保证尿量在 2 500 mL 以上，调整饮食，摄入低钙、低嘌呤、低磷及低草酸盐饮食，减少奶制品、动物蛋白摄入，增加富含植物纤维的食物。

噻嗪类利尿剂：主要用于治疗肾性高尿钙，对于吸收性高尿钙疗效欠佳，其主要作用机制是增加肾小管重吸收钙，降低草酸盐含量，但同时必须限制钠盐。主要药物为双氢克尿噻，25 mg，2/d，以后可逐渐增加至 50 mg，2 次 / d。

磷酸盐纤维素钠：为非吸收性离子交换树脂，口服后在肠道内与钙结合而抑制钙吸收、主要用于治疗吸收性高尿钙 I 型或对噻嗪类利尿剂不敏感的患者。

正磷酸盐：可抑制 1, 25-(OH$_2$)D$_3$ 合成，从而减少肠道钙的吸收。主要用于治疗 III 型低血磷性高尿钙。正磷酸盐还可降低尿草酸钙的饱和度，但可增加二水磷酸钙的饱和度。另外，它还能促进尿磷酸盐和枸橼酸盐的排泄，促尿结石抑制物活性增加，从而防止结石的形成。

枸橼酸盐：能防止含钙结石的生长复发，其中要机制：枸橼酸盐与钙结合形成稳定而溶于水的枸橼酸钙从尿中排出；尿枸橼酸本身即为单酸钙和磷酸钙结石形成的抑制物；碱化尿液，促尿其他抑制物如焦磷酸盐活性增加。

此外，如米糖可用于治疗吸收性高尿钙，米糖中植酸在肠腔与钙结合形成植酸钙排出体外。

2. 原发性甲状旁腺功能亢进

55% 以上的甲状旁腺功能亢进者同时有肾结石。在临床上，如果血钙超过 2.5 mol/L（10 mg/dL）患者应注意甲旁亢，需进一步检查甲状旁腺功能。

24 h 尿钙、尿磷：正常人给予低钙（20 mg/d）、低磷（700 mg/d）3 d 后共 24 h 尿钙为 150 ± 50 mg/L，尿磷为 500 mg/L，而甲旁亢时，过多分泌的甲状旁腺激素抑制肾近曲小管重吸收磷，尿磷排泄增加，当钙的肾滤过负荷增加超过甲状旁腺激素引起重吸收钙量时，尿钙升高。

血清钙：正常为 2.25 ~ 2.6 mmol/L 甲旁亢时血钙升高。由于甲状旁腺激素主要调节血清中游离钙，在测定血钙时应同时测定血浆蛋 C，以便计算游离钙晕，甲旁亢患者游离钙可超过 1.65 mmol/L，血清钙超过 2.6 mmol/L。

血清磷：正常值是 0.87 ~ 1.45 mmol/L，甲旁亢时血清磷降低。

肾小管磷重吸收率（TRP）：具有诊断意义。具体方法如下：试验日晨 7 时饮水 400 mL，8 时排尿后再饮水 150 mL，9 时测血肌酐及血磷，收集 8 ~ 10 时尿液记录尿量，并测定尿磷及尿肌酐。

肾小管重吸收率（TRP）=（肾小管滤过率 – 尿磷）/ 肾小管滤过率 ×100%

临床上用以下换算公式计算 TRP：

TRP =（1– 尿磷 × 血肌酐 / 尿肌酐 × 血磷）×100%

正常人高磷饮食（磷 2 300 mg、钙 800 mg）3 d 后，TRP 为 78% ~ 84%，甲旁亢时，低于 78% 即有诊断意义。

甲状旁腺激素（PTH）：血浆 PTH 放射免疫测定可了解血中该激素的含量，对甲旁亢诊断有一定价值。北京医科大学泌尿外科研究所采用生物 – 亲和酶联免疫方法测定人血清 PTH。正常值为小于 771 ng/L。

尿 CAMP：24 h 尿 CAMP 正常值为 10 ~ 11.5 mmol/L，甲旁亢时，超过此值。CAMP30% 来自肾小管细胞，其余来自血浆，尿 CAMP 可间接反映甲状旁腺激素水平。

其他还有尿羟脯氨酸，甲旁亢时含量常升高；血清碱性磷酸酶，甲旁亢合并骨病时其值常升高。如果上述检查怀疑有甲旁亢，可结合颈部 B 超、红外线温度描记、CT 检查来判断甲状旁腺病变性质及部位。

治疗原则：甲旁亢合并肾结石时，应先治疗甲状旁腺，再处理尿路结石，否则，术后结石极容易复发，甚至术后可能出现高血钙危象，血钙可高达 4.2 mmol/L，出现嗜睡、脉速、恶心、呕吐，腹胀不适，严重者出现呼吸困难，肾衰直至心搏骤停。

肾结石患者尤其是多次复发的肾结石患者，应常规测定血钙、血磷、尿钙、尿磷，有条件的单位可查甲状旁腺激素的水平、肾小管重吸收率、尿 CAMP，可发现更多的早期甲旁亢患者。一旦确诊为甲旁亢，则应行手术探查甲状旁腺，如有甲状腺瘤或腺癌，则行腺瘤或腺癌切除；如为甲状旁腺增生，则应切除 3.5 个旁腺。当然，若甲旁亢引起结石病情较轻，排石后不易复发且患者不愿手术者，可采用药物治疗，一般使用正磷酸盐或纤维素磷酸盐来降低血钙。

3. 肾小管酸中毒

正常人禁食 12 h 后尿 pH 多低于 0.5，而本病患者不低于 5.5。可通过氯化铵负荷试验来确诊，其方法为，口服氯化铵 100 mg/kg，随即排尿，以后每小时排尿 1 次并收集尿液，每次排尿前均饮水 150 mL，连续 5 次，同时测血 CO_2 结合力。正常人尿 pH 应低于 5.5，血 CO_2 结合力小于 20 mmol/L，肾小管酸中毒时尿 pH 值与血 CO_2> 结合力均升高，有酸中毒症状者应禁止做此试验。

肾小管酸中毒合并肾结石时，可口服小苏打或碱性合剂以纠正酸中毒。碱化尿液后如患者仍有结石复发，可口服磷酸盐合剂或噻嗪类利尿剂如双氢克尿噻治疗，以减少尿钙。

4. 原发性高草酸尿

本病是一种常染色体隐性遗传病，大多数患者在 5 岁以前出现症状，主要表现为难治性、复发性草酸钙结石，80% 左右患者在 20 岁以前死于肾衰竭。正常人 24 h 尿草酸在 30 ~ 50 mg，而本病患儿多在 100 mg 以上，甚至高达 500 mg 以上。主要分两种类型：Ⅰ 型是高草酸尿伴乙醇酸、乙醛酸排泄增加，Ⅱ 型是高草酸尿伴 L- 甘油酸排泄增加。

本病治疗较困难，均为姑息性治疗，疗效均不甚满意。目前较为特效的药物是维生素 B_6。虽然本病患者未发现有维生素 B 缺乏，但有文献报道，大量服用维生素 B_6 在某些病例可出现尿草酸排泄量降低，其原因尚不明了。剂量为每日 400 ng 以上，一般服用 3 d 后可出现尿草酸降低。有资料认为可试用磷酸盐或氧化镁制剂，可提高尿中草酸盐的溶解度。另外，在回肠短路、回肠切除后，由于胆酸不能像正常一样在回肠末端被吸收而随胆汁排出，胆酸即与肠钙结合形成钙皂，导致尿草酸增加，形成肠源性高草酸尿，其治疗可采用低草酸盐低脂肪饮食，同时口服消胆胺。消胆胺是一种活性树脂，能与食物中草酸盐结合从而减少肠道对草酸的吸收。本药不能长期服用，其他如镁制剂亦可减少草酸吸收，可选用葡萄糖酸镁，剂量为 0.5 ~ 1.0 g，3 次 / d。

（二）尿酸结石

尿酸结石发病率各国报道均不一致，在美国尿酸结石占所有肾结石的 5% ~ 10%。在中国许多地区超过此数，有些地区高达 40%。尿酸结石发病缓慢，病程长，发病年龄大，多为 40 ~ 60 岁。一半左右患者有家族性高尿酸病史，1/4 病例有痛风史。长期摄入高嘌呤食物，如动物内脏、海产品、豆角等，或服用大量维生素 C 的人易患尿酸结石。其他如高温作业人员及小肠炎、结肠炎等患者丢失水分较多导致尿量减少，引起持久性酸性尿及高尿酸均能使尿酸沉淀。

1. 诊断与鉴别诊断

详细询问病史，包括家族史，有无痛风病史，饮食，职业等。尿酸结石患者一般有典型的肾绞痛及血尿病史，平时常有鱼卵样砂粒尿排出，实验室检查发现尿 pH<6.0，绝大部分 <5.5，尿沉渣检查可发现有尿酸结晶，一半左右患者血尿酸增高，24 h 尿中尿酸常超过 750 mg。对排出结石进行化学成分分析可确诊。尿酸结石能透过 X 线，常规腹部平片不能发现结石，静脉尿路造影发现有典型的充盈缺损，密度均匀，边缘光滑，结石梗阻近侧有不同程度的扩张。若肾功能欠佳静脉尿路造影显影不满意可行逆行肾盂造影。CT 及 B 超检查有重要的诊断意义。

肾盂尿酸结石需与肾盂肿瘤相鉴别。尿酸结石 X 线不显影，静脉尿路造影可见有圆形或鹿角形充盈缺，易误诊为肾盂肿瘤。尿脱落细胞、B 超及 CT 检查有重要鉴别价值，输尿管镜活检可确诊。

2. 治疗

尿酸结石的治疗原则是增加液体摄入，限制嘌呤饮食，碱化尿液及抑制尿酸合成。

（1）增加液体摄入：使尿量维持在每日 2 ~ 3 L。尿量增加可降低尿中尿酸饱和度。

（2）控制血、尿中尿酸含量：低嘌呤饮食，严格控制鲜肉、鱼、禽类及动物内脏摄入，白菜、胡桃也需控制，饮料如可乐、啤酒亦应控制。严重的高尿酸尿或高尿酸血症患者还可口服黄嘌呤酶抑制剂别嘌醇，进一步抑制尿酸合成。别嘌醇起始剂量为 100 mg，3/d，其后根据尿酸含量调整别嘌醇的用量。

（3）碱化尿液：碱化尿液是溶石的关键，尿液碱化时尿酸可转变为易溶解的尿酸阴离子。目前碱化尿液溶石法主要有三种：①口服溶石法：最简单易行，可在门诊实施，患者可自己测定尿 pH 并根据 pH 调整碱性药物用量。pH 维持在 6.5 ~ 6.8 最佳。常用口服药物有枸橼酸钾，3 ~ 6 g/d 或枸橼酸合剂，40 ~ 120 mg/d，亦可用小苏打，2 ~ 8 g/d。②静脉滴注溶石法：疗程短，但患者需住院治疗，一般采用连续数天静脉滴注法，常用药物 1/6 M 乳酸溶液，以 40 ~ 120 mL/h 的速度输入，3 ~ 4 h 内尿 pH 即可维持在 7.0 ~ 7.5。平均疗程 7 d。该法因在短期内输入大量碱性溶液，必须密切监测血电解质、尿 pH、血压及心脏功能。③局部灌注溶石法：较少应用，主要用于术后残余结石，有严重尿路梗阻、多发性结石且结石较大并分散在多个部位。溶石药物有 1.0% ~ 1.8% 碳酸氢钠或 THAM 溶液。

（三）胱氨酸结石

胱氨酸结石较少见，占肾结石的 1% ~ 3%，是一种先天遗传性肾小管功能缺陷疾病，患者肾近曲小管对胱氨酸、赖氨酸、精氨酸的重吸收及转运不良，以致尿中上述氨基酸增多，其中唯有胱氨酸溶解度最低，易形成结石。

胱氨酸结石以儿童患者多见，多有尿中反复排石史，排出结石表面光滑呈蜡样。胱氨酸结石多为双肾多发性鹿角状结石，尿沉渣检查可发现典型的胱氨酸晶体，表现为六角形苯环，半透明，乳白色，X 线上胱氨酸结石阴影较含钙结石密度均匀。结石成分化学定性分析可确诊。

胱氨酸结石单纯 ESWL 治疗效果差，可采用碱化尿液溶石治疗。其主要治疗方案有：

1. 限制蛋氨酸饮食，对儿童患者因影响其生长发育故不宜采用。

2. 多饮水，每日饮水在 4 ~ 7 L 以保持足够的尿量。

3. 碱化尿液，尿 pH 维持为 7.5 ~ 8.0 间，常用碱性药物有小苏打，枸橼酸钾及枸橼酸合剂，其剂量可根据尿 pH 值调整。

4. 采用转化胱氨酸药物，将胱氨酸转化成水溶性的三硫化物衍生物，主要药物有青霉胺，可将胱氨酸转化成青霉胺，后者溶解度较胱氨酸高 50 倍，起始剂量为 150 mg，3 次 / 日，3 d 后增加至 150 mg，3 次日，疗程为 6 ~ 12 个月。2-巯丙酰甘氨酸，乙酰半胱氨酸，维生素 C 均可用于治疗胱氨酸结石。

5. 局部溶石疗法，主要适用于不宜手术者、多发性结石、ESWL 治疗失败后残余结石等。溶石冲洗液可采用碳酸氢钠或 THAM-E 液。

（四）感染性结石

感染性结石是指由分解尿素病原体所形成的磷酸镁铵和碳酸磷灰石结石。引起感染性结石的主要病原体有变形杆菌、绿脓杆菌、枯草杆菌等。感染性结石占尿石症的 10% ~ 20%，女性多于男性，结石生长快，常为大的鹿角状结石。结石成分主要是磷酸镁铵、碳酸磷灰石、尿酸铵、羟磷灰石及方解石。

1. 临床特点及诊断

感染性结石患者多有反复发作的尿频、尿急、尿痛，用抗生素治疗后尿路刺激症状可暂时控制，停药后易复发。早期仅有少数患者有腰部隐痛，当结石增大可发生肾绞痛，尿路梗阻时可出现肾积脓，患者出现畏寒、发热及肾区持续性疼痛，可有脓尿，晚期可出现肾功能丧失。

根据病史、临床症状及 B 超、X 线检查结果，感染性结石诊断不困难。诊断时应注意，临床上发现顽固性尿路感染，用抗生素治疗不易控制，甚至出现肾功能不全、高血压者，应注意有无感染性结石存在。最简单的方法是摄腹部平片及 B 超检查。感染性结石患者诊断不应局限于了解结石大小、位置、数目、有无梗阻及肾功能损害，还应了解有无尿路解剖异常，血尿生化测定了解有无生理或代谢异常。排出或手术取出的结石做化学成分分析以明确诊断。患者应行尿细菌培养及药物敏感试验，以指导抗感染治疗。静脉尿路造影可了解有无尿路解剖异常及肾功能损害情况。

2. 治疗

（1）取石治疗：开放性手术损伤大，术后结石复发率在 30% 以上，近年来主要采用 ESWL 配合 PCN 治疗。下列情况仍需行开放手术治疗：巨大鹿角状结石同时伴有尿路畸形需手术矫正；PCN 及 ESWI，多次治疗失败；患者肾已无功能而对侧肾功能正常，需行肾切除术。

（2）酸化尿液：口服氯化铵，使尿 pH<6.2。

（3）尿素酶抑制剂：乙酰异羟酸（AHA）分子结构与尿素相似，具有阻断尿素酶的作用，可降低尿氨并酸化尿液，常用剂量为 0.75 g/d，分 3 次口服。肾功能不良，血肌酐超过 265 mmol/L 时禁用。

（4）抗感染治疗：可根据药物敏感试验选择抗生素。

（5）溶石治疗：效果欠佳，主要用于辅助治疗，溶解开放手术或腔内手术、ESWL 治疗后的残余结石。冲洗液一般采用枸橼酸盐的缓冲液。

参考文献

［1］王爱华，丁郭平．妇产科护理学［M］．北京：化学工业出版社，2016.

［2］朱壮彦．妇产科护理学［M］．北京：科学出版社，2016.

［3］徐明翠．现代临床妇产科诊疗新进展［M］．吉林：吉林科学技术出版社，2014.

［4］朱梦照，莫洁玲．妇产科护理学实训与学习指导［M］．北京：人民卫生出版社，2014.

［5］陈乐真．妇产科诊断病理学［M］．第2版．北京：人民军医出版社，2014.

［6］张秀芬．妇产科常用诊疗技能指导［M］．北京：人民卫生出版社，2014.

［7］李卫民．妇产科学课间实习指导［M］．西安：西安交通大学出版社，2014.

［8］牟宗梅．妇产科急危重症的现代诊断和处理［M］．北京：科学技术文献出版社，2014.

［9］马安莉，孙菊玲．妇产科急危重症护理常规［M］．甘肃：甘肃科学技术出版社，2014.

［10］杨惠茹，朱晓明，董兆笋，等．临床妇产科疾病诊疗常规［M］．长春：吉林科学技术出版社，2014.

［11］王双双．临床妇产科疾病诊断治疗学精要［M］．北京：科学技术文献出版社，2014.

［12］田庚，王德莹．妇产科疾病治疗规程［M］．黑龙江：黑龙江科学技术出版社，2014.

［13］许晓飞，周赞华．妇产科护理技术［M］．武汉：华中科技大学出版社，2014.

［14］叶芬，徐元屏．妇产科学［M］．重庆：重庆大学出版社，2016.

［15］杨慧霞，狄文．妇产科学［M］．北京：人民卫生出版社，2016.

［16］廖秦平．妇产科学学习指导［M］．北京：北京大学医学出版社，2015.

［17］沈铿，马丁．妇产科学［M］．北京：人民卫生出版社，2015.

［18］赵凤菊．妇科恶性肿瘤临床治疗策略［M］．甘肃：甘肃科学技术出版社，2015.

［19］单鸿丽，刘红．妇产科疾病防治［M］．西安：第四军医大学出版社，2015.

［20］陈小祥．妇科肿瘤诊疗新进展［M］．北京：人民军医出版社，2015.

［21］薛敏．实用妇科内分泌诊疗手册［M］．北京：人民卫生出版社，2015.

［22］柳韦华，刘晓英，王爱华，等．妇产科护理学［M］．武汉：华中科技大学出版社，2017.

［23］杨茂有，王德山．解剖生理学［M］．上海：上海科学技术出版社，2015.

［24］李旭，徐丛剑．女性生殖系统疾病［M］．北京：人民卫生出版社，2015.

［25］郑勤田，刘慧姝．妇产科手册［M］．北京：人民卫生出版社，2015.